Arlow Pieniak
Martina Steinbach

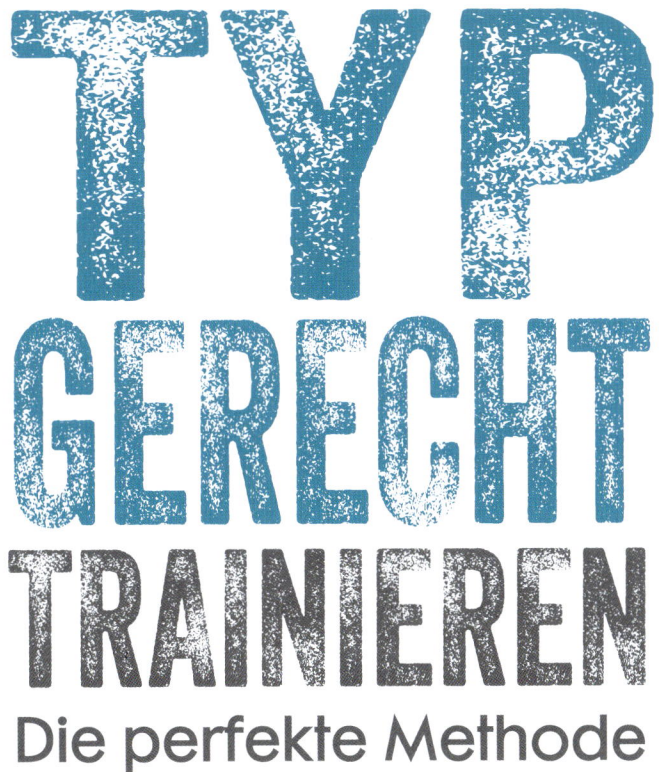

TYP GERECHT TRAINIEREN

Die perfekte Methode

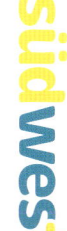

FÜR CLARA UND CONSTANTIN

INHALT

VORWORT

Mit gerade mal 23 Jahren hatte ich, Arlow Pieniak, zwei Bandscheibenvorfälle. Gleichzeitig. Ein Jahr lang plagten mich solche Schmerzen, dass ich weder gehen noch stehen, geschweige denn sitzen konnte. Nur im Liegen war es auszuhalten, mit hoch gelagerten Beinen. Alles andere verlangte eine Höchstdosis Schmerzmittel. Eine Odyssee zu verschiedenen Ärzten begann, von denen mir schließlich einer prophezeite: „Sie dürfen nie wieder Sport treiben, sonst werden Sie zum Krüppel."

Ich trainierte trotzdem. Gegen die Empfehlung dieses Mediziners, denn schließlich hatte ich schon ein halbes Jahr auf ihn und seine Kollegen gehört – ohne Erfolg. Also entschied ich mich für einen anderen Weg und hob schwere Gewichte, machte Liegestütze und Klimmzüge. Und das Trainieren war tatsächlich weniger schmerzhaft als das Herumliegen. „Richtige" Bewegungen, die ich mir nach und nach erarbeitete, brachten mich wesentlich weiter. Wie ich darauf kam? Ich hatte schon immer viel Sport getrieben, mich vor allem mit Kraftsport beschäftigt. Jetzt stieg ich auch in die Theorie ein, las sportwissenschaftliche Publikationen und medizinische Fachbücher und fand darin Antworten auf meine Fragen. Und so gelang es mir, meine Schmerzen innerhalb von drei Monaten selbst wegzutrainieren.

Mit dieser Erfahrung hatte mein Soziologiestudium ausgedient. Ich sattelte um, studierte acht Semester Sportwissenschaft und begann, parallel am Institut für Sport- und Bewegungsmedizin in Hamburg als Bewegungstherapeut zu arbeiten. Das Konzept des Instituts: interdisziplinär. Dort lernte ich, dass Bewegungs- und Belastungsschmerzen nie eindimensional zu betrachten und zu behandeln sind. Jeder Therapieansatz sollte individuell ausgerichtet sein und dabei immer verschiedene Aspekte berücksichtigen – orthopädische, physiotherapeutische und sportmedizinische.

So wollte ich auch arbeiten und machte mich als Personal Trainer selbstständig. Und war überraschend schnell ständig ausgebucht. Patienten mit chronischen Rückenschmerzen hatten innerhalb kürzester Zeit keine Beschwerden mehr. Kunden, die jahrelang von Arzt zu Arzt gewandert waren, konnte ich in wenigen Stunden helfen. Mir dämmerte, dass ich offensichtlich ein Verständnis für Bewegungsmuster habe, das anderen fehlt. Durch meine eigene Leidensgeschichte kann ich auf einen Blick die Schwachpunkte eines Körpers sehen und die Ursachen dafür intuitiv erkennen. Wenn ich mir anschaue, wie jemand eine Übung ausführt, weiß ich, wie sich die Übung für diesen Menschen anfühlt. Ich besitze eine Form der körperlichen Empathie, die anscheinend selten ist. Daher weiß ich, was passieren muss, damit sich Bewegungen wieder richtig anfühlen. Ich identifiziere bislang unerkannte Defizite und ziele im Training darauf ab, diese zu beheben – bis das persönliche Bewegungsmuster wieder stimmig ist und leicht und schmerzfrei abgerufen werden kann.

Ob Sie mit dem für Sie richtigen Bewegungsmuster dann Leistungssport betreiben oder einfach schmerzfrei Ihren Alltag bestreiten, bleibt natürlich Ihnen überlassen. Wichtig ist mir, aufzuzeigen, wie einfach es auch für Sie sein kann, Ihr persönliches Ziel zu erreichen. Lassen Sie sich also auf meine Methode ein, Sie können nur gewinnen: an Kraft und an Lebensqualität.

Ihr
Arlow Pieniak

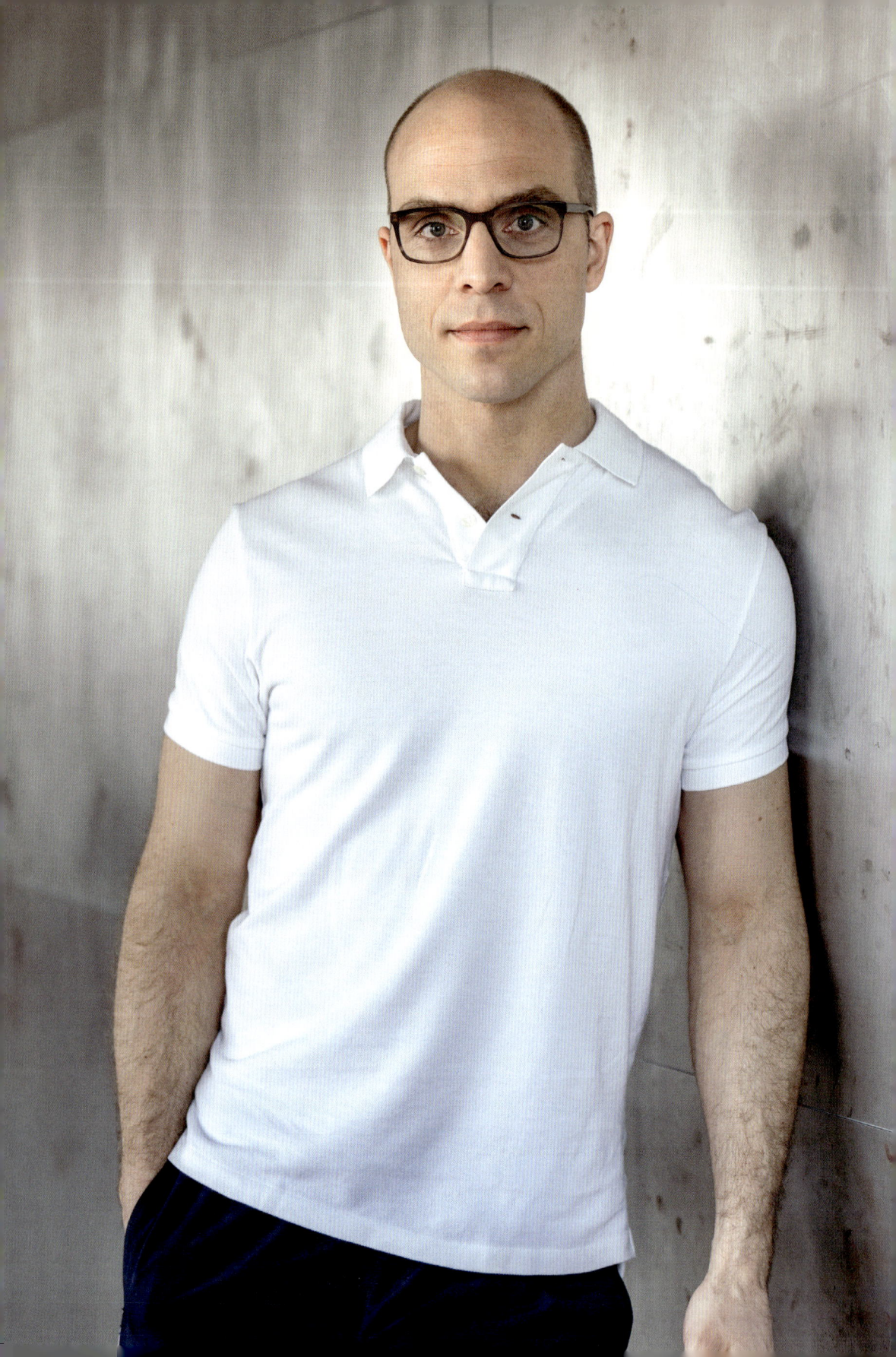

Kapitel 1

DIE BASIS EINER NEUEN BEWEGUNG

SCHMERZHAFTE ZAHLEN UND FAKTEN

Wie war das: lieber ein Anfang mit Schrecken als Schrecken ohne Ende? Oder so ähnlich … Fakt ist: Im Jahr 2014 wurden laut Statistischem Bundesamt in Deutschland 154.205 Frauen und Männer an der Bandscheibe operiert.[1] Zudem bekamen im selben Jahr über 200.000 Menschen eine Hüftprothese eingesetzt.[1] Eine Arthroskopie (also eine sogenannte Schlüssellochoperation, die mithilfe einer kleinen Kamerasonde durchgeführt wird) am Gelenkknorpel und an den Menisken ließen rund 280.000 Personen über sich ergehen.[1] Und das ist noch lange nicht das Ende vom Klagelied: Nach Angaben der Deutschen Arthrose-Hilfe e. V. bleiben die Zahlen der Betroffenen in jedem Jahr gleich, obendrein werden im Schnitt 150.000 künstliche Knie- sowie 12.000 Schultergelenke implantiert.[2] Klingt nach einem Alte-Leute-Problem? Überhaupt nicht! Die ersten Beschwerden treten oft schon zwischen dem 25. und 30. Lebensjahr auf. Knieprobleme beim Skifahren, Joggen und Treppensteigen oder Schulterschmerzen beim Wasserkistenheben – wer die noch nie hatte, darf sich glücklich schätzen, das ist in der Tat etwas Besonderes. Von Rückenleiden wollen wir erst gar nicht reden. Na gut, wollen wir doch: In Bezug auf krankheitsbedingte Fehltage stehen Rückenschmerzen laut dem Gesundheitsreport 2015 des Dachverbands der Betriebskrankenkassen (BKK) bei den Männern auf Platz eins.[3] Bei den Frauen nimmt das Kreuz immerhin die Silbermedaille entgegen, nur Depressionen halten das weibliche Geschlecht noch öfter von der Arbeit ab. Wie traurig.

MOVES STATT MESSER

Beinahe ebenso traurig sind die Empfehlungen, die Schmerzpatienten immer wieder von Fachleuten erhalten: die Palette reicht vom Korsett bis hin zur Operation. Natürlich gibt es Verletzungen, die nur operativ behoben werden können – durch einen Sturz oder Autounfall verursachte Traumata etwa, anatomische Fehlbildungen, ein gebrochener Knochen oder abgerissene Sehnen und Bänder. Allerdings liegt eine solche Diagnose nur bei den allerwenigsten orthopädischen Eingriffen vor. Allen anderen Patienten können OPs im Idealfall symptomatisch helfen, doch ihre Probleme sind damit leider nicht gelöst. Bestes Beispiel ist die Meniskusoperation. Hier wird zwar der schmerzhafte Riss im Knorpel geglättet, aber nicht die Ursache dafür behoben. Gemeint sind Muskeln, die zu schwach sind, nicht optimal zusammenarbeiten und so das Gelenk nur unzureichend sichern. Für einen stabilen Auftritt benötigt das Knie jedoch ein starkes und reibungslos funktionierendes Muskelkorsett.

DIE OP IST NICHT IMMER OKAY

Die Entscheidung, ob eine OP sinnvoll ist oder nicht, kann folgende Einschätzung leichter machen: Haben Sie die schmerzhafte Bewegung schon 10.000-mal ausgeführt und die Beschwerden wurden im Laufe der Zeit immer stärker? Dann kann eine OP wahrscheinlich nicht helfen. Sind die Schmerzen bei einem einmaligen Vorfall aufgetreten und seitdem unverändert stark? Dann läuft es möglicherweise auf eine OP hinaus.

DIE DEFIZITMETHODE

Beschwerden treten unter anderem dann auf, wenn ein Muskel stärker oder schwächer ist als sein Gegenspieler. Dieses Ungleichgewicht wird von Experten als *muskuläre Dysbalance* bezeichnet. Rückenschmerzen entstehen zum Beispiel dadurch, dass jemand wie verrückt seinen Bauch trainiert, aber nichts für den Rücken tut. Beide Muskelgruppen müssen jedoch im richtigen Verhältnis stark sein, um in der ihnen zugedachten Rolle als Teamplayer zu funktionieren.

Wie es zu Fehlhaltungen und muskulären Dysbalancen kommen kann, ist schnell erklärt: Unser heutiges Leben ist schuld. Überlegen Sie doch einmal: Wann sind Sie das letzte Mal gesprintet? Hoch gehüpft? Über den Boden gekrochen? Klingt vielleicht komisch, aber genau diese Bewegungen entsprechen unserer evolutionären Bestimmung. Und wie oft fahren Sie mit dem Auto, der Rolltreppe und sitzen am Schreibtisch oder auf dem Sofa? Eben. Die meisten Menschen verlernen ihr Bewegungsmuster schlichtweg, weil es in unserem modernen Alltag nur allzu selten gefragt ist. Das Resultat sind Übergewicht, Schmerzen, Schonhaltungen, eine geringe Leistungsfähigkeit und schließlich Bewegungsunlust – ein Teufelskreis, der sich durch eine Operation nicht durchbrechen lässt. Doch niemand ist diesem Schicksal ausgeliefert. Auch (ältere) Erwachsene können das für sie ideale Bewegungsmuster zu jedem Zeitpunkt neu erlernen. Egal, ob sie vorher schon ganz viel oder gar keinen Sport getrieben haben. Mit dem Vorsatz, vom eigenen körpertypischen Muster Gebrauch zu machen, ist der entscheidende Schritt getan, um alle orthopädisch bedingten Bewegungsschmerzen zu lindern oder gar zu beseitigen. Dabei setzt meine Methode an einem Punkt an, der vielen Fachleuten vielleicht nicht ausreichend bewusst ist. Ich fokussiere mich auf die Defizite, die Menschen daran hindern, ihr typgerechtes Bewegungsmuster (optimal) zu nutzen. Mit diesem Trainingsansatz kann ich tatsächlich 95 Prozent aller Schmerzpatienten helfen.

DER SCANNERBLICK

Fehlhaltungen wie ein Hohlkreuz fallen Ihnen wahrscheinlich allenfalls an Menschen auf, mit denen Sie häufig zu tun haben. Bei mir ist das anders. Zum einen natürlich berufsbedingt, zum anderen besitze ich ein Talent für dieses Erkennen. Wie manche Menschen gut rechnen oder zeichnen können, kann ich mich gut in körperliche Zusammenhänge und Befindlichkeiten hineinfühlen. Ich nenne das *körperliche Empathie*. Mit einer Art Scannerblick, der sich nicht abstellen lässt, beobachte ich, wie die Menschen gehen, sitzen und aufstehen. Meine besondere Gabe ist, beinahe augenblicklich zu wissen, woran es liegt, wenn der Körper dabei eine falsche Haltung einnimmt.

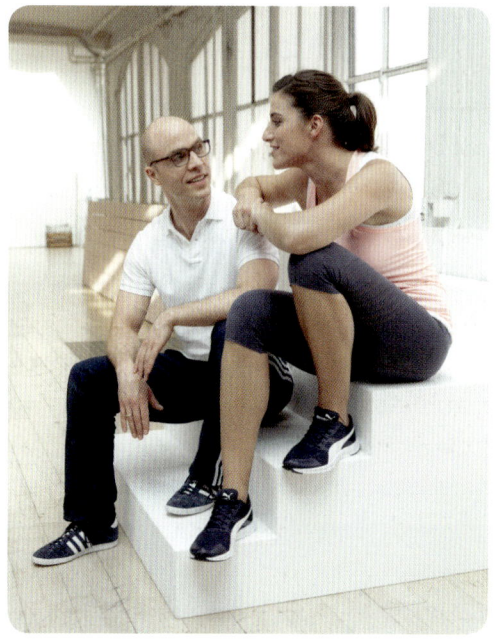

Diese Analyse ist nicht rein intuitiv, sie lässt sich auch erlernen. Die Trainer in meinem Studio beherrschen sie inzwischen ebenfalls ausgezeichnet. Dabei gehen wir wie folgt vor: Einen neuen Kunden fragen wir zunächst nach seinem Alter, Gewicht, Beruf, Alltag, seinen Sporterfahrungen, früheren Verletzungen sowie der Anzahl und dem Alter der Kinder. Der Hintergrund dieser Fragen ist, zu erfahren, ob dieser Mensch viel sitzt, ob er mit dem Auto zur Arbeit fährt oder oft Kleinkinder trägt. Die Antworten legen bereits gewisse Vermutungen über seine Beschwerden und deren Ursache(n) nahe. Wenn jemand Zahnarzt ist, weiß ich schon vorher, dass ihn rechts Verspannungen im Schulter-Nacken-Bereich plagen und er Schmerzen in der linken Hüfte hat.

Doch nicht nur Schmerzen führen die Kunden zu mir, auch die Optik spielt oft eine Rolle. Ein Hohlkreuz lässt beispielsweise den Bauch größer erscheinen, als er ist. Ein ungeliebtes Phänomen, doch der Bauch ist dabei im wahrsten Sinne des Wortes nur vordergründig das Problem. Tatsächlich sind es der Rückenstrecker, die Hüftbeugemuskulatur und der vordere Oberschenkel, die im Vergleich zu ihren Gegenspielern zu stark arbeiten und so den Bauch ungewollt in Szene setzen.

Nach dem Eingangsgespräch lasse ich meinen Kunden zuerst einmal eine Kniebeuge ausführen – allein bei dieser Bewegung sind unzählige „Fehler" erkennbar. Danach bitte ich ihn um einige weitere Testübungen: den Oberkörper nach vorn neigen, einen Ausfallschritt machen, das Becken aufrichten und kippen, die Brustwirbelsäule einrollen und wieder aufrichten. Im Liegen taste ich schließlich noch den ganzen Körper von Kopf bis Fuß ab. Auf diese Weise ermittele ich steife Stellen und teste sie auf Beweglichkeit. Erkenne ich beispielsweise bei dem Ausfallschritt, dass das Becken und ein Fuß des Kunden zur Seite fallen (ich spreche von „wegbrechen"), fehlt es ihm zum Beispiel an faszialer Spannung im Körper.

DER SCHWÄCHSTE FLIEGT AUF

Der Körper ist nur so stark wie das schwächste Glied in der Kette. Und um ihn stark und schmerzfrei zu machen, muss dieses schwächste Glied identifiziert werden. Wenn aus irgendeinem Grund ein Körperteil nicht wie vorgesehen funktioniert, übernimmt ein anderes. Ein Beispiel: Ist die Rückseite des Oberschenkels (zu) schwach, kompensiert der Körper dieses Defizit und benutzt (verstärkt) die Oberschenkelvorderseite. Logisch, dass die Rückseite so immer schwächer und die Vorderseite bis zur Überlastung immer stärker wird. Was zur Folge hat, dass das Becken in eine falsche Position kippt, sich Rückenschmerzen bemerkbar machen und nach und nach Beschwerden in allen anderen denkbaren Körperregionen auftreten können. In vielen Fällen sind davon vor allem der Nacken, der Kopf und die Schultern betroffen. Nur wenn das schwächste Glied des Bewegungsapparats – also beispielsweise die Oberschenkelrückseite – erkannt wird, lässt sich das Übel an der Wurzel bekämpfen. Und zwar dauerhaft. Ein Patient kann seine Schmerzen natürlich auch symptomatisch behandeln, etwa indem er zur Massage geht und seine Muskeln lockert, doch dann werden die Beschwerden vielleicht schon eine Woche später zurückkehren. Ist das Defizit jedoch einmal grundsätzlich behoben, funktioniert der Körper wieder wie ein in sich stabiles System.

Man muss allerdings keine akuten oder chronischen Beschwerden haben, um nach meiner Methode zu trainieren. Ein Defizit führt nämlich nicht nur zu Schmerzen, es hemmt auch die Leistung im Alltag und in jeder Sportart. Ein Fußballer mit unerkanntem Defizit ist langsamer und häufiger verletzt als sein Konkurrent, der im richtigen Bewegungsmuster über den Platz rennt. Jeder, der ein körperliches Ziel hat, wird es mit der Defizitmethode am besten und schnellsten erreichen.

FASZINIEREND, DIESE FASZIEN

Den Begriff *Faszien* kann man vereinfacht mit *Bindegewebe* übersetzen. Darunter fallen Sehnen und Bänder, aber auch bindegewebige Hüllen, die sämtliche Muskel(faser)n, Knochen und Organe ummanteln. So durchzieht das fasziale Netz den gesamten Körper und hilft, alles am richtigen Platz zu halten. Zusätzlich ist dieses Netzwerk mit vielen Rezeptoren bestückt, die unsere Körperwahrnehmung verbessern. Sie können sich das fasziale Gewebe besser vorstellen, wenn Sie an eine Apfelsine denken. Entfernen Sie die farbige Schale, wird die Orange immer noch von der weißen Haut zusammengehalten, die wiederum jedes kleine Fruchtstück und jede Fruchtfaser umhüllt. Faszien besitzen kaum Zellen, ihr Hauptbestandteil ist eine wässrige Grundsubstanz, in der sich besonders zugfeste Kollagen- sowie sehr dehnbare Elastinfasern finden. Dabei fließt die eiklarähnliche klebrige Flüssigkeit durch das gesamte fasziale Netzwerk und verbindet sämtliche Körperstrukturen miteinander. Sie hält das System schön geschmeidig, aber leider nimmt der Wassergehalt des Körpers im Laufe des Lebens stetig ab, und so wird auch das Fasziengewebe spröder und verliert an Elastizität. Zu trockene, verklebte Faszien spüren Sie durch Verspannungen oder Schmerzen. Das Gewebe wieder in Fluss zu bringen, gelingt Ihnen aber wider Erwarten nicht allein durch eine ausreichende Flüssigkeitszufuhr, sondern nur durch Bewegung. Massagen oder Muskelaktivität bewirken nämlich, dass die Faszien entweder komprimiert oder auseinandergezogen werden, und diese Beanspruchung regt den Stoffwechsel an: Beim Zusammendrücken wird Flüssigkeit aus dem Gewebe herausbefördert, sobald die Belastung nachlässt, fließt neue Flüssigkeit nach und macht die Faszien wieder frisch. Durch diesen Austausch werden auch Schadstoffe abtransportiert. Kein Wunder also, dass Ihre Gesundheit und Ihr Wohlbefinden davon abhängen, wie aktiv Sie Ihren Tag verbringen.

VOM DEFIZIT ZUR KORREKTUR

Wenn ich mich umblicke, sehe ich so viele Menschen, die sich falsch bewegen, sei es im Sport oder schlicht im Alltag. Dabei ist es gar nicht schwer, seinen Körper so zu benutzen, wie es für ihn ideal ist. Zwar ist jeder anders, aber für jeden Körper gibt es ein anatomisch vorgesehenes Bewegungsmuster, das sich einem von zehn Typen (siehe

Kapitel 2 ab Seite 20) zuordnen lässt. Dieses Muster muss nur erkannt, erlernt und trainiert werden.

Die Voraussetzungen dafür trägt jeder Mensch in sich. Als Kleinkinder bewegen wir uns alle intuitiv stimmig, leicht und kraftvoll. Aber bei Erwachsenen dominieren leider meist die falschen Bewegungsmuster den Alltag. Deswegen bekommen wir Schmerzen, leiden unter geringer Leistungsfähigkeit oder haben einfach keinen Spaß am Sport und nehmen zu. Doch für ein Zurück ist es nie zu spät. Wenn Erwachsene das für sie ideale Bewegungsmuster wieder neu erlernen, lassen sich damit sehr wahrscheinlich alle orthopädischen Schmerzen deutlich lindern oder gar beseitigen. Wer seine schlechte Haltung verbessert, sieht besser aus. Und wer sein Bewegungsmuster wiederfindet, ist entschieden leistungsfähiger, kann effizient trainieren und somit sein Gewicht sowie das Körperfett regulieren.

LEBEN IM OPTIMALEN BEWEGUNGSMUSTER

Kundin Lena B., 25: „Ich hatte bei jedem Sport, mit dem ich begann, wahnsinnige Rückenschmerzen. Also hörte ich sofort wieder auf. Erst durch Arlow wurde regelmäßiges Training möglich – und mittlerweile bin ich stärker als mein großer Bruder."

Kundin Monika V., 45: „Der schönste Moment war, als mein Mann nicht an seinen Schrank kam. Meine Langhantel stand davor, und er konnte sie allein nicht wegbewegen – ich hingegen schaffte das locker, ohne seine Hilfe. Arlows Training zeigte Wirkung."

Der Schlüssel zum Erfolg sind einige ausgewählte Übungen. Werden diese immer wieder korrekt trainiert, kann das Gehirn die Bewegungsfolge automatisieren – und wird das Zusammenspiel von Muskeln und Gelenken irgendwann von selbst richtig steuern. Wiederholung ist also unumgänglich. Jedes Training unterschiedlich zu gestalten, ergibt dagegen keinen Sinn. Dadurch werden zwar ständig neue Reize gesetzt, aber eben diese führen nicht dazu, dass sich das richtige Bewegungsmuster verfestigt. Mir geht es schließlich nicht um mehr Armumfang oder einen straffen Po, sondern um die solide Basis korrekter Bewegungen. Für diese Basis benötigt man nur wenige Übungen – werden diese perfekt ausgeführt, ist von da an alles möglich.

ESSEN IS NICH

Nein, in diesem Buch werden Sie kein ausführliches Kapitel zum Thema Ernährung finden. Meine Ansicht dazu ist: Es gibt schon allzu viele Menschen, die unglaublich viel Zeit damit verbringen, das perfekte Verhältnis von Kohlenhydraten, Fett und Eiweiß zu ermitteln. Manche protokollieren gar ihre Kalorienzufuhr bis auf die Stelle hinterm Komma genau. Das ist einfach Unsinn! Wenn sie stattdessen öfter mal eine Hantel zur Hand nähmen, könnten sie sich den ganzen Aufwand und Stress sparen.

„Ja, aber ich will doch abnehmen, dann darf ich doch nicht so viel essen!" – diesen Gedanken streichen Sie bitte sofort. Hungern macht mager und schlaff, Sport hingegen stark und straff. An den richtigen Stellen werden Sie sowieso nur dann abnehmen, wenn Sie Kraft aufbauen. Ein starker Muskel verbrennt Energie, Fettgewebe nicht. Wer gut aussehen und auf den Jo-Jo-Effekt verzichten möchte, sollte sich also ein paar davon zulegen. Muskeln benötigen nicht nur für die maximalen Leistungen im Krafttraining schnell verfügbare Energie. Sind Ihre Muskeln ordentlich gefordert, verbrauchen Sie auch in der Regenerationsphase 10 bis 15 Prozent mehr Energie – und das bis zu zwei Tage lang.[4] Diese zapft der Stoffwechsel aus Ihren Fettreserven ab. Sprich, die eigentliche Arbeit leistet Ihr Körper beim Krafttraining erst nach der Anstrengung. Im Gegensatz zum Ausdauersport – der verbrennt zwar im Zeitraum der Belastung etwas mehr Kalorien als eine gleich lange Krafteinheit, aber sobald Sie die Füße wieder still halten, hat auch der Energieverbrauch Pause. In der Summe kommen Sie beim Krafttraining demnach deutlich besser weg.

DAS RICHTIGE MASS

Gewicht abzubauen ist kein erstrebenswertes Ziel. Muskeln wiegen mehr als reines Körperfett, daher kann es sein, dass Ihre Waage nach wochenlangem Training immer noch dieselbe Zahl anzeigt, obwohl Sie schon längst eine (oder zwei) Kleidergröße(n) weniger tragen. Zudem haben Sie durch vernünftiges, ausreichendes Essen möglicherweise mehr Inhalt im Darm, der auch noch Wasser bindet, weil er das zur Verdauung braucht. Das zeigt sich ebenfalls auf der Waage und bringt gerade die eine oder andere Kundin dazu, das verschwitzte Handtuch zu werfen.

Verbannen Sie die Waage daher bitte aus Ihrem Leben. Frauen wie Männer orientieren sich idealerweise an ihrem Körperfettanteil. Der lässt sich am genausten mit einem sogenannten Kaliper, einer Körperfettzange, überprüfen. Die Zange können Sie für rund 5 Euro im Internet bestellen. Nehmen Sie sich also lieber vor, Ihren Körperfettanteil zu reduzieren und nicht Ihre Mahlzeiten. Höchstens die Frequenz dürfen Sie einstampfen, denn drei Mahlzeiten pro Tag eignen sich am besten, um den Insulinspiegel konstant zu halten und Spitzen zu vermeiden. Insulinspitzen sind nämlich in beiden Richtungen ungünstig, da auf dem Gipfelniveau die Fetteinlagerung gefördert wird und im Tal Heißhungerattacken leichtes Spiel haben, die zu unkontrolliertem All-in-Verhalten führen. Essen Sie bei Ihren drei Mahlzeiten so viel und was Sie wollen (außer Süßigkeiten, die sollten Sie nur in kleinen Mengen zu sich nehmen) und sparen Sie sich dafür die Snacks zwischendurch. Wenn Sie trainieren, verbessert sich auch Ihr Körpergefühl, und Sie werden schnell merken, welche Lebensmittel Ihnen in welchen Mengen guttun.

DER BANANEN-CHECK

Sie fühlen sich heute nicht wohl, Ihr Kreislauf ist im Keller, und Sie sind viel zu müde fürs Training? Essen Sie ein, zwei oder auch drei Bananen und schauen Sie, ob es Ihnen dann immer noch schlecht geht. In den seltensten Fällen wird dem so sein (falls doch, haben Sie meinen Segen, auf der Couch und nicht beim Coach zu landen). Zu wenig Energie führt zu Unwohlsein, da müssen nun mal ein paar gesunde Kohlenhydrate her. Ein gedünsteter Brokkoli – viele meiner Kundinnen erzählen stolz, dass sie den zum Mittagessen hatten, daher das Beispiel – vertreibt höchstens Magenknurren, liefert aber kaum Energie.

ABNEHMEN MIT DER ARLOW-METHODE

Schweres Krafttraining – ich spreche von ernst zu nehmenden Gewichten, die nach spätestens zwei Jahren das eigene Körpergewicht übersteigen – ist das beste Mittel, um Körperfett zu verlieren. Doch um dieses Training überhaupt und vor allem beschwerdefrei zu schaffen, müssen Sie in der Lage sein, Ihr optimales Bewegungsmuster abzurufen. Wer das drauf hat, kann in rund drei Monaten 5 Kilo Fettmasse abbauen. Dafür sollte zweimal die Woche kräftig Kraft trainiert werden und an zwei weiteren Tagen ein 10-minütiges Intervalltraining nach Wahl auf dem Programm stehen. Bei Letzterem gilt es, jeweils 1 Minute lang wirklich alles zu geben und die nächste Minute in gemäßigtem Tempo weiterzumachen – eine echte Ruhepause gibt es während der fünf Runden nicht.

Eine weitere Regel lautet: Bitte nur drei Mahlzeiten am Tag. So halten Sie Ihren Insulinspiegel konstant, was den Fettabbau unterstützt und Heißhunger vorbeugt. Jederzeit erlaubt sind Wasser und schwarzer Kaffee. Auch auf Diätlimo und zuckerfreie Kaugummis sollten Sie verzichten. Der darin enthaltene Süßstoff lässt nämlich die Spiegel verschiedener Hormone ansteigen, die die Fettverbrennung hemmen. Zudem wird dem Körper beim Kaugummikauen durch die beim Kauen freigesetzten Enzyme vorgegaukelt, dass Nahrung im Anmarsch sei. Diese Erwartungshaltung blockt den Fettabbau zusätzlich. Und: Trinken Sie keinen Alkohol! Der enthält zum einen viele leere Kalorien und stellt der Fettverbrennung ebenfalls ein Bein. Die Kombination all dieser Ernährungsempfehlungen bewirkt, dass Sie sich auch im Alltag besser bewegen. Und dieses Bewegungsplus pusht den Stoffwechsel obendrein, sodass Ihr Körperfettanteil schon bald ins Rekordtief rutscht.

MEMO ANS EGO

Bevor Sie sich fragen, wie Sie endlich abnehmen können, diese furchtbaren Schmerzen endlich loswerden oder beim Sport endlich Fortschritte machen … sollten Sie sich fragen: Stimmen meine körperlichen Voraussetzungen, welche Schwachstellen behindern mich? Im Laufe der Jahre habe ich anhand dieser Schwachstellen zehn Körpertypen definieren können, die ich Ihnen im nächsten Kapitel vorstellen und detailliert beschreiben werde. Sicher erkennen Sie sich in einem oder zwei von ihnen wieder. Diese Zuordnung wird Ihnen helfen zu verstehen, wie Sie wirklich erfolgreich trainieren.

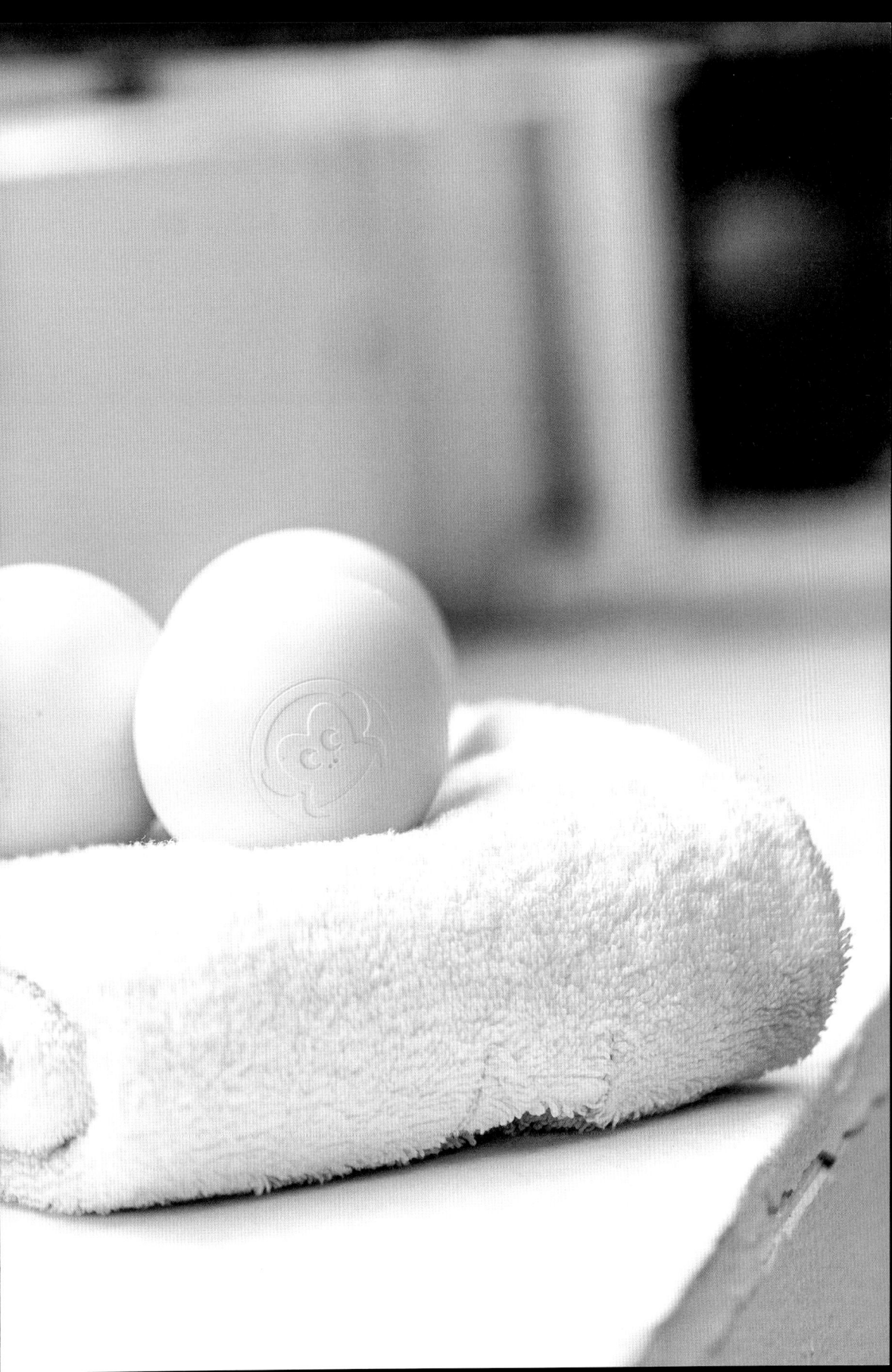

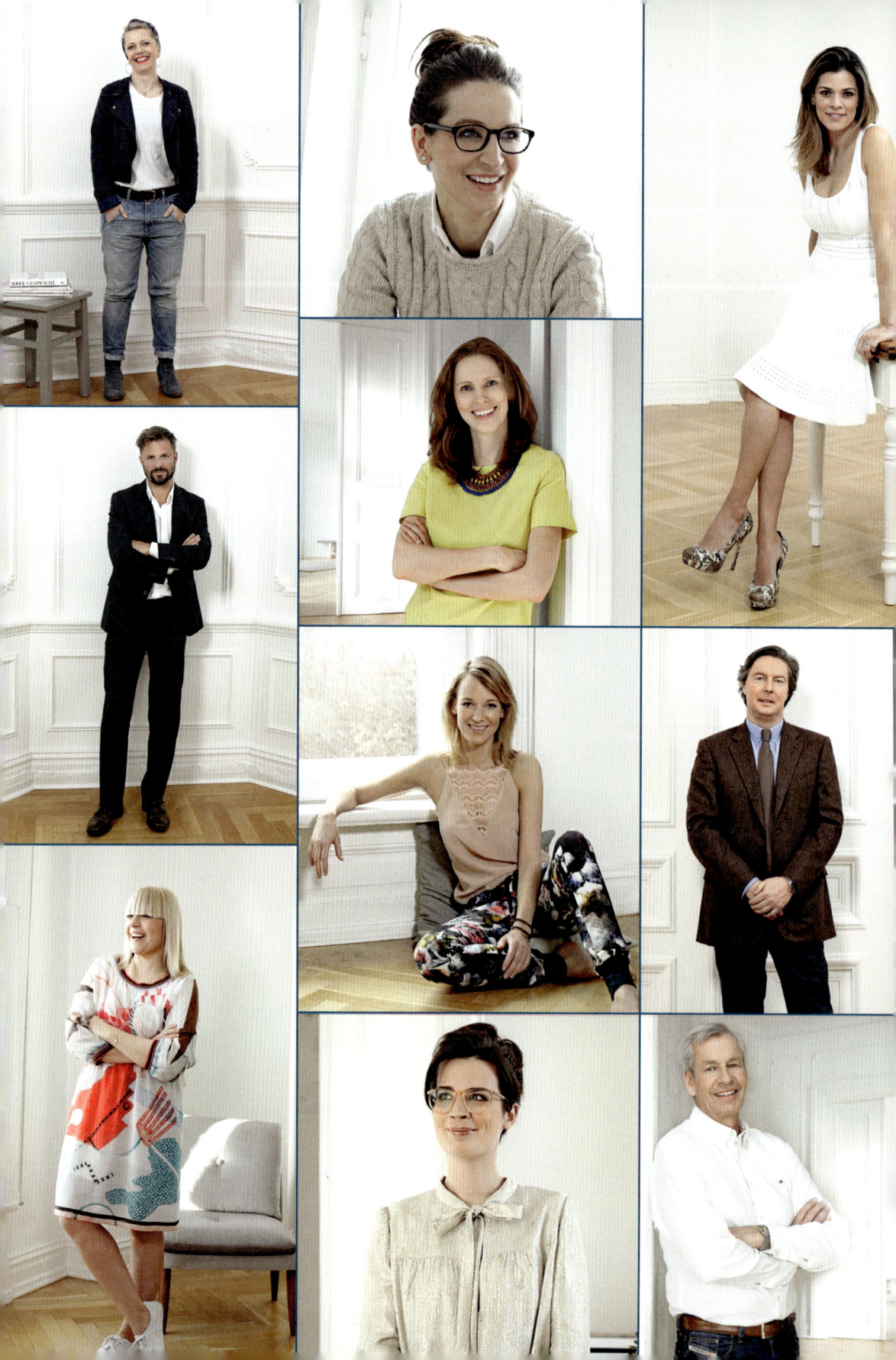

Kapitel 2

DIE 10 KÖRPERTYPEN

GENAU IHR TYP

Sie wollten schon immer mal ein Cowboy sein? Leider können Sie sich das nicht aussuchen. Auf den nächsten Seiten werden Sie herausfinden, ob Ihr Körpertyp beispielsweise dem eines Helden aus dem Wilden Westen, dem eines Hanseaten oder dem einer Autorin entspricht – danach wird sich Ihr Training richten. Um den eigenen Typ zu bestimmen, müssen Sie genau hinschauen. Es geht dabei nämlich nicht nur um Optik, Gewicht und Geschlecht. Sie können beispielsweise ein muskulöser Gewichtheber und trotzdem von Ihrem Körpertyp her eine Marilyn sein. Oder etwas molliger sein und dennoch genauso zu den Katzen-Typen gehören wie die sehr schlanke Yogalehrerin. Es ist die Neigung zu bestimmten Defiziten, die Ihren Typ bestimmt.

Insgesamt gibt es zehn verschiedene Körpertypen, aber auch Mischformen sind möglich. Der Typ eines Menschen steht von Geburt an fest. Sie können die Härte Ihres Bindegewebes, die Länge Ihrer Beine oder die Ansatzpunkte Ihrer Muskeln nicht verändern. Die Zuordnung erfolgt also völlig ohne Wertung: Der Colaflaschen-Typ ist nicht besser oder schlechter als der Läufer – ähnlich wie es nicht schlechter oder besser ist, helle oder dunkle Haare zu haben beziehungsweise groß oder klein zu sein.

TOTAL TYPISCH

Das für Sie richtige Bewegungsmuster finden Sie, wenn Sie sich einem der zehn verschiedenen Körpertypen zuordnen, die ich auf den folgenden Seiten detailliert beschreibe. Bitte lesen Sie sich die Beschreibungen aller (!) Typen genau durch. Nur dann können Sie die Typfrage zuverlässig beantworten, sobald Sie ein Foto von sich betrachten oder in einen Ganzkörperspiegel schauen. Idealerweise tragen Sie dabei figurbetonte Kleidung, um Ihre Konturen besser erkennen zu können. Diverse kleine oder große Beschwerden, die Sie durch den Alltag begleiten, lassen ebenfalls auf eine Typzugehörigkeit schließen. Natürlich kann es auch sein, dass Sie sich in zwei Beschreibungen wiederfinden. Dann berücksichtigen Sie bitte die Empfehlungen für beide Typen. Aber keine Sorge, Sie müssen in diesem Fall nicht doppelt hart ran, einige Übungen werden sich decken, und die führen Sie natürlich nur einmal aus.

VORBILDFUNKTION

Zu jedem Körpertyp stelle ich Ihnen eine reale Person vor, die ihre Problemzonen durch mein Training bereits gut im Griff hat und (wieder) bestens dasteht. Dabei verdeutlicht eine Zeichnung den jeweiligen Ausgangsstatus – also die Situation, die Probleme bereitet und in der Sie sich (noch) befinden. Ich möchte an dieser Stelle betonen: Probleme sind für mich nicht ein paar Pfunde, die sich an einer bestimmten Stelle verstärkt gesammelt haben. Reiterhosen, Winkearme, Hüftrollen und wie diese Problemzonen alle heißen, stehen bei mir nicht im Fokus. Für mich sind es Fehlstellungen, Fehlhaltungen oder muskuläre Dysbalancen, die für Schwierigkeiten bei der Bewegung sorgen und Sie einschränken. Tatsächlich können auch sie dazu beitragen, dass sich Ihr Bauch oder Gesäß nicht in Bestform präsentieren, aber solche „Schönheitsfehler" sind nicht mein Hauptanliegen. Als Bewegungstherapeut möchte ich Sie vielmehr dazu motivieren, an den ursächlichen Defiziten zu arbeiten, denn diese werden sich im Lauf der Zeit sicher durch Schmerzen oder Leistungseinbußen bemerkbar machen. Und nein, das ist gar nicht pessimistisch gedacht, nur realistisch. Selbst wenn Sie akut noch keine Beeinträchtigungen feststellen können. Ein netter Nebeneffekt meines Trainings ist, dass Sie sich damit auch noch von den Winkearmen verabschieden können. Und von den Reiterhosen. Und von den Hüftrollen.

VERGLEICHEN LOHNT SICH NICHT

Wie schon gesagt: Es gibt keinen guten oder weniger guten Typ. Es ist nicht besser, der oder die Starke zu sein, auch wenn es zunächst so klingt. Zudem ist es nicht möglich, den eigenen Körpertyp durch Training in einen anderen zu verwandeln, vielmehr ist Ihr Typ angeboren und Sie können nur das Beste daraus machen. Das Ziel ist für alle dasselbe: seinem jeweiligen Körpertyp entsprechend gut dazustehen und keine Schmerzen zu haben. Beides sind lebenslange Aufgaben, doch sobald einmal alles stimmt, sichert Ihnen schon eine Trainingseinheit pro Woche den dauerhaften Erfolg.

DAS RICHTIGE TRAINING IST – EINE TYPFRAGE

Die folgenden Typbeschreibungen gehen ins Detail. Sie beschränken sich nicht auf die optischen Merkmale des jeweiligen Körpertyps, sie berücksichtigen auch die (Bewegungs-)Probleme, mit denen er zu kämpfen hat, skizzieren seinen Alltag und zeigen, welche Ziele für ihn realistisch sind. Jede Typbeschreibung schließt dann mit einem Seitenverweis auf das typgerechte Training. Das finden Sie jedoch erst im letzten Kapitel dieses Buchs, denn bevor Sie loslegen, sollen Sie noch wichtige Informationen zur Trainingsgestaltung und Übungsausführung erhalten. Gönnen Sie sich bitte ALLE Infos, denn Nichtwissen führt zu Trainingsfehlern, die neue Probleme mit sich bringen und schlicht vermeidbar sind.

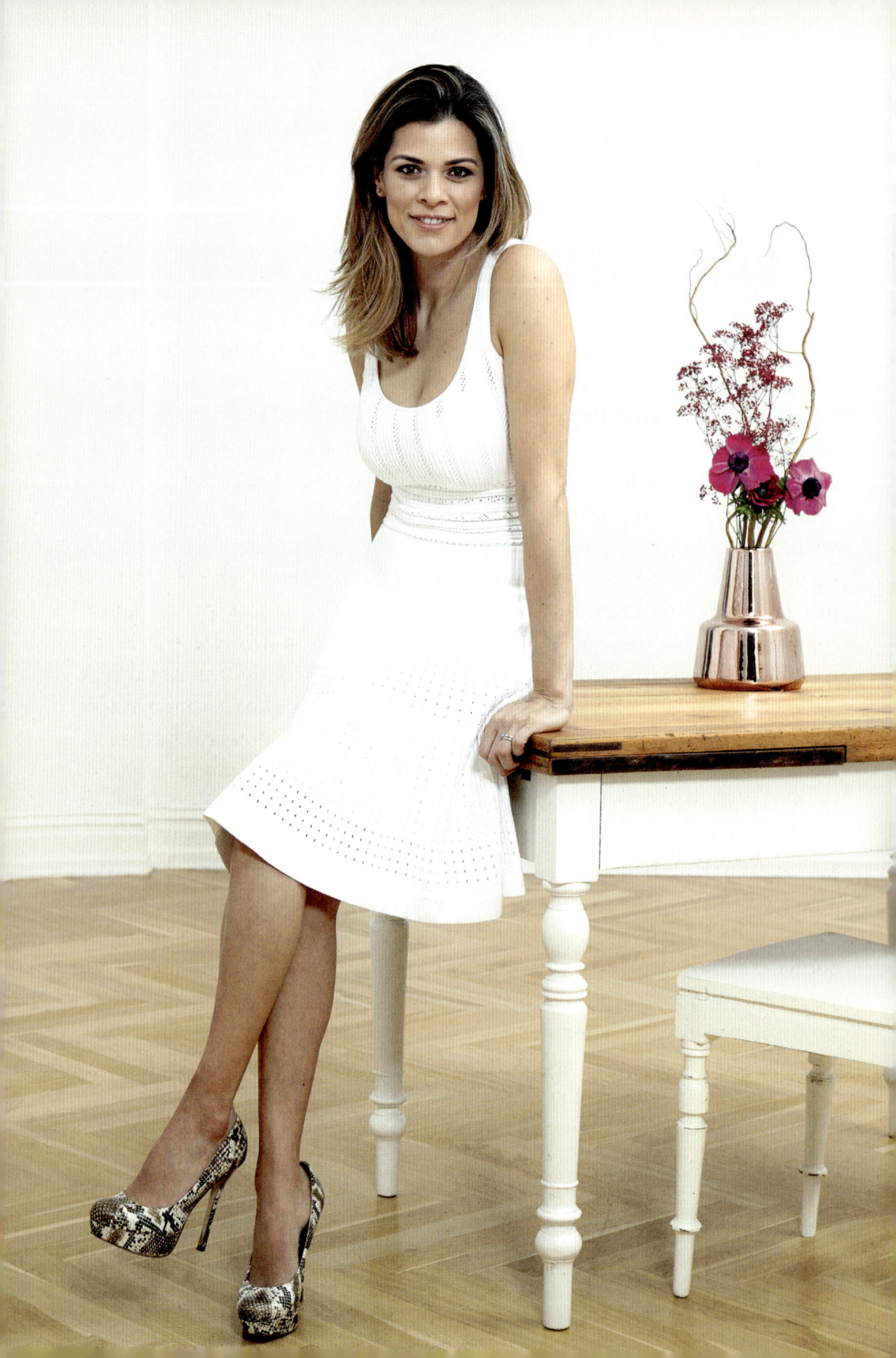

DIE MARILYN

Wendy Verdin-Kohlmeier kam zu mir, um endlich ihre Nackenbeschwerden loszuwerden und lange Arbeitstage wieder besser durchzustehen. Wobei *stehen* das Stichwort ist, denn eben das muss Wendy als *Hair and Make-up Artist* täglich stundenlang. Und genau da lag das leider schmerzhafte Problem. Schnelle Erste Hilfe brachte ihr die *Brace-Position* – eine kleine Haltungsübung, die die Wirbelsäule unmittelbar korrekt ausrichtet und damit entlastet. So geht Wendy seit ihrem ersten Termin bei mir immer wieder im Job in Position – und fühlt sich sofort besser. In Kombination mit regelmäßigem Training schafft sie es heute, sich im Alltag gerade und schmerzfrei zu bewegen. Obwohl beides für sie als Marilyn-Typ eine große Herausforderung darstellt.

DER MARILYN-ALLTAG

Bei dem Namen *Marilyn* haben Sie wahrscheinlich schon ein bestimmtes Bild im Kopf, und damit liegen Sie gar nicht so falsch. Marilyn ist tatsächlich ziemlich sexy. Optisch gesehen. Bei näherer Betrachtung wird jedoch klar, dass sie ihren Sex-Appeal leider mit so einigen Beschwerden bezahlt. Zum Beispiel mit Blockaden in der Brustwirbelsäule. Da Marilyns Brust zu weit nach vorn geschoben ist, befindet sie sich nicht mehr in ihrer optimalen Krümmung, blockiert und beeinträchtigt damit auch die Hals- und die Lendenwirbelsäule. Die Folge sind mehr oder weniger starke Atembeschwerden und gemeine Schmerzen im unteren Rücken sowie im Schulter-Nacken-Bereich – wie unsexy!

Im Gegensatz zu Marilyns Hüftschwung. Allerdings ist der – so sinnlich er auch sein mag – in diesem Fall weniger gewollt als vielmehr das Resultat zu schwacher Bauchmuskeln, die die Hüfte beim Gehen nicht ausreichend stabilisieren können. Oft versucht der Körper dann, sich mehr Stabilität zu verschaffen, indem er die Knie nach innen knicken lässt … und da haben wir sie, die X-Beine. Als Folge all dessen kann auch die Gesäßmuskulatur nicht mehr effektiv arbeiten, und die fehlende Muskelmasse am Po stört Marilyn-Typen ebenfalls. Daneben empfinden sie häufig ihren Bauch als zu dick. Ist er aber meist gar nicht! Er wird nur durch das gekippte Becken weiter nach vorn geschoben und sieht damit schlichtweg etwas dicker aus.

Marilyns gehen ungern schnell, es ist einfach nicht ihr Ding. Ihre instabile Hüft- und Beinposition macht es ihnen aber auch nicht leicht, Tempo aufzunehmen und dabei jedes Umknicken oder Stolpern zuverlässig zu vermeiden. Also durchaus nachvollziehbar. Eine wirkliche Herausforderung stellt jedoch das Heben von Lasten dar, längeres Tragen erst recht. Und bei Arbeiten über Kopf ... müssen Marilyn-Typen leider passen, das oberste Fach im Schrank darf gern leer bleiben. Weil ihre blockierte Brustwirbelsäule es so will. Die ist schließlich auch schuld daran, dass Marilyn immer mal wieder Probleme beim Luftholen plagen und ihre Ausdauer daher doch etwas zu wünschen übrig lässt.

DIE MARILYN-OPTIK

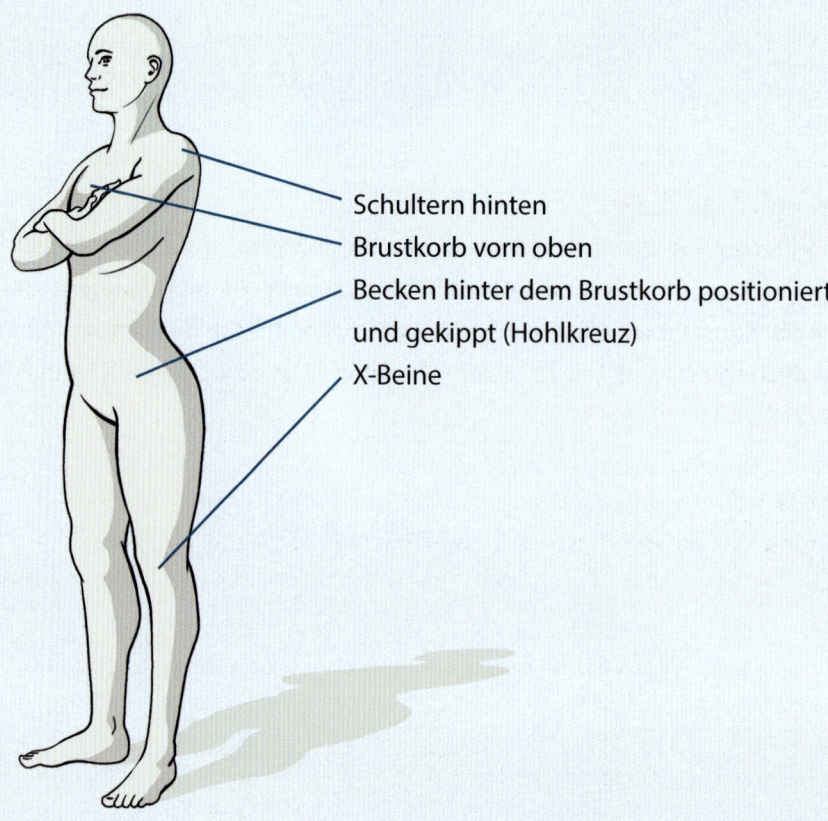

Schultern hinten
Brustkorb vorn oben
Becken hinter dem Brustkorb positioniert
und gekippt (Hohlkreuz)
X-Beine

Wenn Sie an Marilyn denken, stellen Sie sich diesen Typ Mensch natürlich weiblich vor, aber das muss in Bezug auf den Körpertyp nicht zwingend so sein. Die nach vorn gestreckte Brust ist typisch für weibliche und männliche Marilyns. Und zusammen mit einem gekippten Becken entsteht so ein ausgeprägtes Hohlkreuz. Deutliche Kurven im Hüft- und Oberschenkelbereich runden das Bild ab. Die Marilyn hält ihre Schultern weit hinten und hat meistens an mindestens einer Körperstelle eine Verdrehung – wie zum Beispiel X-Beine, die mit der Zeit entstanden sind, um die Hüfte zu stabilisieren. Das klappt aber leider nur vorübergehend und wird sich irgendwann schmerzhaft in den Knien oder Füßen rächen.

ÜBUNGS-QUICKIE

Kneifen Sie als Marilyn-Typ so oft wie möglich Ihre Pobacken zusammen (zum Beispiel immer, wenn Sie im Supermarkt an der Kasse stehen) und ziehen Sie dabei den unteren Bauch ein. Schon sind bis zu 5 Zentimeter Bauchumfang verschwunden, und das Gesäß wird fester.

DAS MARILYN-ZIEL

Marilyn sollte ihr Becken aufrichten, ihre Bauchmuskeln trainieren und die Blockaden in ihrer Wirbelsäule lösen. Im nächsten Schritt wird sie wieder anfangen, die Gesäßmuskulatur einzusetzen und ihre Beinrückseiten zu benutzen. Um sich schließlich über deutlich mehr Kraft, Leistungsfähigkeit und eine gute Stabilität freuen zu können – das ist wirklich sexy!

Marilyn ist eindeutig Ihr Typ?
Dann finden Sie auf Seite 168 f. Ihren persönlichen Trainingsplan.

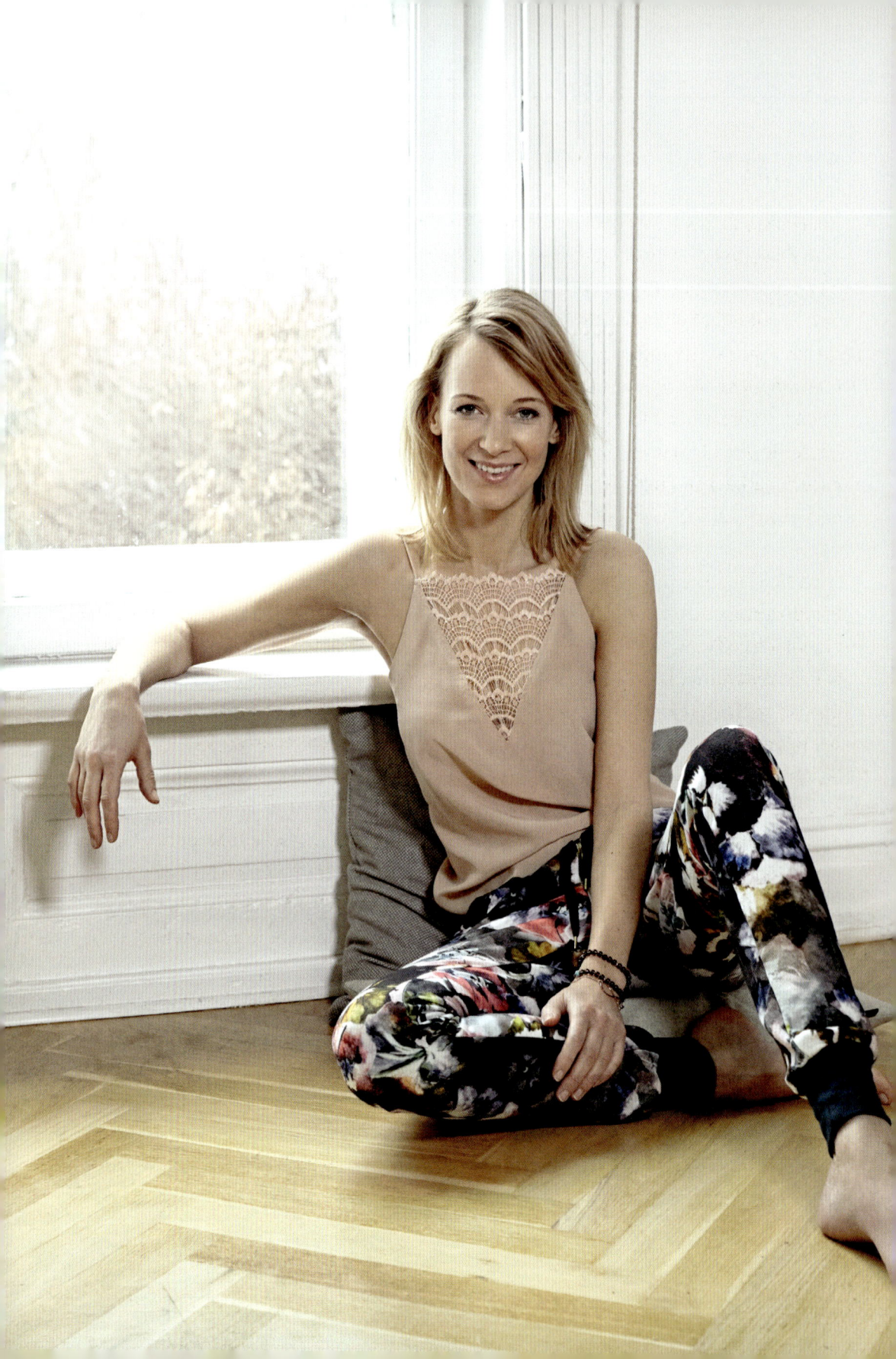

DIE KATZE

Annika Isterling war im Hinblick auf meine Arbeit am Anfang eher skeptisch. Als Yoga-lehrerin verfolgt sie einen ganz anderen Ansatz als ich, aber ihr Wunsch nach mehr Stabilität in Rumpf und Gesäß bewirkte, dass sie sich auf einen Versuch einließ. Zumal wir beide große Technikfreaks sind. Gemeint ist natürlich nicht die Affinität zu Lego-Bausätzen oder den neuesten Apple-Produkten, sondern die Liebe zum Detail bei der Ausführung einer Übung. Und der Blick über den Tellerrand war für uns beide lehrreich. Annika lernte als Katzen-Typ schnell, ihre Brustwirbelsäule zu kontrollieren. Zudem baute sie vor allem in der Gesäßmuskulatur Kraft auf, die ihr auch bei der Ausführung ihrer Yogaübungen hilft. Mittlerweile integriert sie Elemente meines Trainings in ihren Unterricht und profitiert auch in ihrem Zweitjob als Model von einer besseren Haltung.

DER KATZEN-ALLTAG

Paradoxerweise empfinden sich Katzen selbst als steif, weil sie denken, sie müssten sich eigentlich vollkommen frei bewegen können. Also dehnen sie sich unglaublich häufig, was kontraproduktiv ist. Viel Beweglichkeit hilft in diesem Fall nämlich nicht viel. Sprich: Ihre Schmerzen in den Gelenken nehmen zu, und ihre Leistungen werden nicht besser. Beim Training egal welcher Sportart (außer Yoga) punkten Katzen selten mit einer ausgeprägten Geschicklichkeit. Vor allem im Kampf- und Mannschaftssport gewinnen sie aufgrund fehlender Schnellkraft nur schwer eine Medaille. Ihr in der Regel schwach ausgeprägtes Koordinationsvermögen steht ihnen leider einfach ständig im Weg, zu viele Möglichkeiten ... Eine bestimmte Position korrekt einzunehmen und diese auch zu halten, fordert von Katzen extreme Konzentration und eine Menge Energie. Ihre Gelenkachsen setzen ihnen nun mal keine Grenzen, aber genau die würden helfen.

Für ein optimales Bewegungsmuster benötigt jeder Mensch drei wichtige Dinge: Beweglichkeit, Stabilität und Mobilität. Letztere setzt sich aus den beiden erstgenannten Fähigkeiten zusammen. Katzen-Typen sind zweifellos sehr beweglich, aber es fehlt ihnen dabei an Stabilität und damit auch an Mobilität. Sie holen ihre Kraft aus dem Rücken, nicht aus der Hüfte. Dafür ist der aber nicht gemacht, seine Aufgabe besteht in Kooperation mit dem Bauch darin, den Oberkörper festzuhalten. Die Fortbewegung gehört eindeutig zum Aufgabenbereich der Hüfte.

Meistens haben Katzen nicht entweder Rücken-, Knie oder Nackenprobleme, sondern leiden unter allen dreien gleichzeitig. Bei Umzügen sind diese Körpertypen häufig keine große Hilfe, denn in der Regel sind sie zu schwach zum Kistentragen. Es ist nun mal nicht leicht, stark zu sein, wenn man so beweglich ist. Auch das häufige Verstauchen der Füße gehört zu ihren tierischen Schwächen. Außerdem neigen Katzen zu Überbeinen – Knochenverdickungen, die der Körper erzeugt, um mehr Stabilität in die Gelenke zu bringen.

DIE KATZEN-OPTIK

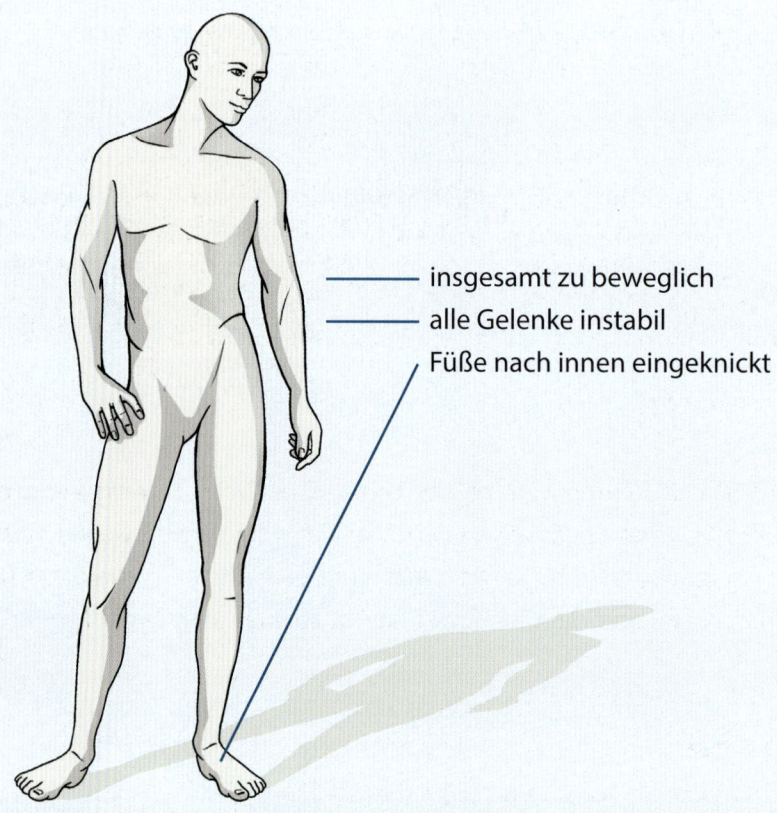

insgesamt zu beweglich
alle Gelenke instabil
Füße nach innen eingeknickt

Katzen-Typen können sich locker jeder Umgebung anpassen. Bedeutet, sie schmiegen sich gern an Möbel und Ecken, nutzen jeden Hohlraum und Türrahmen, um sich anzulehnen, und gleiten überall weich und elegant in den Schneidersitz. Beim Yoga gibt es kaum eine Asana, die sie nicht sofort ausführen können, auch der Spagat ist häufig kein Problem. Als wären sie Gummimenschen, bewegen Katzen alle Gelenke permanent über das Maß hinaus. Was soll daran schlecht sein – Flexibilität ist doch etwas durchweg Positives? Stimmt – leider nicht. Mit der Beweglichkeit ist es wie mit der Körpertemperatur: Zu wenig ist genauso ungünstig wie zu viel. Katzen haben zwar keinen Buckel, jedoch ist ihre Haltung wirklich schlecht. Kein Wunder, schließlich nehmen sie, sobald sie ihre Position verändern, häufig gleich die nächste Fehlhaltung ein. Das klingt nicht übermäßig toll, muss ich zugeben. Allerdings sind Katzen die leistungsfähigsten Körpertypen – wenn sie es geschafft haben, ihre Kraft auf das Niveau ihrer Beweglichkeit zu heben.

ÜBUNGS-QUICKIE

Katzen legen sich in Bauchlage auf den Boden. Dort stützen sie ihre Unterarme auf, strecken die Beine aus, stellen die Zehen auf und spannen den Po an, um den Körper in einer geraden Linie vom Boden zu lösen. Diese sogenannte Planke sollten Katzen so oft wie möglich in ihren Alltag einbauen, um Stabilität zu gewinnen. Eine ausführliche Anleitung zur Übung finden Sie in Kapitel 5 auf Seite 140 f.

DAS KATZEN-ZIEL

Katzen brauchen Kraft. Daher müssen sie bestimmte Grundmuster verinnerlichen, die ihnen helfen, Kraft zu erzeugen. Das beste Beispiel für ein solches Grundmuster ist der Hip Drive (siehe Seite 83, 87), bei dem es darum geht, die Hüfte unter Einsatz der hinteren Oberschenkel und der Gesäßmuskulatur aus der Kniebeuge wieder zu strecken.

Sie sind auch eine Katze?
Dann finden Sie Ihren tierisch guten Trainingsplan auf Seite 170 f.

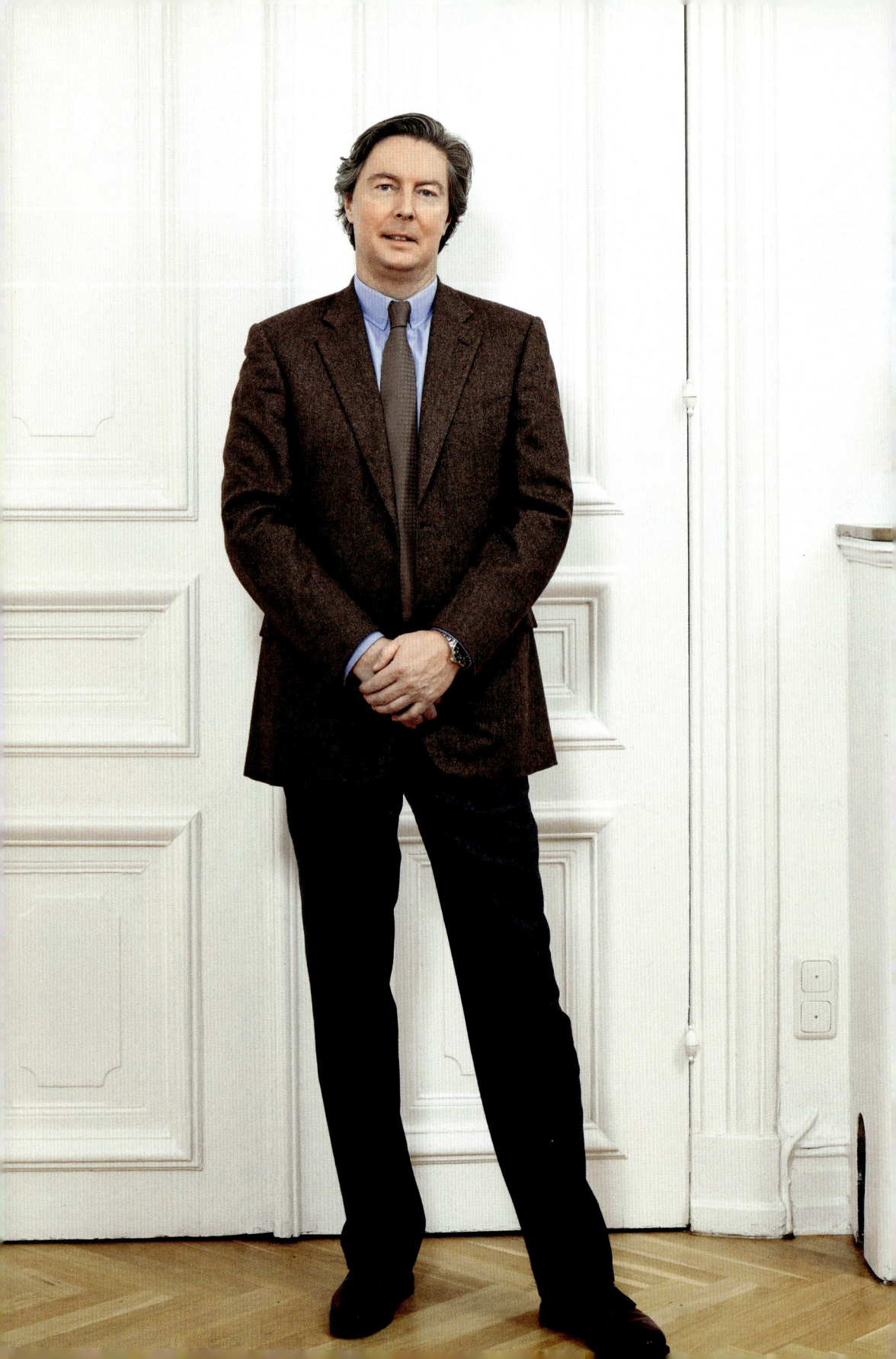

DER HANSEAT

Mark Wilm hat es einer Freundin zu verdanken, dass er seine chronischen Rücken-schmerzen los ist. Sie lud uns beide zu einem Frühstück ein, und wir kamen ins Ge-spräch. Obwohl der Juwelier und Goldschmied regelmäßig ins Fitnessstudio und zum Schwimmen ging, plagten ihn sein Rücken und die Knie. Für mich war sofort klar, dass er als Hanseaten-Typ für diese Sportarten noch nicht bereit war. Das hat sich deutlich geändert. Weil der 54-Jährige neben dem regelmäßigen Training nun auch im Alltag, also beim Sitzen und Stehen, seine Haltung immer wieder selbst korrigiert, gehören die Schmerzen der Vergangenheit an. Aber er merkt auch: Sobald er etwas weniger trainiert, kommen sie zurück.

DER HANSEATEN-ALLTAG

Interessanterweise sind Hanseaten im echten Leben fast immer zurückhaltende Men-schen. Logisch: Wer schon zurückgelehnt steht, springt nicht so schnell in den Mittel-punkt des Geschehens. Passenderweise begeistern sie sich in ihrer Freizeit auch eher selten für Mannschaftssportarten. Wenn sie aktiv werden, fühlen sie sich beim Laufen, Schwimmen oder Rennradfahren mit langen, ruhigen Einheiten am wohlsten.

Sich nach vorn zu beugen, um an Gästen vorbei den Tisch abzuräumen – für den Han-seaten eine größere Herausforderung, als das Menü zu zaubern. Noch mehr Schweiß löst bei ihm nur die Übung aus, bei der er mit durchgestreckten Beinen die Fingerspit-zen auf den Boden bringen soll. Für den Hanseaten meist ein Ding der Unmöglichkeit. Ein typischer Fehlberuf wäre Möbelpacker, da der Hanseat nicht gut heben kann und schon gar nichts Schweres. Generell bewegt er sich eher langsam, mit Schnellkraft und Explosivität kann er selten punkten. Dem Hund hinterherzusprinten gehört daher auch nicht zu seinen Lieblingsbeschäftigungen. Dennoch ist und bleibt sein Haupt-problem im Training die mangelnde Beweglichkeit.

Klassische Hanseaten-Beschwerden sind Ischiasschmerzen, die sich in der Hüfte und in den Beinen bemerkbar machen, manchmal auch den unteren Rücken einbezie-hen. Zudem treten Beeinträchtigungen im Brustbeinbereich sowie Rückenschmerzen beim Sitzen auf. Und damit leider nicht genug: Die ungünstige Position des Beckens wirkt sich ebenso ungünstig auf die Verdauungsorgane aus.

DIE HANSEATEN-OPTIK

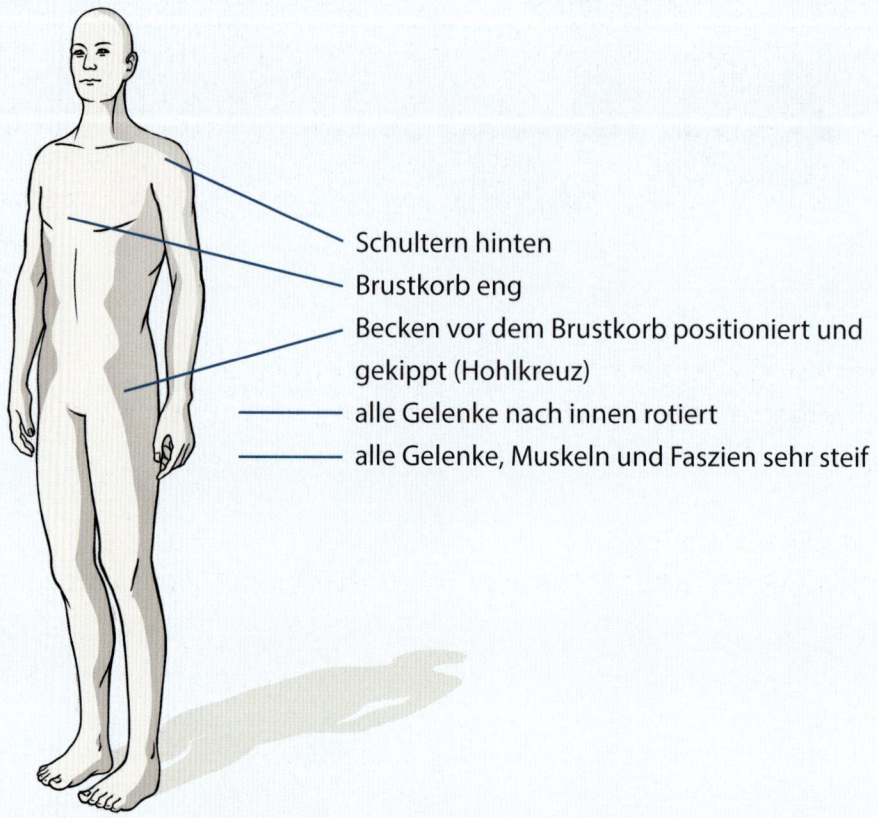

Schultern hinten

Brustkorb eng

Becken vor dem Brustkorb positioniert und
gekippt (Hohlkreuz)

alle Gelenke nach innen rotiert

alle Gelenke, Muskeln und Faszien sehr steif

Zum Typ Hanseat zählen häufig große, dünne Menschen. Ihr Körperfettanteil ist von Natur aus niedrig – eine gesunde Sache, jedoch gilt das Gleiche für ihren Muskelanteil. Der Mangel an Muskelmasse zeigt sich zum Beispiel oft am Gesäß und an den sehr dünnen Beinen. Und ohne diese Muskeln kann der Hanseat nie wirklich gut dastehen. Hinzu kommen sein zu weit nach vorn geschobenes Becken und die ohne Ausnahme nach innen rotierten Gelenke. Dabei sind seine Schultern nach hinten unten gezogen, oft hat er auch X-Beine.

ÜBUNGS-QUICKIE

Idealerweise dehnen Hanseaten ihre Beinrückseiten so oft wie möglich, um ihrem Körper mehr Beweglichkeit zu verschaffen. Zusätzlich nehmen sie für rund 10 Minuten eine tiefe Hockstellung (siehe die First-Step-Variante der Kniebeuge auf Seite 82 f.) ein, um ihre Hüfte zu mobilisieren.

DAS HANSEATEN-ZIEL

Dehnen, dehnen, dehnen – ein Hanseaten-Typ muss tatsächlich erst mal für Beweglichkeit sorgen, bevor er überhaupt ins echte Training einsteigen kann. Um Muskelaufbau geht es für ihn erst im nächsten (oder übernächsten …) Schritt.

Sie sind auch ein Hanseat?
Dann finden Sie auf Seite 172 f. Ihren absolut wasserdichten Trainingsplan.

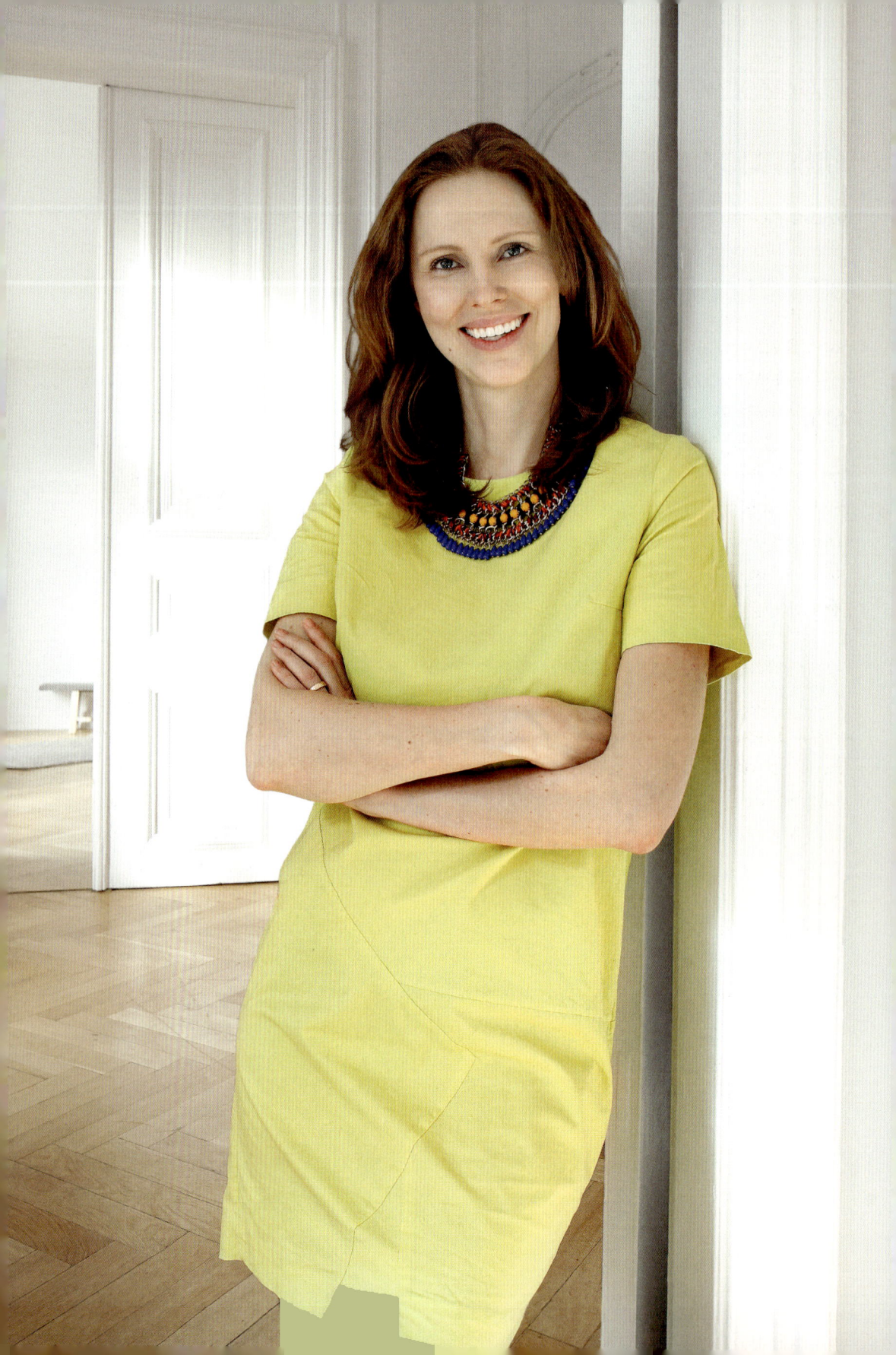

DIE AUTORIN

Meine Klientin Stefanie Luxat ist – buchstäblich wie es ihrem Körpertyp entspricht – (Buch-)Autorin, Journalistin und Bloggerin. Sie suchte mich zum ersten Mal vor einigen Jahren auf, als ihr zwei Hochzeitseinladungen ins Haus geflattert waren. An sich tolle Nachrichten, das Problem dabei: Beide Feiern sollten auf Mallorca stattfinden, und Stefanie fehlte noch die passende Strandfigur für die Sonneninsel. Seit dieser Bikinifit-Aktion haben wir uns gemeinsam durch verschiedene Phasen ihres Lebens trainiert. Nach der Geburt ihrer ersten Tochter lag der Fokus auf der Rückbildung und der Stärkung ihres durch die Schwangerschaft geschwächten Rückens. Mittlerweile ist Stefanie zweifache Mama – da ist es wichtig, sie für den Alltag mit zwei kleinen Kinder stark und leistungsfähig zu machen. Und natürlich jederzeit für ihren Job, bei dem sie täglich stundenlang am Computer sitzt. Dank regelmäßigem Training ist Stefanie heute nur noch von Beruf Autorin, und die Probleme des danach benannten Körpertyps sind für sie ein abgeschlossenes Kapitel.

DER AUTOREN-ALLTAG

Dass Autoren ihren Bildschirm immer besonders gut im Blick haben, mag erst mal nicht überraschen, ist aber leider auch kennzeichnend für ihre Probleme. Da sich ihr Kopf vor der Körperachse befindet, beanspruchen sie ihre Halswirbelsäule und die umgebende Muskulatur äußerst ungünstig und leiden daher häufig unter Nacken- und Kopfschmerzen. Sie müssen sich dabei vor Augen führen, dass der vorgeschobene Hals in einem Winkel von 45 Grad die Last des Kopfes tragen muss – gar nicht gut! Stellen Sie sich nur vor, Sie sollten Ihren Arm 5 Minuten lang ausgestreckt vor dem Körper halten, das würde auch nicht gerade Ihr Wohlbefinden fördern …

So vermeintlich perfekt der Autor vor seinem Laptop sitzt, so leicht bremst ihn seine Haltung im Alltag gelegentlich aus. Seine falsch ausgerichtete Halswirbelsäule ist in ihrer Beweglichkeit eingeschränkt und kann schnell einmal blockieren – da reicht manchmal schon der kurze Schulterblick beim Autofahren. Schwer fallen ihm auch Arbeiten über Kopf. Da seine Brustwirbelsäule eine entspannte Aufrichtung verhindert, freut er sich auf jeden Fall über tatkräftige Hilfe beim Deckestreichen.

Der Fehlhaltung ihres Kopfes haben Autoren ebenfalls zu verdanken, dass ihr Brustkorb gestaucht wird. Daher quälen sie oft Schmerzen in der unteren Brustwirbelsäule und Atemprobleme. Wobei Letztere im Sitzen deutlich stärker ausgeprägt sind als im Stehen – mit der Aufrichtung verschafft sich der Autor im wahrsten Sinn des Wortes schnell wieder etwas Luft. Trotzdem: Anstrengende Tätigkeiten wie das Heben oder Tragen gehören tatsächlich nicht zu seinen Lieblingsdisziplinen, und Beschwerden, die in irgendeiner Form mit Enge zu tun haben, sind vielen Autoren nicht unbekannt. Darunter fallen beispielsweise Bluthochdruck oder Tinnitus.

DIE AUTOREN-OPTIK

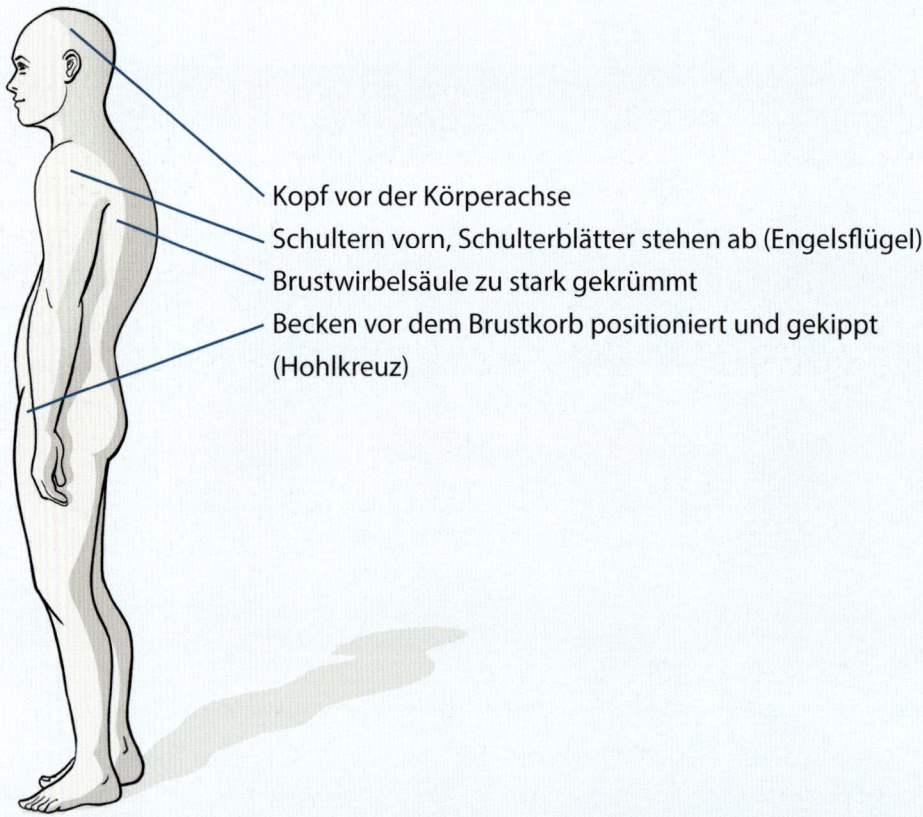

Kopf vor der Körperachse

Schultern vorn, Schulterblätter stehen ab (Engelsflügel)

Brustwirbelsäule zu stark gekrümmt

Becken vor dem Brustkorb positioniert und gekippt (Hohlkreuz)

Autoren sind quasi immer im Dienst. Betrachtet man sie von der Seite, gleicht ihr Profil einem Satzzeichen, das sie bei ihrer Arbeit häufig verwenden – dem Fragezeichen. Da ihre Brustwirbelsäule zwischen dem 5. und 12. Wirbel gekrümmt ist, stehen Hals und Kopf entsprechend weit vorn, um die Statik auszugleichen. Überdies können auch die vorgezogenen Schultern für einen runden oberen Rücken sorgen, der das Gegenstück zum in der Regel deutlich ausgeprägten Hohlkreuz ist. Die geraden Beine stehen für einen (zugegebenermaßen recht lang gezogenen) Punkt.

Autoren fallen nicht durch ihre Körpermaße auf, in der Regel sind sie durchschnittlich groß und normalgewichtig. Und beeindrucken trotz ihrer schlechten Ausgangshaltung meistens durch hohe Leistungsfähigkeit. Sie verfügen sowohl über eine gute Ausdauer als auch über ausreichend Kraft. Diese Fähigkeiten haben sie häufig mit viel Ehrgeiz, also trotz ihrer ungünstigen Bewegungsmodelle aufgebaut. Beste Voraussetzungen, um wahre Heldentaten zu vollbringen – mit einer aufrechten Haltung und im richtigen Bewegungsmuster.

ÜBUNGS-QUICKIE

Liegestütze lösen beim Autor Blockaden … vielleicht sogar die, die beim Schreiben auftreten. Im Ernst, die sogenannten Serratus-Liegestütze sollten bei diesem Körpertyp täglich auf dem Programm stehen. Gehen Sie dazu in den Vierfüßlerstand und beginnen Sie die Bewegung, indem Sie die Schulterblätter zusammen- und nach unten ziehen. Dabei beugen Sie nicht die Ellbogen, sondern arbeiten nur mit den Schultern. Drücken Sie sich dann wieder nach oben und schieben Sie Ihre Schultern mit gestreckten Armen nach vorn. Zusätzlich spannen Sie Ihre Bauchmuskeln fest an, die Wirbelsäule bleibt gerade.

DAS AUTOREN-ZIEL

Autoren müssen zunächst ihre Brustwirbelsäule mobilisieren, um den Rumpf wieder richtig einsetzen zu können. Nur so haben sie die Möglichkeit, im zweiten Schritt auch ihr Becken aufzurichten und die Halswirbelsäule in eine neutrale Position zu bringen. Ist das geschafft, werden sie auch die acht Stunden im Büro in guter Haltung meistern und ihren Schreibtisch-Einsatz hinterher nicht mehr schmerzhaft bereuen.

Auch wenn Sie nicht schreiben – sind Sie ein typischer Autor?
Dann finden Sie auf Seite 174 f. Ihren persönlichen Trainingsplan. Schriftlich.

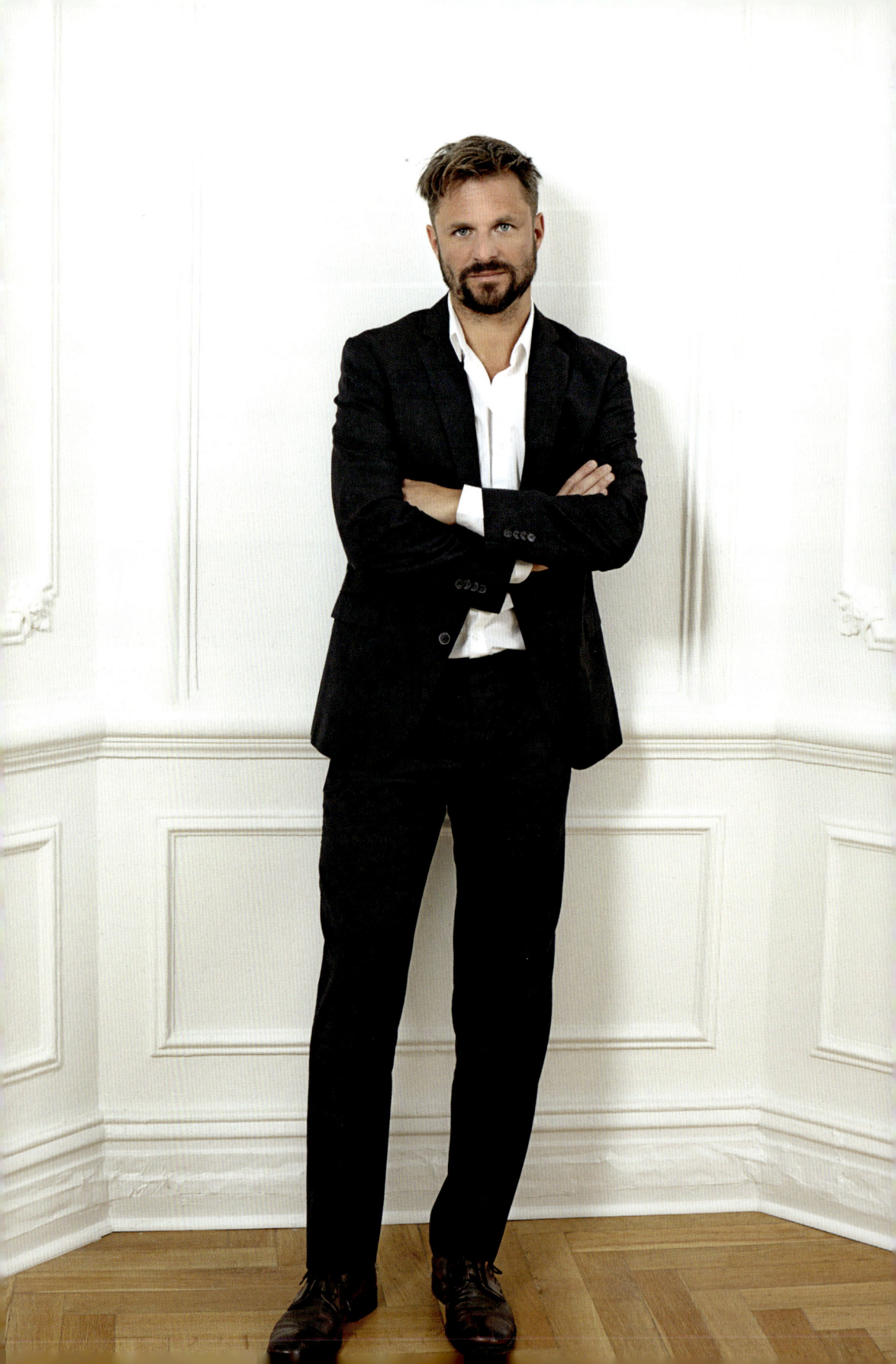

DER SCHIEFE

Philipp Hochmair spielt im Theater, Kino und Fernsehen oft recht verdrehte Rollen – und dieser Schauspielerberuf ist für seinen Körper ein großes Glück. Denn säße der 42-Jährige mit seiner Verdrehung im Arm den ganzen Tag am Schreibtisch, würden ihm sein Nacken und seine Schulter garantiert Probleme und Schmerzen bereiten. Nichtsdestotrotz war er auf der Suche nach mehr Kraft und einer Haltung, die ihn auf natürliche Weise gerade stehen lässt. Durch Zufall geriet er an mich. Unser gemeinsames Training hat ihm zu beidem verholfen, und so fällt ihm jetzt nicht nur der Alltag leichter, sondern auch die Kunst. So spielt Philipp beispielsweise ein Theaterstück, worin er einen zweistündigen Monolog hält – eingesperrt in einem Glaskasten, der nicht größer ist als eine Telefonzelle. Aus diesem engen Raum heraus zieht er nicht nur regelmäßig Hunderte Zuschauer in seinen Bann, er führt parallel und unmerklich (außer für mich) noch unsere kleinen Stabilisationsübungen durch. Für Außenstehende schwer vorstellbar, aber das erleichtert ihm sein Handwerk wesentlich! Durch das Training ist Philipp außerdem selbstbewusster geworden – im wahrsten Sinn des Wortes, denn heute ist er sich seines eigenen Körpers bewusster denn je. Das freut mich sehr.

DER SCHIEFEN-ALLTAG

Alle schiefen Körpertypen schlagen sich mit verschiedenen Behelfslösungen durchs Leben, um individuelle Asymmetrien und Verdrehungen zu kompensieren. Das kann zum Beispiel ein verdrehter Arm sein, der den Schiefen beim Zufassen zu kreativen Lösungen zwingt. Er wird die Dinge gern von der (anderen) Seite angehen: Wenn er beispielsweise etwas mit der verdrehten rechten Hand greifen will, muss er sich neu positionieren und seinen Oberkörper verschieben – klar, dass er da der Einfachheit halber lieber gleich die linke Hand nimmt. Und genau so entsteht im Lauf der Zeit ein Kräfteungleichgewicht zwischen den beiden Armen. Der Körper lernt, mit seiner Schiefheit zu leben, er arrangiert sich.

Doch dieses Arrangement hat Konsequenzen: Wenn eine Körperseite permanent überlastet wird, weil die andere nicht problemlos genutzt werden kann, geraten zwangsläufig auch irgendwann Kopf und Wirbelsäule in eine schiefe Position.

Und dann zieht noch das Becken nach – diese Formulierung dürfen Sie hier leider ganz wörtlich nehmen. Dass die schiefe Wirbelsäule Rückenschmerzen hervorruft und durch die Fehlstellung des Beckens auch die Knie und Füße ungünstig belastet werden, sind einige der weiteren Folgen. Und eine Schieflage hat unzählige davon. Letztlich sind alle Bewegungen, die Körpersymmetrie verlangen, für Schiefe nur schwer auszuführen.

Mit welchen Einschränkungen Betroffene zu kämpfen haben, kommt ganz auf die Art der Verdrehung an, ersetzen Sie Arm durch Hüfte, Wirbelsäule … Allen gemein ist, dass die Fehlstellung fast immer nicht nur die Bewegung einschränkt, sondern auch Schmerzen, Schwellungen oder Gelenkverschleiß nach sich ziehen kann.

DIE SCHIEFEN-OPTIK

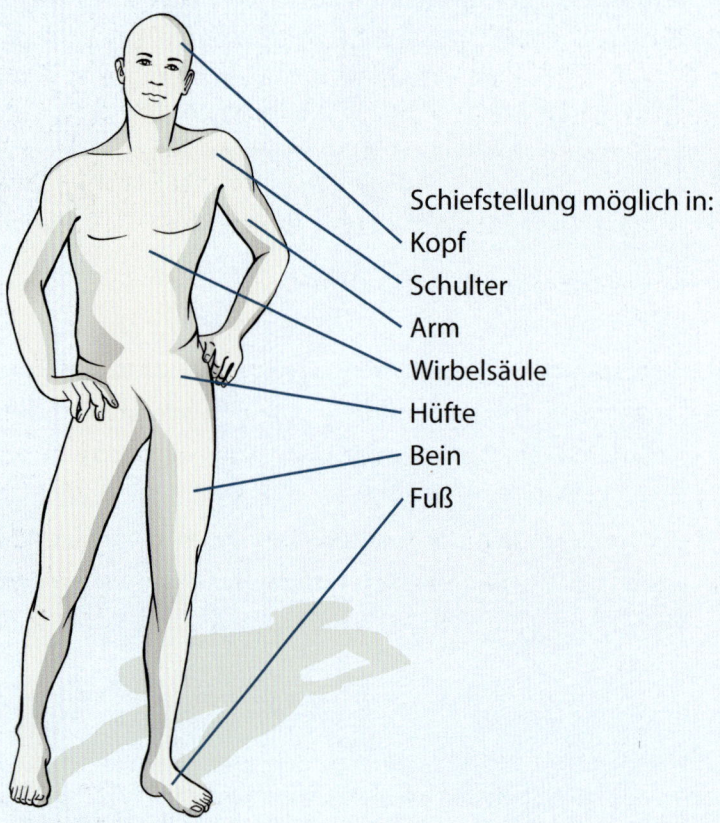

Schiefstellung möglich in:

Kopf

Schulter

Arm

Wirbelsäule

Hüfte

Bein

Fuß

Klingt schräg, aber Asymmetrien des Körpers sind gar nicht so selten. Viele Menschen haben sie von Geburt an oder durch einseitige Belastungen im Alltag mit der Zeit erworben. Es reicht schon, wenn man über Jahre Sportarten wie Hockey, Tennis oder Golf ausübt oder sein Auto die meiste Zeit einarmig steuert. Verdrehungen treten in verschiedenen Formen auf, klassisch sind zum Beispiel Fußfehlstellungen, eine Hüftdysplasie (das ist eine Fehlbildung der Hüftgelenkspfanne, die das Hüftgelenk instabil werden lässt) oder eine Verdrehung der Wirbelsäule wie die Skoliose. Das ist eine dreidimensionale Verformung der Wirbelsäule: Diese ist nicht nur krumm, zusätzlich haben sich auch einzelne Wirbelkörper um die eigene Achse gedreht. Mit einer leichten Skoliose lebt es sich relativ gut, kommen mit fortschreitendem Alter jedoch eine sitzende Tätigkeit und/oder einseitige Belastungen hinzu, lassen Schmerzen nicht lange auf sich warten.

ÜBUNGS-QUICKIE

Die jeweilige Zwischendurch-Übung hängt natürlich stark von der individuellen Problemzone ab. Generell eignen sich jedoch alle Übungen, die symmetrisch ausgeführt werden und so das Gefühl für eine gleichmäßige Belastung schulen. Mit der Kniebeuge mit Gewicht (siehe Seite 84 ff.) sind Schiefe immer gut beraten.

DAS SCHIEFEN-ZIEL

Wo die Trainingsreise hingegen soll, hängt ganz vom Ausgangspunkt ab. Jemand, der durch eine einseitige Alltagsbelastung eine schiefe Position erworben hat, versucht natürlich die ursprüngliche Beweglichkeit wiederherzustellen. Meist lassen sich solche erworbenen Fehlstellungen in wenigen Wochen wieder korrigieren. In Fällen, wo die Beweglichkeit unveränderlich ist, muss man natürlich anders vorgehen. Kann die Schulter oder Hüfte aus anatomischen Gründen schlicht nicht nach außen rotieren, wird sie das auch nie tun. Dann lautet das Ziel, in einer asymmetrischen Position so stabil wie möglich zu werden.

Sie sind auch ein schiefer Typ?
Dann finden Sie auf Seite 176 ff. Ihren persönlichen Trainingsplan, der das Problem (soweit es das Bewegungsmuster zulässt) wieder geraderückt. Hier werden die häufigsten Schieflagen berücksichtigt, dazu gehören eine schiefe Schulter, Wirbelsäule oder Hüfte sowie ein verdrehtes Bein.

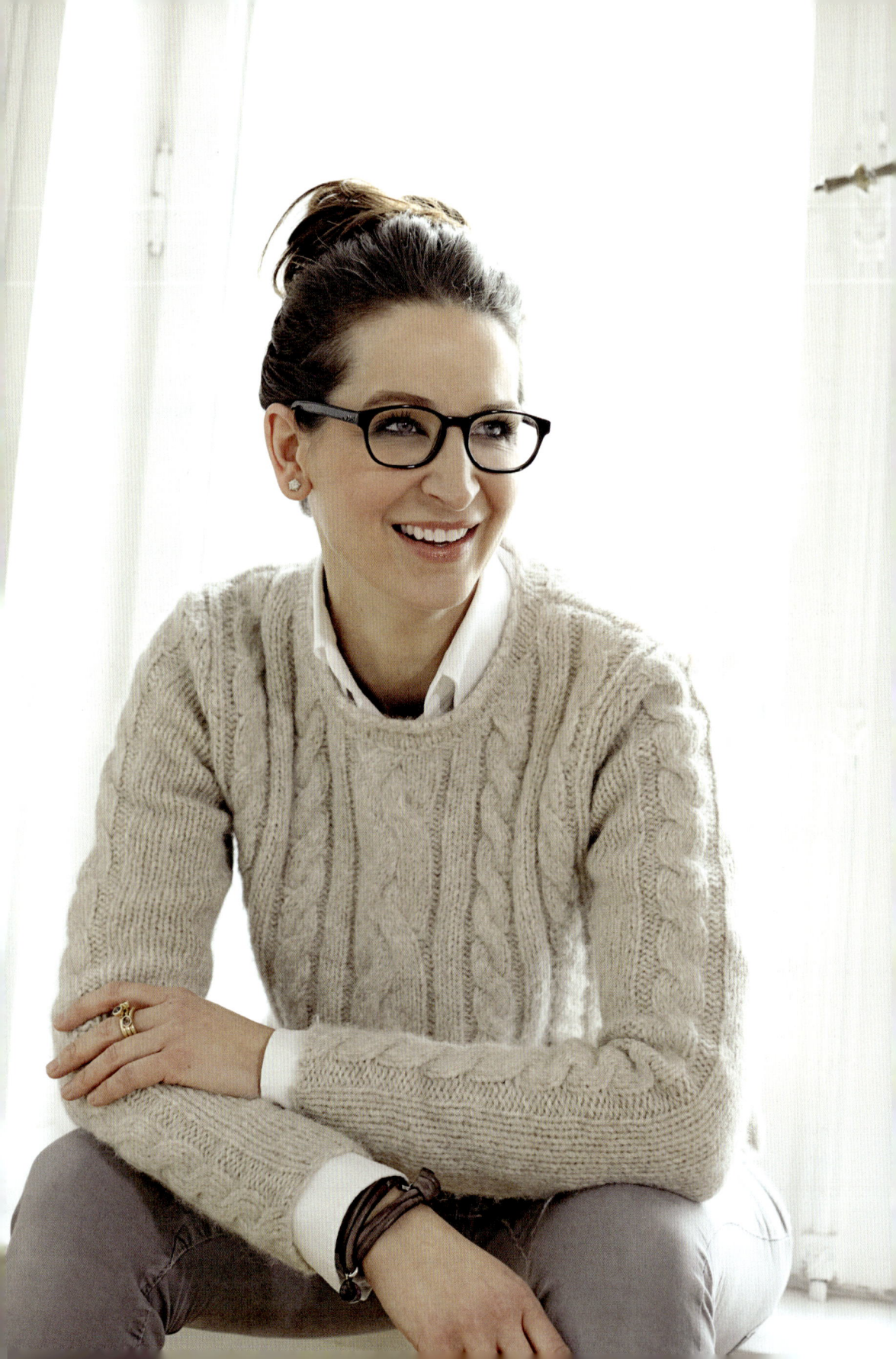

DIE LÄUFERIN

Kathi Turnbull lernte von mir, wie man perfekt auftritt. Okay, nicht im Job, da steht die Ärztin auch ohne meine Hilfe mit beiden Beinen fest auf dem Boden. Nein, tatsächlich beim Laufen. Bei unserem ersten Treffen plagten die begeisterte Läuferin Schmerzen im Mittelfuß, die ihr das Lieblingshobby verleideten. Schnelle Hilfe brachte da die Stabilisierung ihrer Beinachse. So konnte Kathis Fußgewölbe wieder ungehindert Last aufnehmen und verteilen, und ihre Beschwerden verschwanden schließlich völlig. Dank ihres Fleißes und Ehrgeizes hat sie aber noch viel mehr erreicht: Mit einer korrekten Haltung und einem deutlichen Plus an Kraft meistert sie ihren Alltag in und außerhalb der Praxis heute laufend (und nicht laufend) mühelos und schmerzfrei.

DER LÄUFER-ALLTAG

Der Läufer-Typ ist einfach fürs Laufen geboren, und weil ihm die Bewegung so leichtfällt, dreht er gern und oft seine Runden. Optimales Laufen bedeutet, den Rücken gerade und stabil zu halten, während man nach vorn fällt und die Hüfte streckt. Auch ohne regelmäßiges Training können die meisten unverletzten Läufer-Typen aus dem Stand heraus eine Runde um die Alster drehen. Und das sind immerhin 7,3 Kilometer! Was wahrscheinlich niemanden überrascht: Viele Marathonläufer, die eine Zeit unter vier Stunden schaffen, sind vom Körpertyp her Läufer.

Dennoch läuft beim Läufer nicht alles perfekt. Durch den zu weit vorn gehaltenen Kopf entstehen nicht selten Nackenprobleme, die Kopfschmerzen auslösen. Wer als Läufer viel vor dem PC sitzt, klagt überdies häufig über einen Mausarm. Die Schmerzen in der Hand, im Handgelenk oder im Arm werden durch die innenrotierten Schultern des Läufers begünstigt. Sonst bereitet ihm das lange Sitzen keine Probleme. Zumindest nicht, bis er aufsteht. Erst dann zwickt ihn der untere Rücken oder das Knie. Schuld ist seine vordere Muskelkette, die im Vergleich zur hinteren Kette überlastet und hart ist. Im Sitzen macht sich dieses Problem nicht bemerkbar, im Gegenteil: Es verstärkt sich unbemerkt, bis der Gang zum Drucker fällig ist. Daneben plagen den Läufer oft weitere Wehwehchen, die nicht nur vom Laufen herrühren. Häufig hat er nämlich X-Beine, die seine Füße in der Bewegung instabil werden lassen. Das macht nicht nur den Läufer platt, sondern auch seine Füße. Zudem können Entzündungen der Fußnerven auftreten, die bei jedem Schritt Schmerzen verursachen.

DIE LÄUFER-OPTIK

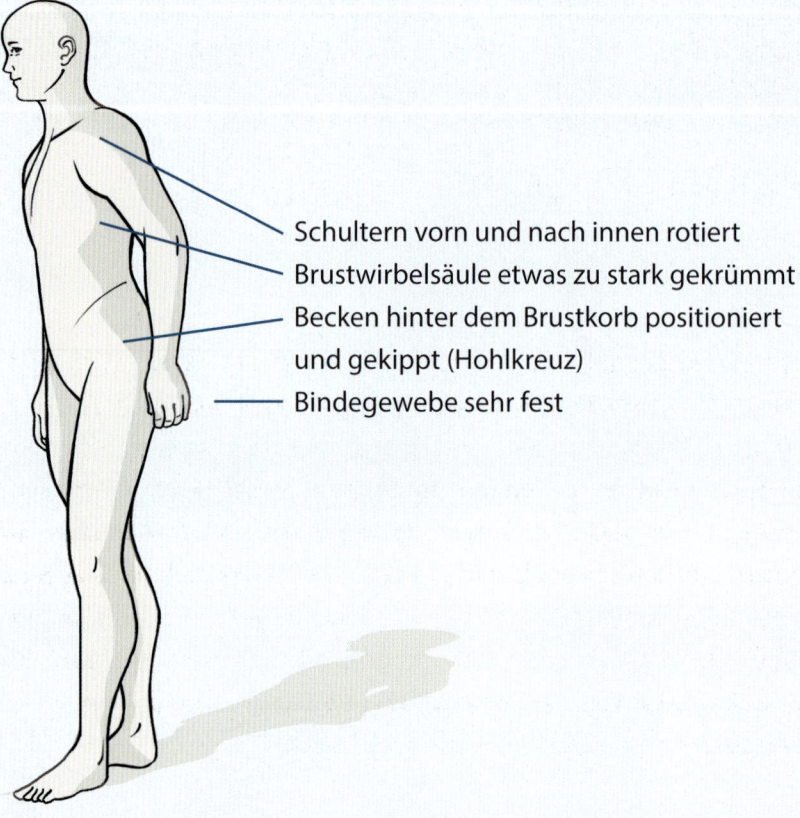

Schultern vorn und nach innen rotiert

Brustwirbelsäule etwas zu stark gekrümmt

Becken hinter dem Brustkorb positioniert
und gekippt (Hohlkreuz)

Bindegewebe sehr fest

Eigentlich kann ein Läufer gar nicht zu weit vorn sein – zumindest wenn es um einen Wettkampf geht. In Bezug auf seinen Körper kann er das aber sehr wohl: Sein Kopf ist meistens weit nach vorn geschoben, die Schultern rotieren nach innen, und die Brustwirbelsäule ist zu stark gekrümmt. Den Gegenpol zu dieser Vorlage bildet das Becken. Es ist weit hinten und nach vorn gekippt. Über Cellulite müssen sich Läufer allerdings kaum Sorgen machen, denn sie sind mit einem festen Bindegewebe und ebensolchen Muskeln gesegnet. Auch sammelt sich bei Läufern selten zu viel Körperfett an, was daran liegt, dass sie schmale Schultern mit entsprechend kurzen Schlüsselbeinen, ein schmales Becken und recht lange Arme und Beine haben. Wer so gebaut ist, hat es nicht schwer, aktiv zu sein.

> ## ÜBUNGS-QUICKIE
>
> Läufer sollten so oft wie möglich ihre Oberschenkelvorderseite dehnen. Nur so können sie ihr Becken aufrichten, das Hohlkreuz reduzieren und dadurch die Voraussetzungen für eine gerade Laufbewegungen schaffen. Die Anleitung dazu finden Sie in Kapitel 5 bei der Übung Antrag (siehe Seite 127).

DAS LÄUFER-ZIEL

Wichtig ist, dass der Läufer seine vordere Kette freibekommt. Bedeutet übersetzt: Die Muskeln der Vorderseite müssen locker und voll beweglich werden. Genauso sollten Läufer an ihrer Beinachse arbeiten – ist diese korrigiert, kann auch das Fußgewölbe wieder eine tragende Rolle spielen und das Körpergewicht gleichmäßig auf Ferse und Ballen verteilen. Läufer sollten zudem ihr Becken und die Brustwirbelsäule aufrichten. Bauchübungen brauchen sie meist nicht, das Sixpack zeichnet sich von allein ab. Allerdings sind diese Bauchmuskeln sehr fest und benötigen eine Dehnung, um die Aufrichtung nicht zu behindern. Zu guter Letzt gilt es, die Schultern nach außen zu rotieren, die Brustwirbelsäule beweglicher zu machen und das Kinn in seine korrekte Position zurückzubringen.

Sie entsprechen dem Läufer-Typ?
Dann finden Sie auf Seite 180 f. Ihren wegweisenden Trainingsplan.

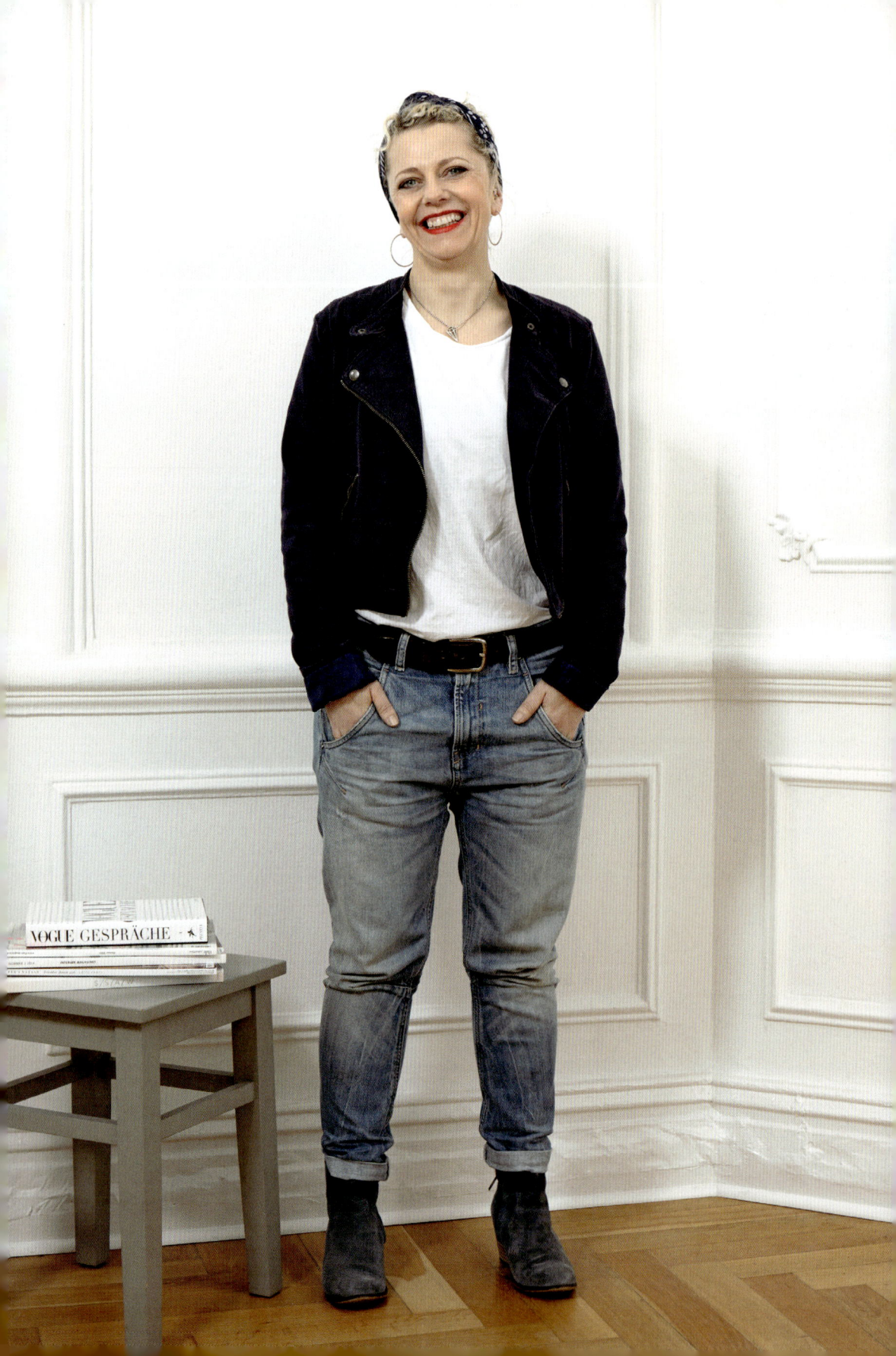

DIE ATHLETIN

Die (Buch-)Autorin Rike Drust hat zwei kleine Kinder, die zusammen mit Einkäufen, Spielzeug, Laptop und vielen anderen Dingen ständig getragen werden wollen. Ihr Ziel war daher, wieder stark für den Alltag zu werden. So wie in der Zeit vor den Kindern, als die 40-Jährige noch fleißig in verschiedenen Fitnessstudios trainierte. An meinem Training schätzt sie, bei aller Bescheidenheit, dass es mir ums echte Leben und nicht ums Dünner-und-straffer-Werden geht. Und in diesem echten Leben bemerkte Rike schon nach drei Einheiten, wie sich ihre Haltung verbesserte und das Heben und Tragen schwerer Lasten dadurch leichter wurde. Nach drei weiteren Einheiten ließen sich Kinder und Kegel plötzlich ohne Mühe in den fünften Stock transportieren. Nein, nicht weil der Fahrstuhl wieder funktionierte, sondern weil Rikes Muskulatur einen deutlichen Kraftsprung gemacht hatte. Offensichtlich haben diese Erfolge echt Eindruck hinterlassen, denn wann immer sie heute etwas hochhebt oder trägt, weiß sie sofort, worauf sie dabei achten muss. Dann korrigiert sie ihre eigene Haltung und freut sich, nicht mehr die Erste zu sein, die beim Kinder-in-die-Luft-Werfen „Ich kann nicht mehr!" ruft.

DER ATHLETEN-ALLTAG

Die meisten Dinge bereiten dem Athleten keine Mühe. Er kann beispielsweise aus dem Stand viel heben, lange sitzen und auch weite Strecken gehen, weil bei ihm alle Gelenkwinkel perfekt eingestellt sind. Seine Hüfte ist direkt unter dem Brustkorb ausgerichtet, und die Beine stehen wiederum ideal zur Hüfte. Kein Wunder, dass er bei jeder neuen Sportart, die er testet, gleich gut zurechtkommt.

Athleten können sich nur selten über Schmerzen beklagen. Ihr Körper befindet sich überwiegend in einer korrekten außenrotierten Position. Hüfte wie Beine sind in der Achse und erzeugen Spannung, deshalb stehen sie einfach immer gut da. Da ihre Mechanik von Grund auf stimmt, sind Athleten zu jedem Zeitpunkt und in jeder Situation sehr belastbar, stabil und schnell – wenn sie müssen oder wollen. Dennoch oder gerade deswegen ist der Athlet nicht selten ziemlich unfit, denn er kennt keinen Leidensdruck, der ihn zum Training motivieren würde. Warum sollte man sich quälen, wenn es keinen Grund dafür gibt? Ein Athlet kann also 30 Jahre lang überhaupt keinen Sport treiben, ohne dass es ihm dabei schlecht ginge. Allenfalls können sich durch einseitige Belastungen im Alltag Bewegungsfehler einschleichen, die dann doch zu Beschwerden führen.

DIE ATHLETEN-OPTIK

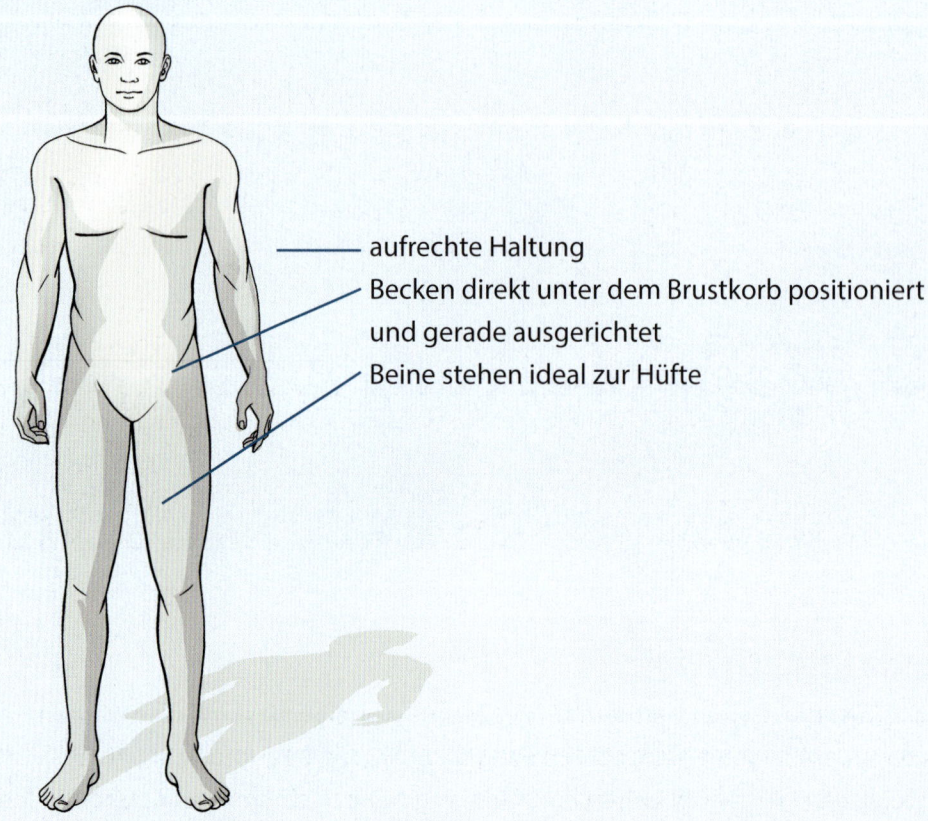

aufrechte Haltung

Becken direkt unter dem Brustkorb positioniert und gerade ausgerichtet

Beine stehen ideal zur Hüfte

Athleten-Typen haben das Glück, dass sie selbst bei völliger Sportabstinenz im Prinzip keine echten Defizite haben. Das bedeutet konkret: Athleten können sehr untrainiert sein und trotzdem mit einer vorbildlichen Haltung und sportlichen Statur glänzen. Das Erste, was mir bei ihnen auffällt: Ihr Brustbein befindet sich direkt über dem Becken, wodurch alle Muskeln so arbeiten können, wie es vorgesehen ist. Dadurch haben sie eine sehr aufrechte Haltung, wodurch sie wiederum Gelassenheit und Präsenz ausstrahlen. Eben so, als könnte sie nichts aus der Ruhe bringen und als wären sie vollkommen mit sich im Reinen.

ÜBUNGS-QUICKIE

Athleten brauchen Herausforderungen, die es in sich haben. Da kommt ihnen die Übung namens *Pistol* gerade recht – diese einbeinige Kniebeuge kann gewiss nicht jeder. Kommen Sie für die Pistol in einen stabilen Stand, die Füße sind etwas weniger als hüftbreit geöffnet und der Bauch ist angespannt. Nun strecken Sie beide Arme auf Schulterhöhe vor und das rechte Bein auf Hüfthöhe lang aus. Sie verteilen das Gewicht gleichmäßig auf dem linken Fuß und beugen das linke Bein zur Kniebeuge – so stark wie möglich und ohne umzufallen. Dabei halten echte Athleten das rechte Bein weiterhin parallel zum Boden in der Luft. Zum Aufrichten drücken Sie sich mit der gesamten linken Fußfläche – die Ferse bleibt am Boden – ab. Dann ist das andere Bein dran. Am Anfang können Sie sich dazu an einem stabil stehenden Gegenstand festhalten.

DAS ATHLETEN-ZIEL

Da ihm der Trainingsanreiz fehlt, sind die Muskeln des Athleten verhältnismäßig schwach. Also sollte er sich komplett auf den Kraftaufbau konzentrieren. Eine hohe Beweglichkeit hat er ohnehin schon. Und es gibt noch einen guten Grund für das Krafttraining: Kraft ist die motorische Fähigkeit, die alle anderen motorischen Fähigkeiten am stärksten positiv beeinflusst. Bedeutet: Auch die Ausdauer, die Beweglichkeit, die Schnellkraft und das Koordinationsvermögen profitieren von Kraftzuwächsen. Und damit sich der Athlet bei seinem Training nicht langweilt, sollte er sich bewusst ganz konkrete und hohe Ziele setzen. Zum Beispiel die Pistol auszuführen oder einen einarmigen Klimmzug. Im Ausdauerbereich darf es dann eine bestimmte Zeit für eine bestimmte Strecke sein. Die Strecke bloß zu schaffen, reicht dem Athleten nicht, ans Ziel kommt er sowieso schon ohne jede Vorbereitung.

Sie sind auch ein Athlet?
Dann finden Sie Ihren sportlichen Trainingsplan auf Seite 183.

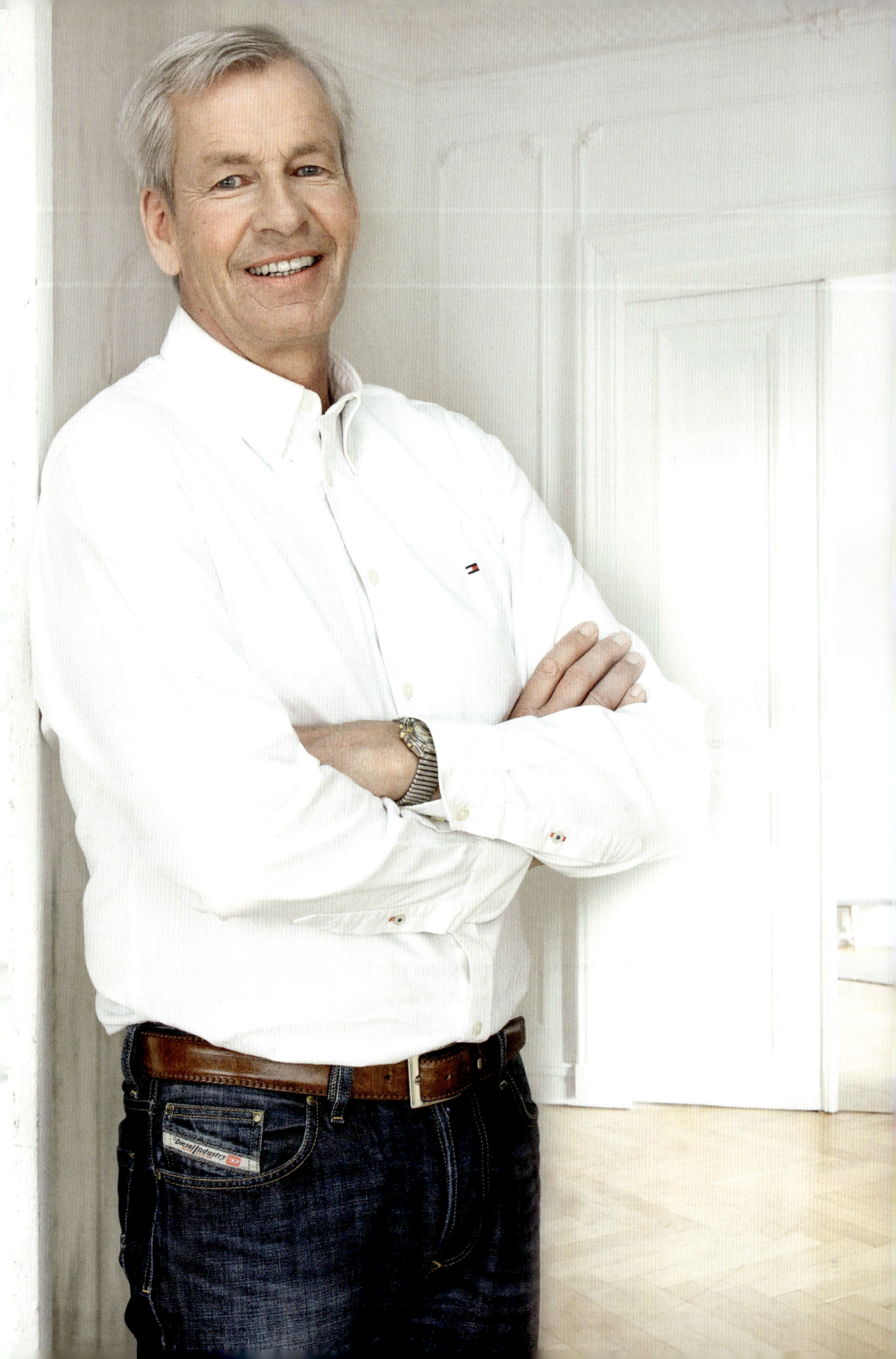

DER COWBOY

Martin Grunwald lernte ich im Rahmen eines Firmentrainings kennen. Wie jeder typische Cowboy glich er seine typbedingten Haltungsprobleme durch unsaubere Bewegungen aus … und bezahlte dafür seit geraumer Zeit mit starken Rückenschmerzen. Geholfen haben ihm gezielte Übungen für den Alltag und für die langen Fahrten im Auto, die sein Job als Vertriebsleiter mit sich bringt. Heute ist jede rote Ampel für ihn nicht nur das Signal zum Anhalten, sondern auch die Aufforderung, das Lenkrad fest zu umgreifen und dabei die Schulterblätter hinten zusammenzuziehen. Und sein Gesäß anzuspannen, um beim Sitzen ungenutzte Muskeln wieder gut zu durchbluten. Zusätzlich hebt Martin zu Hause schwere Gewichte und achtet dabei speziell auf den für Cowboys besonders wichtigen Hip Drive (siehe Seite 83, 87). Hartes Training ist also der Grund dafür, dass der 50-Jährige inzwischen schmerzfrei unterwegs ist und von deutlich mehr Beweglichkeit profitiert.

DER COWBOY-ALLTAG

Cowboys sind lässig und entspannt. Und so bewegen sie sich auch. Da ihre Beine in der Vorwärtsbewegung ausdrehen und zur Seite gehen, verlieren sie beim Laufen enorm viel Energie. Daher müssen sich Cowboys im Sport viel mehr anstrengen als andere und werden vermutlich auch keine Karriere als Sprinter machen. Ziemlich sicher nicht. Sobald sich der Cowboy beeilen muss, fehlt ihm schlicht die Stabilität für effektiven Vortrieb. Und genau das kann auch schnell zu Verletzungen führen, die meistens die Knie miteinbeziehen.

Nicht selten entwickelt der Cowboy im Lauf der Zeit O-Beine und kann dadurch in seinem Körper nur schwer Spannung erzeugen. Das wirkt alles sehr gemütlich und bisweilen vielleicht auch etwas träge, aber bitte nicht falsch verstehen: Ich rede nur von seiner Haltung! Was man dabei nicht sieht – er aber spürt – ist sein kraftloser unterer Rücken. Er ist die größte Schwachstelle des Wild-West-Vertreters, die zurückgelehnte Position tut ihm nicht gut. Ich kenne keinen Cowboy, der nicht von Rückenschmerzen betroffen wäre. Entgegen all seiner Lockerheit ist seine hintere Oberschenkelmuskulatur verspannt, genau wie die Muskeln im Gesäß – ebenfalls das Ergebnis der gebogenen Körperhaltung. Weitere Schwachstellen, die sich schmerzhaft bemerkbar machen können, aber nicht müssen, sind seine innenrotierten Schultern und der verkrampfte Nacken.

DIE COWBOY-OPTIK

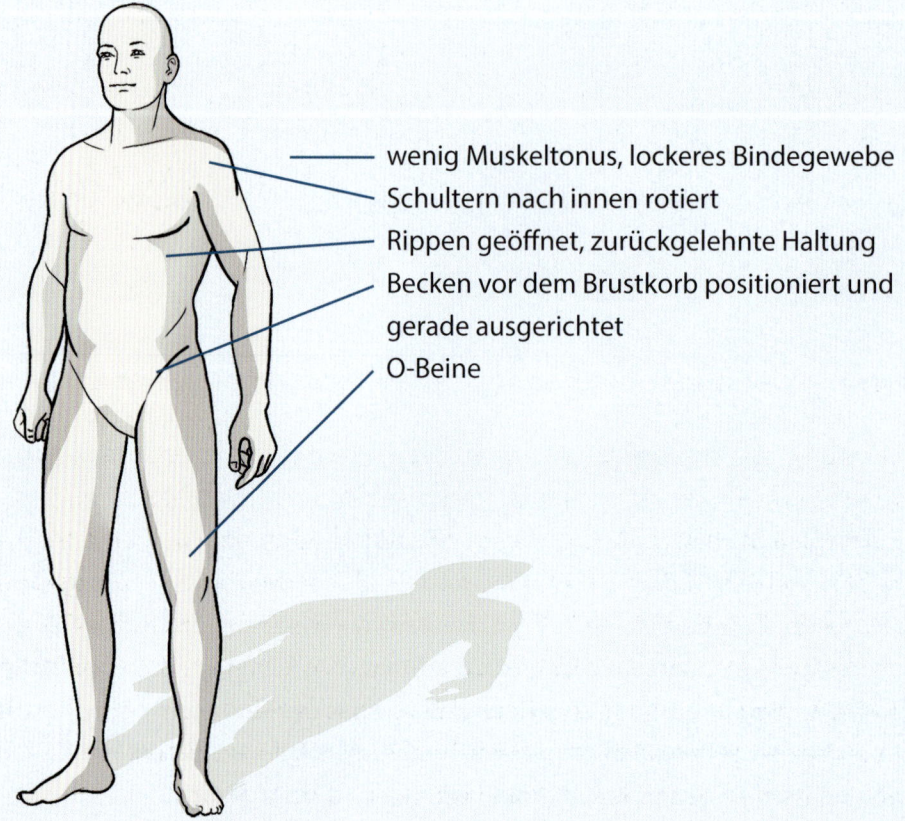

wenig Muskeltonus, lockeres Bindegewebe

Schultern nach innen rotiert

Rippen geöffnet, zurückgelehnte Haltung

Becken vor dem Brustkorb positioniert und gerade ausgerichtet

O-Beine

Auf den ersten Blick ähneln sich der Hanseat und der Cowboy: Beide sind eher groß gewachsene Menschen, und sie stehen zurückgelehnt. Doch im Unterschied zum Hanseaten sind die Muskeln und das Bindegewebe des Wild-West-Helden auf den zweiten Blick eher locker, weich und instabil. Ein weiteres Merkmal ist seine Tendenz, Bewegungen nach außen auszuführen. Zum Beispiel gibt es Cowboys, die bei jedem Schritt mit ihren Füßen stark nach außen schlenkern, als wollten sie diese seitlich weg-werfen. Dieser Eindruck könnte auch dadurch entstehen, dass sich das Becken des Cowboys generell viel weiter vorn befindet als sein Brustkorb. Seine Füße sind aber hinter dem Becken, und so zeigt sich ein deutlicher Bogen in seiner Körperhaltung. Hinzu kommt, dass seine Arme durch diese Ausrichtung beim Gehen bis hinter das Gesäß schwingen. Stimmt, mit diesen Merkmalen erinnert der Körpertyp schon ein bisschen an den Comichelden Lucky Luke …

ÜBUNGS-QUICKIE

Damit der Cowboy gerader stehen kann, sollte er so oft wie möglich folgende Übung ausführen: auf den Boden setzen, die Beine ausstrecken, ein Bein überschlagen und das andere Bein aufstellen. Die Hände sind hinter dem Gesäß aufgestützt und drücken den Oberkörper ins Hohlkreuz. Auf diese Weise werden die Gesäßmuskeln gedehnt. Alternativ lässt sich diese Übung auch auf einem Stuhl ausführen.

DAS COWBOY-ZIEL

Der Cowboy wird sich viel besser fühlen, wenn er seine Haltung begradigt. Konkret bedeutet das, die Füße, Hüfte und Schultern wieder ins Lot zu bringen, um seine starke Rücklage aufzuheben. Auch sollte der Brustkorb über dem Becken stehen. Dazu braucht es viel Kraft auf der Körperhinterseite – die hat der Cowboy bislang kaum genutzt. Kreuzheben (siehe Seite 96 ff.) ist beispielsweise sein Schlüssel zum Glück. Allerdings wird der Einstieg nicht leicht, weil die Bewegung seinen größten Schwachpunkt fordert. Das mag am Anfang frustrierend sein, aber die Mühe lohnt sich! Sobald der Cowboy joggen gehen kann, hat er sein Ziel erreicht: Die dafür notwendige Stabilität beweist, dass er seinen früheren Problemzonen jetzt davonläuft.

Sind Sie ein Cowboy und ziehen schneller als Ihr Schatten?
Dann finden Sie auf Seite 184 f. einen Trainingsplan, der für Volltreffer sorgt.

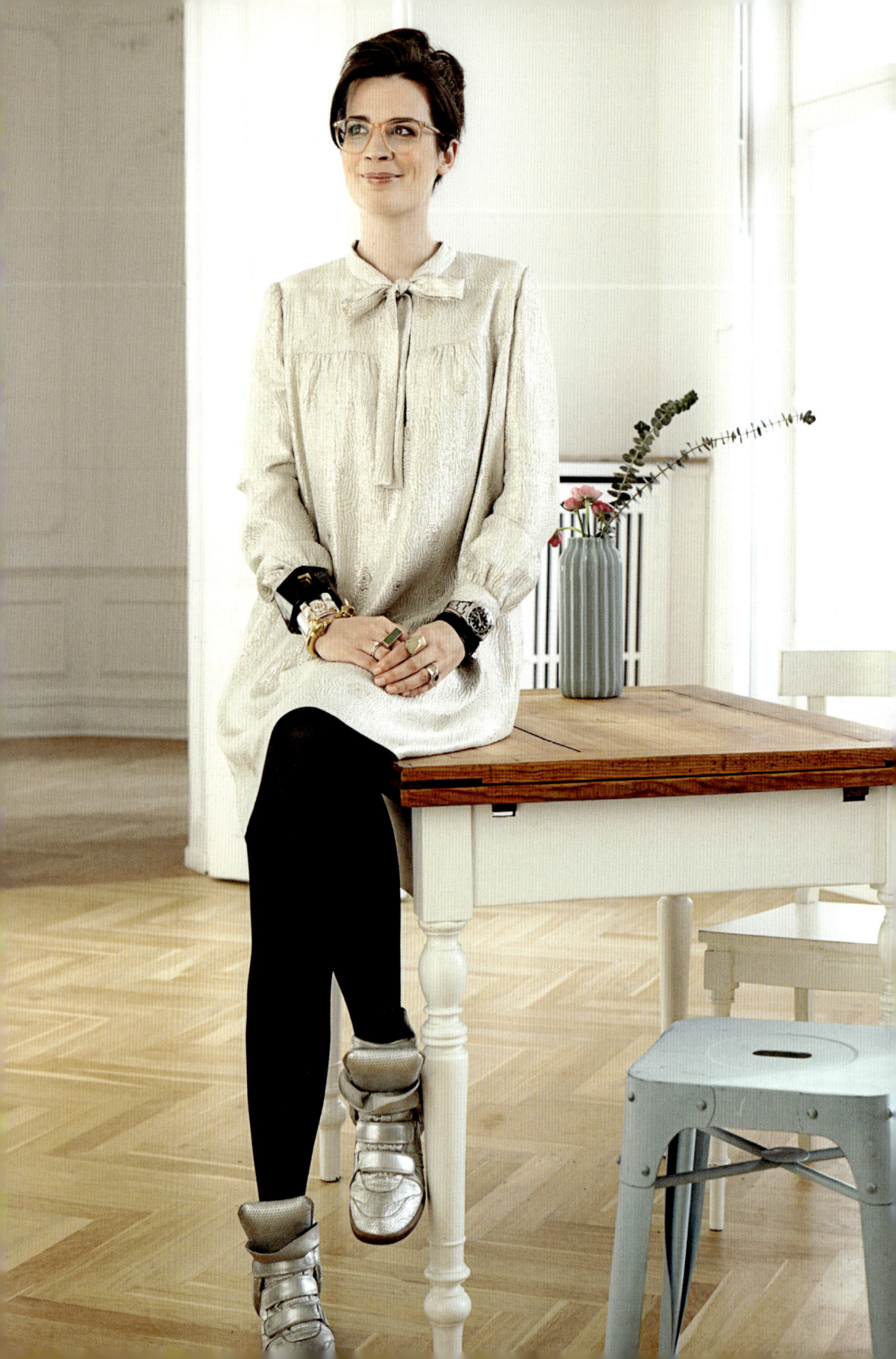

DIE STARKE

Der 33-jährigen Kete Link fehlte es an Kondition und der Fähigkeit, ihre naturgegebene Kraft richtig einzusetzen. Und an der Motivation, ins Fitnessstudio zu gehen. Eine persönliche Empfehlung führte sie zu mir, sie absolvierte zunächst eine Probestunde – und kam wieder. Das könnte ich jetzt komplett meiner charmanten Art zuschreiben, aber wenn ich ehrlich bin, lag das eher an ihren unglaublich schnellen Erfolgen. Kete verstand sofort, wie sie ihre Kraft effizient nutzen kann. Und davon hat sie als starker Körpertyp eine Menge. Heute profitiert sie von einer besseren Ausdauer und einer noch besseren Haltung.

DER STARKEN-ALLTAG

Starke Typen stecken, wie der Name schon vermuten lässt, voller Energie. Und das in jeder Lebenslage, nicht nur beim Sport. Geschick und Eleganz können sie lernen, beide sind ihnen aber nicht unbedingt in die Wiege gelegt. Dafür bauen Starke problemlos und schnell viel Kraft auf. Und mit diesem Vorteil können sie in jeder Disziplin ausgezeichnete Leistungen bringen.

So stark, wie der starke Typ ist, so fest ist er auch. Sprich: Die Beweglichkeit ist seine größte Herausforderung. Häufig neigen Starke auch dazu, schneller Körperfett anzusetzen. Ihr Muskeltyp ist prädestiniert für den Kraftaufbau, an Ausdauertraining haben sie meist wenig Freude. Langes Sitzen macht ihnen dagegen kaum etwas aus, jedoch bekommen sie dabei gern einmal Nackenprobleme und Verspannungen. Was sich einfach erklären lässt: Da die Muskeln bei Starken schon typbedingt sehr straff sind, verhärten und verspannen sie sich einfach leichter. Daneben kann die Festigkeit des Körpergewebes auch Fehlbelastungen begünstigen, beispielsweise durch nach innen rotierte Arme oder Beine.

DIE STARKEN-OPTIK

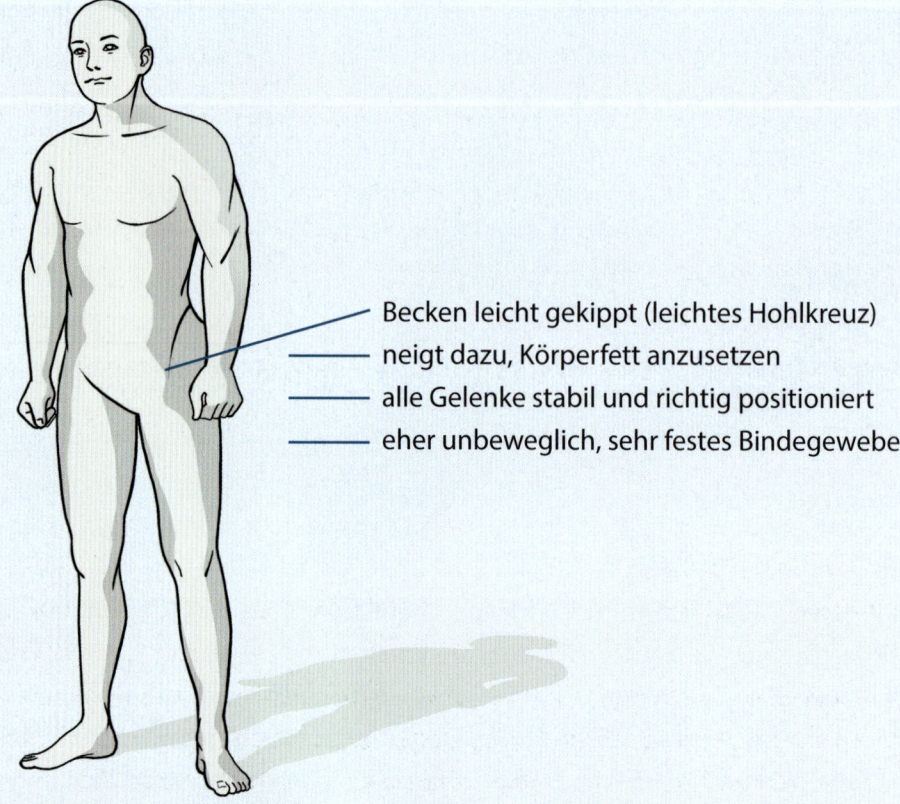

Becken leicht gekippt (leichtes Hohlkreuz)
neigt dazu, Körperfett anzusetzen
alle Gelenke stabil und richtig positioniert
eher unbeweglich, sehr festes Bindegewebe

Das auffälligste Merkmal des Starken ist – so banal es klingen mag – seine Stärke. Und die hat er, ohne etwas dafür tun zu müssen. Seine Muskeln sind einfach da und verleihen ihm eine enorme Körperstabilität. Ähnlich wie die Muskulatur ist auch das Bindegewebe sehr fest, Dellen an den Oberschenkeln oder am Po sind starken weiblichen Typen weitestgehend unbekannt. Starke haut einfach so leicht nichts um.

ÜBUNGS-QUICKIE

Setzen Sie sich auf einen Stuhl mit Armlehnen und stützen Sie sich mit ge-
streckten Armen auf die Lehnen. Ziehen Sie nun die Schultern hoch zu den
Ohren und sacken Sie mit dem Körper regelrecht in sich zusammen – die
Wirbelsäule bleibt jedoch gerade, und die Arme sind weiterhin gestreckt.
Jetzt drücken Sie Ihren Körper wieder nach oben und machen dabei Ihren
Hals so lang wie möglich. Der Bauch ist die gesamte Zeit über angespannt.
Diese Variante des Serratus-Liegestützes (siehe Seite 39) lockert die Brust-
und Nackenmuskulatur und hält die Schulterblätter beweglich. Am besten
führen starke Typen die Übung mindestens zweimal täglich aus, je 10 Wie-
derholungen sind ideal.

DAS STARKEN-ZIEL

Mobilisieren, mobilisieren und noch mal mobilisieren. Starke Typen müssen an ihrer Beweglichkeit arbeiten. Ist die erreicht, entsteht ein neues Problem: Kommen die
Starken bei einer Kniebeuge in die gewünschte Tiefe, fehlt es ihnen an diesem Punkt
plötzlich an Kraft, weil sie diesen Winkel lange nicht trainiert haben. Das soll natürlich
nicht passieren und wurmt die Starken erfahrungsgemäß sehr. Schließlich sind sie es
gewöhnt, viel Kraft zu haben. Ihr Training muss also für ausgeglichene Verhältnisse in
allen Bereichen sorgen.

Sie sind ein starker Typ?
Dann finden Sie auf Seite 186 f. einen Trainingsplan, der Sie ganz bestimmt angenehm
weich werden lässt.

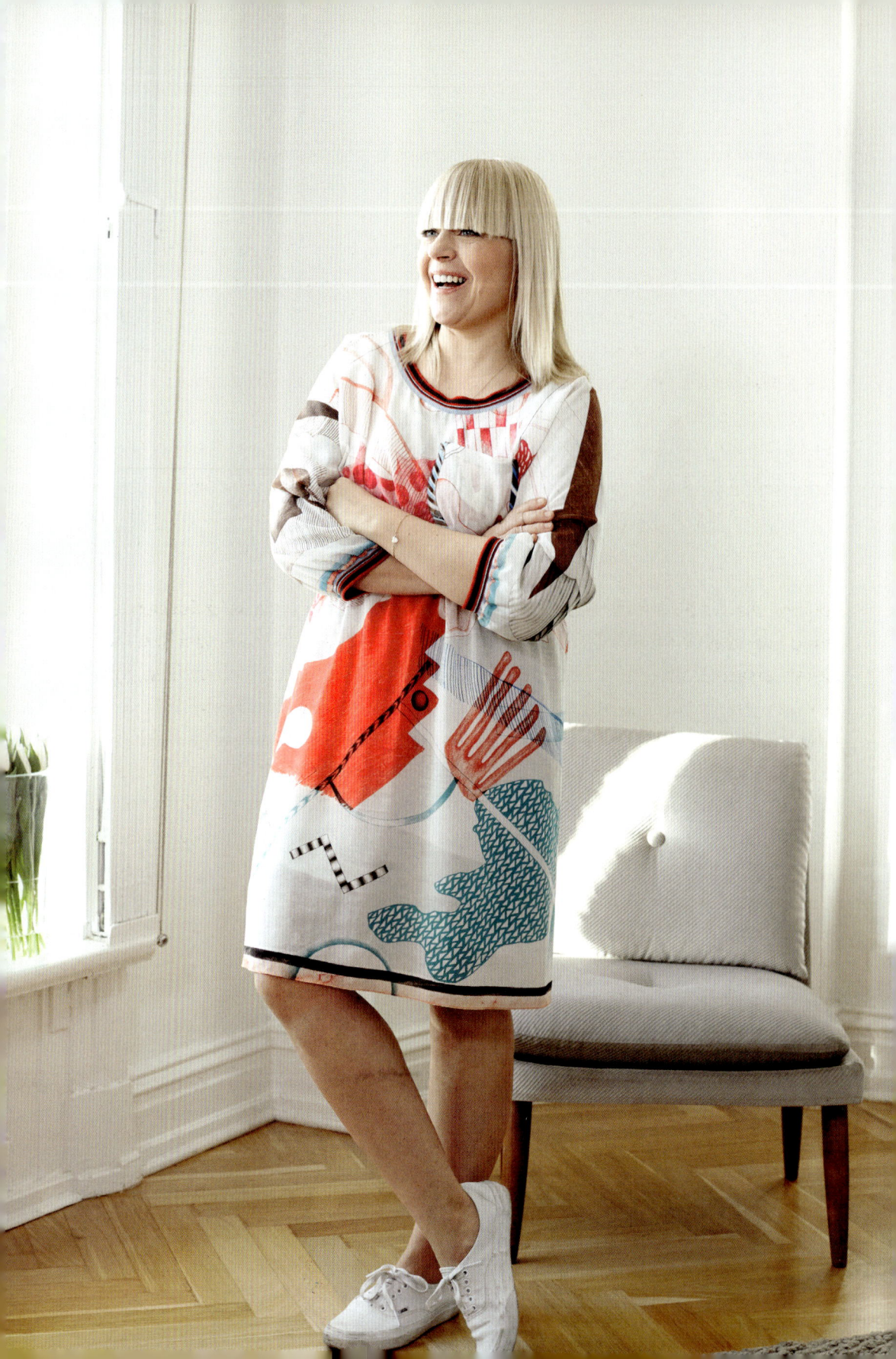

DIE COLAFLASCHE

Immer wenn Melodie Michelsberger irgendwo im Stehen warten muss, spannt die 39-Jährige den Bauch an und kippt ihr Becken nach vorn. So nutzt die ehemals rückenschmerzgeplagte Kommunikationsberaterin ihre Zeit sinnvoll und schützt sich vor Beschwerden im unteren Rücken. Den Weg in mein Studio fand Melodie nach der Geburt ihres Babys. Sie war unzufrieden mit ihrer Figur und hatte zudem ihr Lendenwirbelsäulen-Leid gründlich satt. Zwar war sie sportlich und aktiv in ihrem Alltag, doch fehlte ihr einfach ein gezieltes Training für ihre individuellen Schwachstellen. Und an dem Punkt konnte ich ihr helfen. Mit dem Wissen um die speziellen Bedürfnisse ihres Körpertyps Colaflasche fiel es ihr leicht, die neuen Übungen in ihren vielbeschäftigten Alltag zu integrieren und ihre Beschwerden ein für alle Mal zu beseitigen.

DER COLAFLASCHEN-ALLTAG

Solange die Colaflasche sitzen kann, ist alles gut. Ihr Körper ist quasi dafür gemacht, stundenlang auf dem Gesäß zu sitzen, ohne dass irgendwas einschläft oder Beschwerden verursacht. Nervige Zipperlein wie ein Mausarm oder Nackenschmerzen sind diesem Typ eher fremd. Sobald es jedoch um Aktion geht, punktet die Colaflasche nur schwer, denn ihr Becken hat keine gute Statik zum Laufen. Es schwingt dabei stark hin und her, und das kostet viel Energie. Obwohl eigentlich nicht anfällig für Rückenschmerzen, kann die Colaflasche durchs Laufen welche bekommen. Deshalb treiben Colaflaschen eher selten reinen Ausdauersport. Beim Krafttraining ist der Einstieg schwierig, da ihr weiches Bindegewebe und die hohe Flexibilität keine guten Voraussetzungen bieten, um Kraft zu bündeln. Beherrscht die Colaflasche allerdings dank konsequentem Training einmal alle Übungen, werden ihre anfänglichen Schwächen zu Stärken. Dann schafft sie locker eine schnelle Joggingrunde und ist gut in jedem Sport, den sie gern ausüben möchte.

Typischerweise nutzen Colaflaschen ihre Po- und Beinmuskulatur nicht richtig, und daher ist diese zumeist nur schwach ausgeprägt. Ein Grund, warum kleine Pölsterchen in dem Bereich die besten Chancen haben. Alles in allem sind die Probleme der Colaflasche also in erster Linie optischer Natur und nicht gravierend. Starke Schmerzen kennt dieser Körpertyp in der Regel nicht. Allenfalls empört sich mal die vordere und seitliche Hüfte wegen der Mehrarbeit über die ständig urlaubenden Bauch- und Gesäßmuskeln.

DIE COLAFLASCHEN-OPTIK

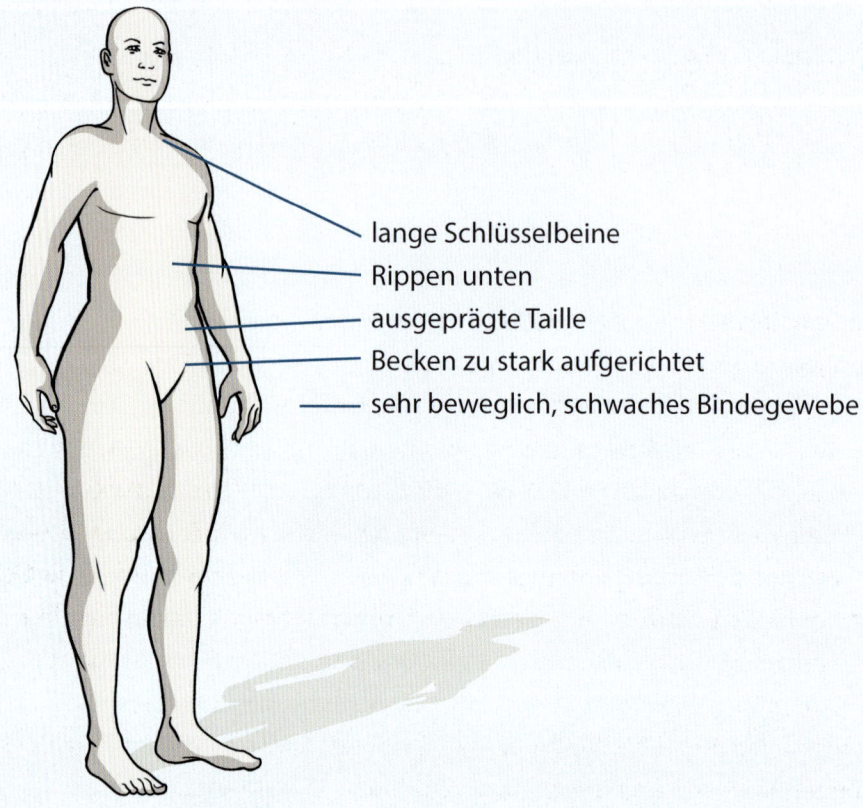

lange Schlüsselbeine
Rippen unten
ausgeprägte Taille
Becken zu stark aufgerichtet
sehr beweglich, schwaches Bindegewebe

Warum die Colaflasche so heißt, wie sie heißt, ist schnell erklärt. Colaflaschen-Typen haben eine schmale Taille, geformt von einem kurvigen Becken und einem Brustkorb mit langen Schlüsselbeinen. Eben wie eine Colaflasche. Der Kopf der meisten Colaflaschen sitzt auf einem geraden Flaschenhals – also in vorbildlicher Position. Dafür ist das Becken ein Sorgenkind. Es ist nicht gekippt, im Gegenteil, es ist zu stark aufgerichtet, wodurch die Bauchmuskulatur weitestgehend ungenutzt bleibt. Also muss der Körper die Hüftmuskulatur übermäßig einsetzen, um den Ausfall zu kompensieren. Diese Überlastung können Colaflaschen schon mal schmerzhaft zu spüren bekommen. Obendrein sind die Brustwirbelsäule oder die Rippen einer Colaflasche häufig eingesunken. Generell ist der Colaflaschen-Typ aber sehr beweglich und hat ein eher weiches Bindegewebe.

> **ÜBUNGS-QUICKIE**
> Als Colaflasche spannen Sie Ihr Gesäß 10 Sekunden lang sehr fest an und kippen dabei etwas Ihr Becken – 5 Wiederholungen sind ideal. Diese Übung sollten Sie so oft wie möglich am Tag ausführen.

DAS COLAFLASCHEN-ZIEL

Sind Sie ein Colaflaschen-Typ, hat Ihr Becken oberste Priorität. Um Stabilität im Rumpf zu erlangen, müssen Sie es leicht absenken – also etwas mehr in Richtung Hohlkreuz kippen – und den Brustkorb aufrichten. Erst dann können Sie Ihre Bauch-, Po- und viele weitere Muskeln endlich wieder bestimmungsgemäß einsetzen. Und damit erzeugen Sie viel mehr Spannung im Körper – die beste Voraussetzung, um Kraft aufzubauen und damit alle Schwächen zu korrigieren. Als Anreiz für Colaflaschen sei erwähnt: In der korrigierten Haltung kommen Ihre tollen Proportionen erst richtig zur Geltung! Außerdem kurbelt Krafttraining die Fettverbrennung an und lässt die vielfach ungeliebten Depots im Hüft-, Gesäß- und Oberschenkelbereich dahinschwinden.

Jetzt müssen Sie nur noch wissen, welche Übungen dafür infrage kommen. Auf Seite 188 f. finden Sie einen Trainingsplan, der für frische Erfolge sorgt.

MEMO ANS EGO

Typgerechtes Training bildet die Grundlage für jedes alltägliche und sportliche Vorhaben. Ich bezeichne dieses besondere Training als *Defizittraining*, weil es Schwachstellen ausgleicht und die Lücke zum optimalen Zustand schließt. Dabei folgt jeder Trainingsplan einer festen Struktur, und es gibt für alle Typen die gleichen Bausteine, die jedoch in unterschiedlicher Gewichtung eingesetzt werden. Was genau diese Defizitmethode ausmacht, erfahren Sie im nächsten Kapitel.

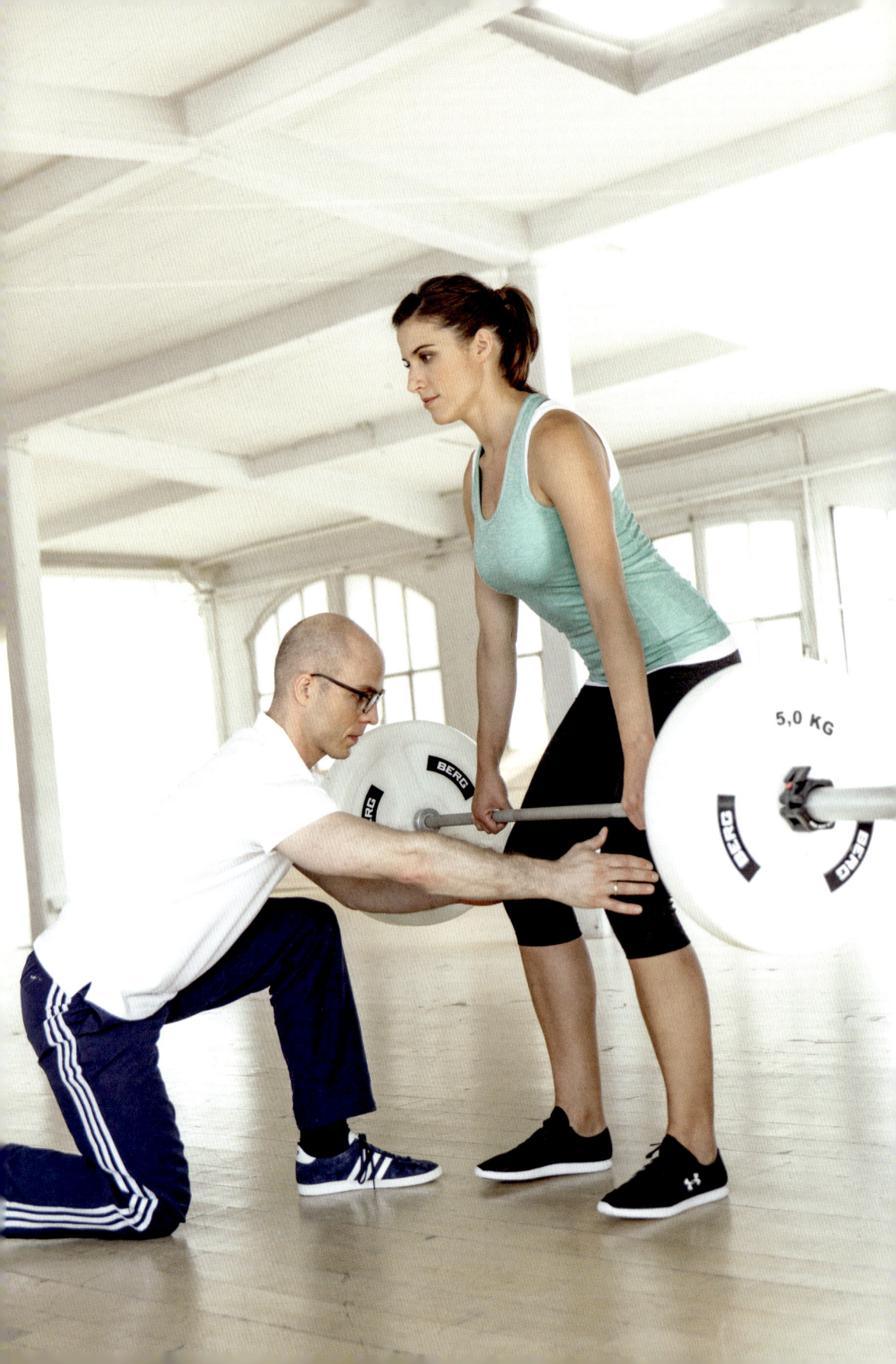

Kapitel 3

DAS DEFIZITTRAINING

SPIELVERDERBER AUSBREMSEN

Meine Erfahrung zeigt: Egal, wer zu mir kommt, egal, was er erreichen will, er hat es wahrscheinlich schon (mehrmals) auf eigene Faust versucht – und ist immer an derselben Stelle gescheitert. Bestes Beispiel ist das Laufvorhaben, das durch Knieschmerzen im Keim erstickt wird. Oder der Wunsch, wieder auf dem Tennisplatz zu stehen, der vom Spielverderber Rückenschmerz torpediert wird. Oder die Hoffnung, durch Sport einen ganz normalen Arbeitstag ohne belastende Kopf-, Nacken- oder Hüftschmerzen bewältigen zu können. Der Grund für diese körperlichen Hindernisse sind über die Jahre verlernte und nun falsche Bewegungsmuster, mit denen Sie den hohen Anforderungen Ihrer Sportart und Ihres Alltags nicht mehr gewachsen sind.

Die Ursache für so ein falsches Bewegungsmuster nenne ich *Defizit*. Zum Beispiel benutzt der Läufer mit Knieschmerzen seinen Po nicht – die Gesäßmuskulatur ist beim Laufen inaktiv, sie läuft im wahrsten Sinne des Wortes nur so mit, und daher müssen die Knie sehr viel mehr Druck aushalten. Der Tennisspieler „mit Rücken" kann sein Becken nicht aufrecht halten und belastet deshalb seine Lendenwirbelsäule übermäßig. Um dieses Defizit zu beseitigen, sind drei Schritte notwendig.

1. SCHRITT: MOBILISIEREN

Jedes Defizit hat zur Folge, dass ein Teil einer Bewegung nicht mehr möglich ist. Bestimmte Winkel oder Positionen einzunehmen, wird für den Trainierenden undenkbar, und sein Bewegungsumfang ist eingeschränkt. Im ersten Schritt geht es also für 99 Prozent aller Menschen darum, die volle Beweglichkeit zurückzuerobern. Daher starte ich jedes Training mit einer Mobilisierung. Oft sind Muskeln und Bindegewebe zu fest, zu kurz oder zu schwach und verursachen deswegen Schmerzen und Steifheit. Eine Mobilisierung nimmt die Spannung und sorgt für Flexibilität, die bestimmte Bewegungen überhaupt erst ermöglicht. Das Mobilisieren macht quasi den Weg frei für die Stabilisierung und das eigentliche Training. Schließlich müssen die meisten Gelenke mehr leisten, als sich zu beugen oder zu strecken. Beispielsweise sollten sich Schulter und Hüfte für den vollen Bewegungsumfang auch drehen können – nicht nur, wenn sie zum Golfspielen gebraucht werden. Anfangs macht eine Mobilisierung Bindegewebe und Muskulatur weicher und lindert Schmerzen. Aber die eigentliche Ursache für die Beschwerden ist damit noch nicht beseitigt. Sie kennen das sicher: Eine Nackenmassage tut gut, und dieses Gefühl hält auch ein, zwei Tage an, aber danach schmerzt der Nacken wieder. Kein Wunder, schließlich befinden sich die Brust- und Halswirbel noch immer oder schon wieder in einer falschen Position, wenn die Muskeln zu schwach sind, um sie zu stabilisieren. Sie brauchen mehr Kraft und Koordination – dann können sich Brust- und Halswirbelsäule aufrichten und bieten dem Nacken keinen Grund mehr, sich zu verkrampfen. Eine Mobilisierung reicht also noch nicht, um ein Bewegungsmuster zu verändern.

Mobilisieren ist übrigens nichts anderes als eine Druckpunktmassage, die oft nicht ohne Schmerzen abläuft. Hinzu kommt meistens eine passende Dehnung. Für diese Druckpunktmassage besuchen Sie entweder einen erfahrenen Trainer beziehungsweise Therapeuten – oder Sie bleiben zu Hause (im Hotel, im Park …) und mobilisieren sich mit Hilfsmitteln selbst. Idealerweise schaffen Sie sich dazu eine Massagerolle (die aus einem festem Schaumstoffgemisch besteht und auch als *Foam Roll* oder *Faszienrolle* bekannt ist), einen (Lacrosse-)Ball und einen Doppelball an. Die entsprechenden Mobilisierungsübungen finden Sie in Kapitel 5 ab Seite 114.

2. SCHRITT: STABILISIEREN

Ist die Beweglichkeit vorhanden, sind neue, richtige Bewegungsabläufe möglich. Und die muss der Trainierende jetzt erst wieder lernen – was für fast alle der schwierigste Schritt ist. Jemand, der sein Erwachsenenleben in einer falschen Haltung verbracht hat, muss sich wirklich sehr anstrengen, diese abzulegen. Der Schlüssel hierzu ist die Koordination. Ist das Koordinationsvermögen entsprechend geschult, können Bewegungen optimal stabilisiert werden. Das klingt einfacher, als es ist, denn die Stabilisierung hat mit Verständnis, Körpergefühl und Körperbeherrschung zu tun. Diese Fähigkeiten sind jedoch bei jedem Menschen unterschiedlich stark ausgeprägt. Der beste Weg führt über das Erfühlen von Muskeln, Bewegungen und Veränderungen im Körper sowie über konkretes Feedback hin zum Üben des korrekten Bewegungsmusters.

Um einem Kunden klarzumachen, wie er eine Bewegung richtig ausführt, setze ich verschiedene Mittel ein. Bei manchem genügt es, die Bewegung korrekt vorzumachen. Andere müssen in der Bewegung einige Male geführt werden, beispielsweise indem ich einen Stuhl vor ihnen platziere, um zu verhindern, dass ihre Knie bei der Kniebeuge zu weit nach vorn schieben und ein ungünstiger Gelenkwinkel entsteht. Wieder andere haben eine schlechte Körperwahrnehmung, hier starte ich mit ganz einfachen Anweisungen wie zum Beispiel „Halten Sie die Luft an!". Fortgeschrittene können einige Schritte überspringen und Anweisungen wie „Aktivieren Sie Ihren Beckenboden" umsetzen. Oft hilft es auch, wenn ich gegen den gerade gefragten Muskel drücke, damit der Kunde diesen gezielt anspannen kann. Generell läuft die Anleitung zur Stabilisation wie folgt ab: Ich gebe dem Kunden eine zu schwere Aufgabe. Bestes Beispiel ist die tiefe Kniebeuge, die der Kunde nicht einnehmen kann. Zunächst sage ich ihm, warum es überhaupt wichtig ist, diesen Bewegungsablauf zu beherrschen. In diesem Fall ganz einfach: Weil er ein Teil unserer Alltagsbewegungen ist – oder wie stehen Sie vom Stuhl auf? Dann liefere ich ihm einen Hinweis nach dem anderen, bitte ihn etwa, die Fußposition zu verändern oder die Füße mittig zu belasten. So nimmt der Kunde die Arbeit seines Körpers genauer wahr, lernt diese zu steuern und bewältigt die Aufgabe schließlich.

Damit ist es in den meisten Fällen aber leider nicht getan. Häufig fallen Kunden in falsche Bewegungsmuster zurück oder sie suchen sich andere falsche Muster, mit denen sie ihre Schwächen kompensieren. Darum rate ich, sich ständig streng zu überprüfen und so lange zu üben, bis das angestrebte Bewegungsmuster zuverlässig klappt. Zu Hause gewinnen Sie diese Kontrolle am besten, wenn Sie sich regelmäßig beim Training filmen und sehr streng bewerten, wo Sie noch sauberer arbeiten müssen. Stellen Sie sich am besten vor, Sie kontrollierten nicht sich selbst, sondern einen Schüler, der Ihnen viel Geld für Ihr Feedback zahlt.

Atemberaubend gut – die Brace-Position

Mit der richtigen Atmung beziehungsweise dem richtigen Moment, die Luft anzuhalten, erreichen Sie im Rumpf eine enorme Stabilität, die Ihnen hilft, das schwere Hantelgewicht leichter zu bewegen. Und keine Sorge, mir geht es um echtes Krafttraining. Sprich, Sie müssen beim Defizittraining nicht unzählige Wiederholungen am Stück ausführen und dürfen natürlich zwischen den einzelnen Wiederholungen wieder atmen. Daher sind gesundheitliche Bedenken trotz kurzer Atempause unbegründet.

Der Begriff *Brace* lässt sich übrigens am besten mit *Klammer* übersetzen. Da der Bauchraum nicht durch knöcherne Strukturen wie Becken oder Rippen gesichert ist, gilt es, ihn aktiv zu stabilisieren – in der sogenannten Brace-Position. Wichtig ist dabei, dass sich Becken und Rippen annähern und in einer Linie untereinander stehen, damit die Klammer funktioniert. Um die Brace-Position im entscheidenden Moment sicher abrufen zu können, sollten Sie sich vorab die folgende „Trockenübung" gönnen:

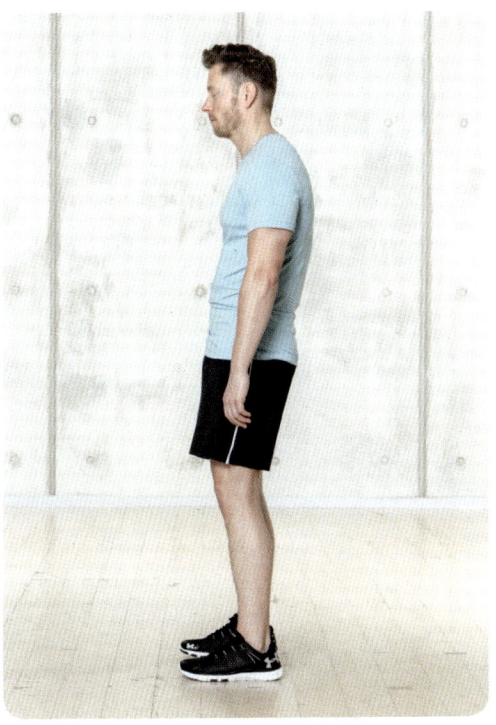

Ausgangsposition → Stellen Sie sich aufrecht hin, die Füße sind parallel und hüftbreit geöffnet.

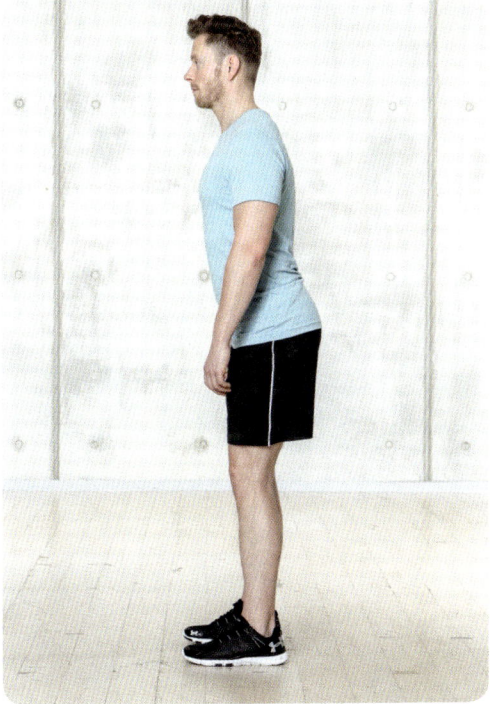

Ausrichtung → Schieben Sie nun Ihr Becken nach hinten und, wenn nötig, den Brustkorb etwas nach vorn, um Brustkorb, Becken und Mittelfuß in eine Achse zu bringen.

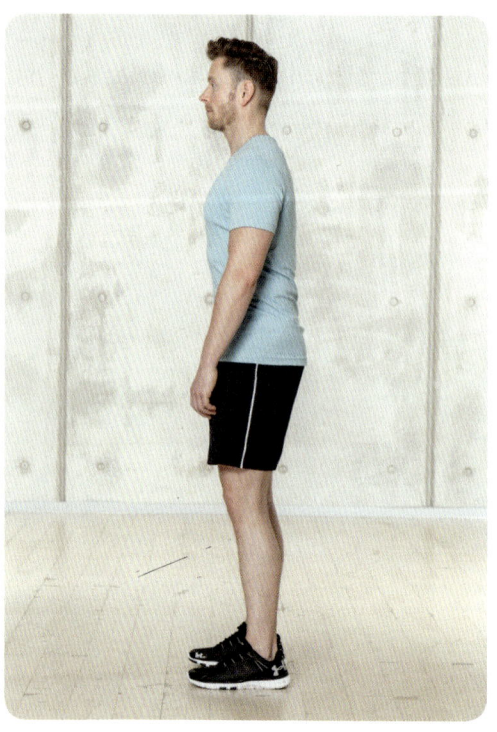

Beckenlift → Jetzt richten Sie Ihr Becken auf, um es direkt unter dem Brustkorb zu positionieren. Spannen Sie dazu Ihr Gesäß fest an, sodass sich Ihr Becken nach vorn oben bewegt.

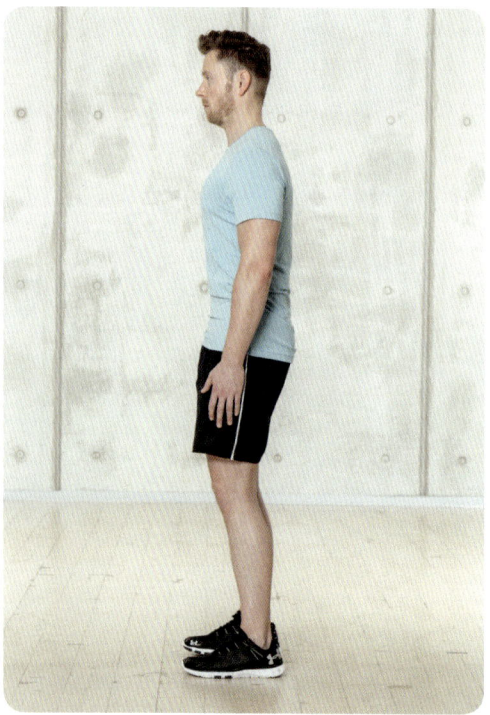

Brace-Position → Im letzten Schritt bauen Sie maximale Bauchspannung auf, so als ob Sie einen Schlag blockieren müssten. Um die Klammer perfekt zu machen, atmen Sie nun aus und ziehen dabei die vorderen Rippen nach innen. Im Krafttraining benötigen Sie diese Spannung der Brace-Position, Sie atmen also nicht, wenn Sie schwere Gewichte heben. Daneben ist die Rumpfstabilität ebenso im Alltag gefragt, wenn auch nicht immer in vollem Umfang. Trainieren Sie diese Übung ruhig vor dem Spiegel – Sie werden sehen, wie Sie automatisch schlanker dastehen. Gleichzeitig spüren Sie direkt die neu gewonnene Stabilität.

Die häufigsten Fehler beim Bracen

Die Brace-Position wird Ihnen bei allen kraftbetonten Übungen in diesem Buch begegnen. Daher sollten Sie von Beginn an auf kleine, aber wichtige Feinheiten achten.

Aufgerissene Rippen und eingezogener Bauch → Anstatt die Brustwirbelsäule aufzurichten, ziehen viele (Männer) ihre Rippen beim Einatmen nach oben. Das vergrößert die Distanz zwischen Rippen und Becken, und die Bauchmuskeln lassen sich schwerer anspannen. Achten Sie auch darauf, den Bauch nicht einzuziehen oder nach außen zu drücken. Vielmehr geht es darum, die gedankliche Verbindung zwischen den Rippen und dem Becken maximal fest zu machen. Die Brustwirbelsäule muss gerade sein, die Rippen sind unten und stehen in einer Achse mit dem Becken.

Vorgezogene Schultern → Vermeiden Sie auch, die Schultern nach vorn zu ziehen oder die Brustwirbelsäule zu krümmen. Der korrekte Stand ist (natürlich) gerade.

Vorgeschobener Kopf → Ebenso wichtig: Bitte nicht den Kopf nach vorn schieben, wie es zum Beispiel so oft unbemerkt bei der Arbeit am PC geschieht. Halten Sie Ihren Kopf gerade in Verlängerung der Wirbelsäule und bilden Sie ein leichtes Doppelkinn.

3. SCHRITT: TRAINIEREN

Nun gilt es, kräftig anzupacken, also beispielsweise im korrekten Bewegungsmuster der Kniebeuge genug Kraft aufzubauen, um dieses Muster auch im Alltag – egal, was dort passiert – aufrechterhalten zu können. Die Bedingungen da draußen sind viel schwieriger als im Studio, weil es dort schlechte Ausgangspositionen gibt, ungünstige Winkel, einseitige Bewegungen, Zeitdruck oder schlichtweg Ablenkung.

Wenn Sie eine Kniebeuge ohne Zusatzgewicht ausführen, dann heben Sie pro Bein Ihr halbes Körpergewicht. Sobald Sie aber einen Schritt gehen, wird ein Bein auf einmal mit dem vollen Körpergewicht belastet – das andere Bein ist ja in der Luft. Also bringen Kniebeugen mit beiden Beinen ohne Zusatzgewicht keinen Nutzen für die Stabilität beim Gehen, der Widerstand ist einfach zu gering. Pro Bein ist also volles Körpergewicht gefragt, das heißt, Sie sollten darauf hintrainieren, Kniebeugen mit einer Zusatzlast in Höhe Ihres eigenen Körpergewichts umzusetzen. Ein Mann, der 80 Kilo wiegt, peilt demnach Kniebeugen mit 80 Kilo Zusatzgewicht an. Erst dann bringt ihm die Übung genug Kraft, um beim Gehen zu jedem Zeitpunkt stabil zu bleiben.

Dieses Trainingsziel klingt unverhältnismäßig schwer, ich weiß. Aber ich weiß auch: Wer bei Belastungsspitzen im Alltag in der Lage sein möchte, sein Bewegungsmuster zu halten, braucht viel Kraft. Wenn beispielsweise das fünfjährige Kind vom Klettergerüst in die Arme der Mutter springt, wenn jemand eine Treppenstufe hinuntergeht und stolpert oder beim Fußball sein gesamtes Körpergewicht einbeinig abbremst, dann müssen diese Menschen alle Kraft abrufen können – und zwar in einem unvorhersehbaren Gelenkwinkel. Um dieses Kraftniveau zu halten, ist regelmäßiges Training unabdingbar, langfristig mindestens einmal wöchentlich. Aber keine Sorge, Sie beginnen ja nicht gleich mit voller Hantelstange. Vielmehr nutzen Sie zunächst kleine Gewichte und steigern sich dann stetig. Der Hintergrund ist folgender: Sportliches Training stellt einen Reiz dar, auf den der Körper unter anderem mit Muskelwachstum, besserer Technik und gezielterer Muskelaktivierung reagiert. Diese Anpassungsreaktion heißt Fitness, sie beschreibt also die Anpassungsfähigkeit des Körpers an eine Belastung.

Konkret gesagt setzt sich ein Trainingsreiz aus der Höhe des Widerstands und der Belastungszeit zusammen. Beim Defizittraining arbeiten Sie mit fast maximalen Widerständen, aber die Belastungszeit bleibt sehr kurz, sie liegt zwischen einer und maximal 5 Wiederholungen. In diesem Bereich werden hauptsächlich Kraft und Koordination der Muskulatur trainiert, aber weniger ihr Umfang, also die Muskeldicke. Ergo: Entwarnung für alle besorgten Leserinnen, durch dieses Krafttraining werden Sie NICHT breit und bullig! Sie bekommen weder dicke Muskeln wie ein Bodybuilder noch Madonnas Oberarme. Maximalkrafttraining entfaltet lediglich das volle Kraftpotenzial der vorhandenen Muskulatur.

Ob Sie eine Trainingseinheit korrekt ausgeführt haben, können Sie dabei ganz einfach überprüfen: Ist Ihr Körper bei der nächsten Einheit so viel stärker, dass er das nächstgrößere Gewicht bewältigen kann, haben Sie alles richtig gemacht. Wenn nicht, müssen Sie sich folgende Fragen stellen: War meine Technik in Ordnung? Habe ich genug geschlafen und gegessen? Behindern mich Giftstoffe wie Alkohol, Zigaretten oder Medikamente? Bin oder werde ich krank? Eine Antwort lautet mit Sicherheit Ja, sonst hätten Sie genug Kraft fürs höhere Gewicht.

Auch möglich: Sie fühlen sich superfit und würden am liebsten gleich 10 Kilo mehr auflegen. Tun Sie das bitte nicht! Überspringen Sie keine Gewichtsstufe, denn die stetige Steigerung schützt Sie vor Verletzungen und gibt Ihrem Körper die Chance, sich optimal anzupassen. Und noch eine Bitte: Trainieren Sie auch nicht mit den identischen Gewichten wie beim letzten Mal weiter – das ist reine Zeitverschwendung. Der Körper beantwortet einen einmal gesetzten Reiz sofort, er braucht keinen zweiten. Und sollten Sie krank sein oder starken Muskelkater haben (siehe Kapitel 6, Seite 165 f.), verschieben Sie die geplante Einheit einfach, aber lassen Sie sie nicht ausfallen. Auch nicht mit der Begründung, dass Sie diese Woche schon Sport getrieben haben. Damit verbessern Sie sicherlich Ihre allgemeine Fitness, Ihren Aufschlag, Ihre Passgenauigkeit oder eben die Fähigkeiten, die Ihre Sportart verlangt, aber eine Tennis-, Fußball- oder Joggingeinheit ist kein Training in meinem Sinne. Sport existiert zum Spaß und aus gesellschaftlichen Gründen, er fördert zweifellos die Gesundheit und ja, manche Leute verdienen damit auch noch Geld. Defizittraining aber heißt, eine Übung zu definieren und auszuführen, die einen Schwachpunkt bearbeitet und mit der Zeit ausgleicht. Zum besseren Verständnis ziehe ich gern folgenden Vergleich: Sport ist das Tennismatch. Training ist, Kraft in der Schulter aufzubauen, um beim Match besser auf- und zurückschlagen zu können.

MEMO ANS EGO

Das Defizittraining geht von Ihrer Schwachstelle aus und behebt diese strategisch. Damit schaffen Sie überhaupt erst die Voraussetzung, um ein persönliches Ziel zu erreichen. Ist diese Finisher-Linie überquert, sind Sie schmerzfrei und haben vermutlich zum ersten Mal seit Ihrer Jugend genügend Kraft, um vernünftig zu trainieren. Vielleicht sind Sie mit der Schmerzfreiheit zufrieden und können endlich wieder Ihrem Alltag unbeschwert nachgehen. Wunderbar! Vielleicht wollen Sie aber auch einen Schritt weiter gehen und als Fußballer oder Jogger schneller laufen können oder eine tolle Figur haben. Wenn endlich die Basis stimmt, wird es mit Sicherheit klappen. So viel zur Theorie. Wie das Defizittraining in der Praxis ausschaut, erfahren Sie jetzt – den Auftakt machen die Hauptübungen im folgenden Kapitel.

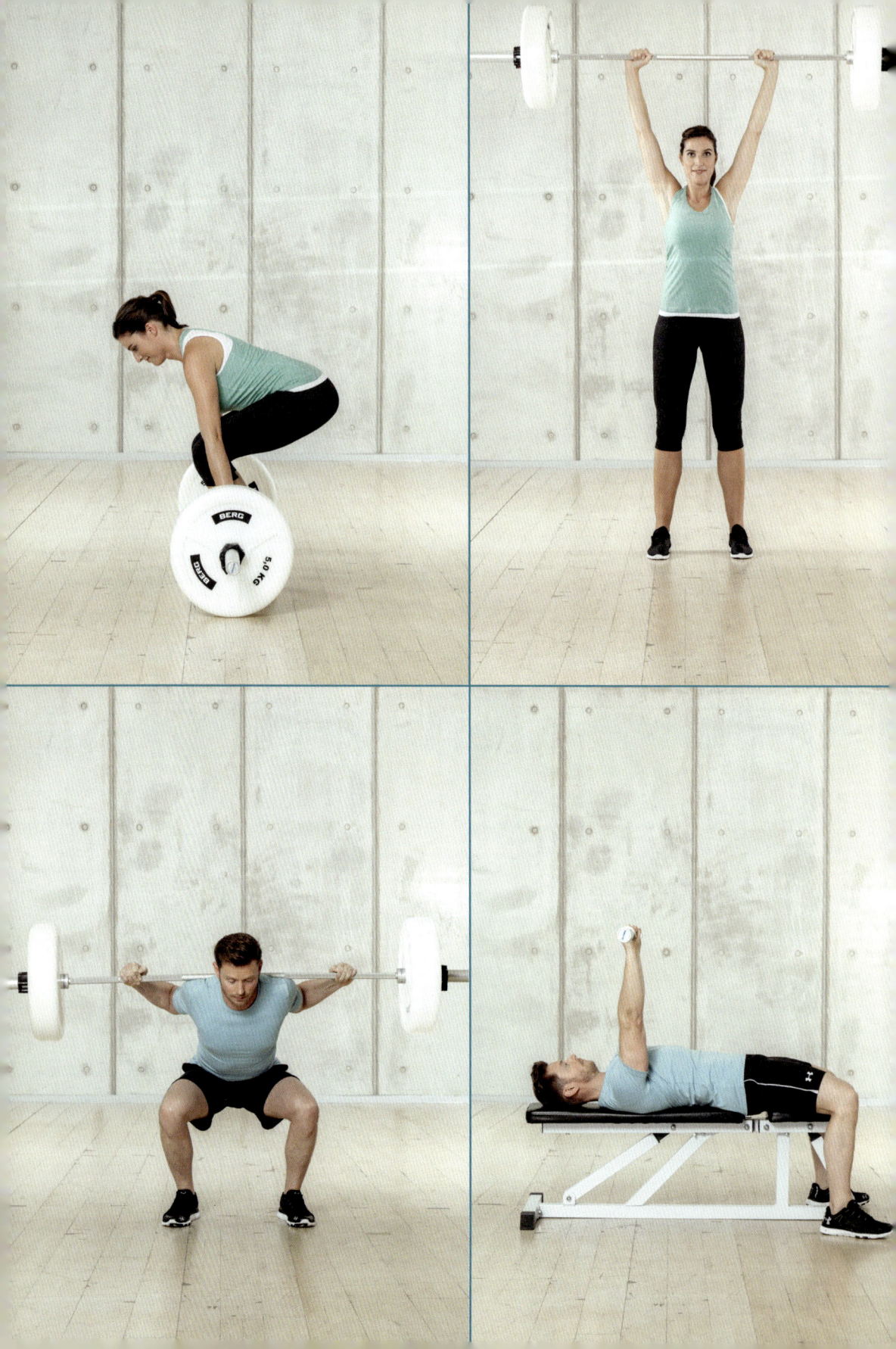

Kapitel 4

DIE HAUPTÜBUNGEN

MÖGE DIE KRAFT MIT IHNEN SEIN!

Sie fühlen sich in der Praxis Ihres Orthopäden schon wie zu Hause, möchten Ihre freie Zeit aber trotzdem lieber mal wieder in den eigenen vier Wänden verbringen? Mit diesem Wunsch sind Sie nicht allein, und die Lösung des Problems ist einfacher, als Sie denken: Würde jeder die folgenden vier Grundübungen sauber beherrschen und regelmäßig mit einer angemessenen Steigerung ausführen, bräuchten wir bald nur noch Orthopäden, die sich um Unfallopfer oder Patienten mit Fehlbildungen kümmern. Alle anderen Gründe für einen Praxisbesuch fielen schlicht weg.

Setzen Sie daher aufs Qualitätsquartett: Wer die Kniebeuge, das Drücken, Kreuzheben und Bankdrücken richtig beherrscht, schafft sich damit stabile Voraussetzungen für alle denkbaren anderen Bewegungen. Die Kniebeuge etwa erfordert ein perfektes Zusammenspiel der Beuge- und Streckmuskulatur und spricht dabei Hüft-, Knie- und Sprunggelenke an. So bildet sie ein alltägliches Bewegungsmuster ab – denken Sie nur ans Treppensteigen, auch hier ist jede geschaffte Stufe eine geschaffte Kniebeuge.

Sobald Sie „die starken vier" sicher im Repertoire haben, steht der Ausführung jeder anderen Bewegung nichts mehr im Weg. Sie statten Schultern, Rücken, Hüfte, Knie und Sprunggelenke mit der nötigen Stabilität aus. So funktioniert der Körper nun mal am besten und reibungslosesten, und nur so ist er auch schmerzfrei – und zwar lebenslang! Sie fragen sich, warum Sie es bislang auch ohne diese Übungen geschafft haben? Nun, der Körper besitzt viel Improvisationstalent und ist erstaunlich kreativ. Daher bewältigen Sie Ihren Alltag und Sport blöderweise eine Zeit lang auch dann, wenn nicht alles auf den Punkt stimmt. Früher oder später machen sich aber falsche Bewegungsmuster oder Fehlhaltungen schmerzhaft bemerkbar.

Diese Rechnung müssen Sie aber nicht zahlen, wenn Sie vorher investieren – und zwar Zeit in Ihr Training. Regelmäßiges Krafttraining senkt das Verletzungsrisiko von Sportlern deutlich, das untermauerte erst kürzlich ein Forscherteam vom Institute of Sports Medicine Copenhagen. Die Wissenschaftler werteten 25 bislang unveröffentlichte Studien zum Thema Sportverletzungen aus und konnten belegen, dass Eisenstemmen das Auftreten von Überlastungsschäden nahezu halbiert und das Risiko einer Verletzung um 68 Prozent senkt – so deutlich wie kein anderes Training.[5] Sie profitieren also in jedem Fall von der Langhantelstange.

ES DARF RUHIG EIN BISSCHEN MEHR SEIN

Hantelheben ist langweilig, sagen Sie? Zähneputzen auch! Aber deswegen lassen Sie es ja nicht bleiben. Ich kann Sie außerdem beruhigen: Sie trainieren zwar immer die gleichen vier Übungen, aber diese müssen mit linearer Progression umgesetzt werden. Wie bitte? Mit stetiger Steigerung. Nehmen wir noch mal die Kniebeuge: Als Einsteiger führen Sie die nur mit dem eigenen Körpergewicht aus. Sobald das gut klappt, bekommen Sie im nächsten Schritt eine leere Gewichtsstange auf die Schultern. Sie ahnen vielleicht, was Ihnen in den nächsten Trainingseinheiten bevorsteht: Das Gewicht auf der Stange nimmt jedes Mal zu. Wo das alles hinführen soll? Zu Ihrer maximalen Belastbarkeit! Je nach Körpertyp sollte jeder Mensch in etwa in der Lage sein, sein eigenes Körpergewicht fünfmal in Folge zu stemmen. Wer beispielsweise 80 Kilo wiegt, sollte dieses Gewicht auch bei Kniebeugen mit der Hantelstange bewegen können. Oder 5 Liegestütze mit 25 Prozent Extragewicht (im Fall des 80-Kilo-Mannes also 20 Kilo) schaffen. Beim Kreuzheben sollten dann 5 Wiederholungen mit 130 Prozent des eigenen Körpergewichts (also 104 Kilo, wenn die 80 auf Ihrer Waage angezeigt wird) drin sein.

Diese Prozentzahlen beruhen nicht nur auf Erfahrungswerten von anderen Trainern und mir, sondern sie ergeben sich direkt durch logische Überlegung. Stehen Sie auf zwei Beinen, sollten Sie in der Lage sein, Ihr eigenes Körpergewicht plus das identische Gewicht auf der Stange zu stemmen. Warum? Ganz klar: Sobald Sie im Alltag auf einem Bein stehen, müssen Sie Ihr volles Körpergewicht sicher halten und ausbalancieren können – wer weiß, wann das andere Bein wieder den Boden berührt.

Und noch ein Wort an alle Leserinnen: Sie müssen keine Angst haben, sich durch das Training in eine Frau Schwarzenegger zu verwandeln – dazu fehlt Ihnen einfach eine gute Portion vom passenden Hormon. Der Testosteronspiegel einer Frau ist generell deutlich (!) niedriger als der eines Mannes. Wobei Testosteron gar nicht böse ist: Es unterstützt den Muskelaufbau und fördert gleichzeitig den Fettabbau.

VIEL HILFT WIRKLICH VIEL

Die gerade genannten Trainingsziele klingen wahrscheinlich ziemlich abschreckend. Lange ging man auch davon aus, dass schon gemäßigtes Training für eine ausreichende Stabilität des Bewegungsapparats sorgt. Forschung und langjährige Praxis haben jedoch gezeigt, dass tatsächlich schwere Gewichte zum Einsatz kommen müssen, um für sämtliche Beanspruchungssituationen gewappnet zu sein.[6] Was bedeutet: Nur Maximalkrafttraining stellt sicher, dass Sie Ihr Bewegungsmuster auch bei Belastungsspitzen im Alltag oder Sport halten können.

Stellen Sie sich vor, ein rücksichtsloser Drängler rempelt Sie auf der Treppe an – da ist es zweifellos praktisch, wenn Sie stark genug sind, mit Ihren schwer beladenen Einkaufstaschen in der Balance zu bleiben und nicht zu stürzen. Auch hilft Ihnen stark machendes Training, den Kinderwagen oder den 15-Kilo-Sack Katzenstreu in den Kofferraum zu heben. Und nicht zuletzt profitieren Sie bei nahezu jeder Sportart von Ihrer Kraft – ganz gleich, ob der Sprungwurf im Handball oder eine neue Tanzchoreografie gefordert ist. In einer solchen Situation müssen wir alle Kraft abrufen können, und zwar in einem unvorhersehbaren Gelenkwinkel. Den können wir zwar nicht trainieren, aber wir können uns mit symmetrischen Bewegungsabläufen darauf vorbereiten, weil sich Kraft auf diese Weise am effektivsten aufbauen lässt.

Sich dieses Kraftniveau zu erhalten, ist gar nicht so schwer. Es genügt dann, die entsprechenden Übungen einmal pro Woche zu wiederholen. Wer gelernt hat, das richtige Bewegungsmuster auch mit schweren Gewichten zu halten, muss später nicht mehr jedes Mal an die Brace-Position oder die korrekte Hebetechnik denken. Er wird seine Kraft automatisch richtig einsetzen. Immer.

STILLSTAND TUT NIE GUT

Vielleicht waren Sie schon mal Mitglied in einem Fitnessstudio, und der Trainer hat sie dort als Erstes an den Gerätestationen eingewiesen. Das müsste doch auch reichen, um Kraft aufzubauen, oder nicht? Leider falsch gedacht. Es sei denn, Sie möchten mit sogenannten Discomuskeln glänzen, die zwar kräftig aussehen, aber – sorry – in der Praxis für wenig zu gebrauchen sind. An fest stehenden Maschinen werden einzelne Muskeln nämlich nur isoliert angesprochen, und *Isolationstraining* (so nennt sich diese Variante) trainiert ausschließlich das Bewegungsmuster, das die Maschine vorgibt beziehungsweise zulässt. Beim Bizepscurl lernen Sie also nicht mehr, als Ihren Unterarm in Richtung des Oberarms zu führen. Gut, wenn Sie den ganzen Tag nichts anderes tun, als Bierkrüge zu stemmen. Schlecht, wenn Sie einen anderen Job haben. Isolationstraining kann sogar zu Problemen führen. Wer in der Beinpresse stark ist, leidet oft auch unter starken Rückenschmerzen. Denn in diesem Gerät arbeiten hauptsächlich die Muskeln der vorderen Oberschenkel, viel zu wenig jedoch die der hinteren und die des Gesäßes. So entsteht ein Ungleichgewicht zwischen der Beinvorder- und Rückseite, das Becken gerät in Schieflage, und der Lenden-Darmbein-Muskel wird überreizt, was letztendlich zu Schmerzen führt.

Im Alltag wie auch im Sport sind komplexe Bewegungsmuster gefragt, die mehrere Gelenke gleichzeitig ansprechen und das Zusammenspiel verschiedener Muskeln erfordern. Dieses Teamwork wird an Geräten mit Namen wie Butterfly oder Leg Extension vollkommen vernachlässigt. Gerätestationen haben für mich nur eine Daseinsberechtigung: in der Reha nach Verletzungen. Hier können sie gute Dienste leisten, denn sie nehmen dem Verletzten das Ausbalancieren seines restlichen Körpers ab, sodass er schön „um die Verletzung herum trainieren" kann. Zudem eignen sich Kraftmaschinen sehr gut, um lange ruhig gestellte Muskeln gezielt aufzubauen und sie damit wieder auf komplexe Bewegungsabläufe vorzubereiten.

KONTROLLE IST BESSER

Am Anfang sind Sie vielleicht unsicher, ob Sie die Übungen wirklich korrekt ausführen. Ich gebe Ihnen recht, gerade für absolute Einsteiger ist es schwierig, auf mehrere Dinge gleichzeitig zu achten. Trainieren Sie bitte dennoch nicht vor einem Spiegel, um sich zu kontrollieren. Beispielsweise geht bei der Kniebeuge die korrekte Körperhaltung komplett verloren, sobald Sie den Kopf heben, um Ihr Spiegelbild zu überprüfen. Die bessere Kontrolle bietet das Handy. Bitten Sie entweder einen Freund oder Trainingspartner, Sie bei der Übungsausführung zu filmen, oder stellen Sie das Mobilgerät so auf, dass Sie sich selbst aufnehmen können. Auf diese Weise haben Sie nach der Umsetzung ausreichend Zeit, auf Feinheiten zu achten (nutzen Sie dabei auch die Slow-Motion-Taste!), um Ihre Technik beim nächsten Mal dementsprechend zu verbessern.

IHR EQUIPMENT

Zur Ausführung der „Fantastic Four" benötigen Sie eine gerade (!) Langhantelstange, Gewichtsscheiben und ein Trainingsrack. All das finden Sie in jedem Fitnessstudio. Möchten Sie sich das Equipment für zu Hause anschaffen, sollten Frauen ungefähr 150 Euro und Männer etwa 200 Euro einplanen. Der Preisunterschied kommt zustande, weil Männer in der Regel mehr wiegen und daher auch mehr Trainingsgewichte brauchen als Frauen. Langhantelständer für Einsteiger gibt es im Onlinehandel schon ab 60 Euro, der Rest der Kosten verteilt sich auf Stange, Scheiben und Verschlüsse.

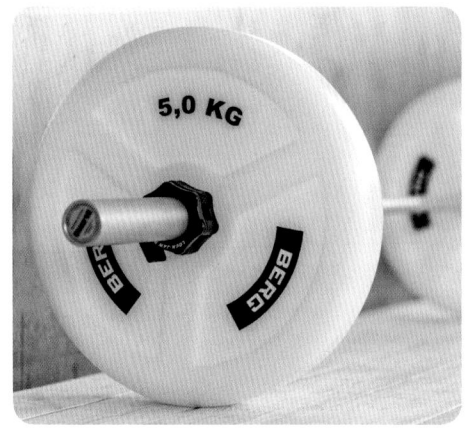

Beachten Sie beim Kauf Folgendes: Die Stangen sind entweder mit einem Durchmesser von 30 oder 50 Millimetern zu haben. Sie liegen ähnlich gut in der Hand, aber die dickeren sind deutlich teurer und eher für Studios und Profi-Gewichtheber gedacht. Fürs Training ist die Stangendicke unerheblich. Wichtig ist jedoch, dass Ihre Scheiben zur Stange passen. Eine Scheibe mit 30-Millimeter-Bohrung lässt sich leider nicht über eine 50 Millimeter dicke Stange ziehen … Umgekehrt würden die Scheiben ständig hin und her wackeln – ein absolutes No-Go, da Sie dieses Rumrutschen ausbalancieren müssten und sich nicht auf die Ausführung Ihrer Übung konzentrieren könnten. Benutzen Sie daher bitte auch unbedingt Verschlüsse. Zur Auswahl stehen Federringe zum Zusammendrücken, Stellringe mit einer Schraube (hierzu braucht Ihre Stange ein entsprechendes Gewinde), Kompressionsverschlüsse oder sternförmige Schraubverschlüsse, die sich über ein Gewinde an der Stange befestigen lassen. Vorteil der Federringe ist, dass sie schnell aufgezogen sind, aber bei höherem Gewicht rutschen preisgünstige Varianten schon mal ab. Die Stellringe oder Sternverschlüsse zu befestigen dauert länger, sie bieten aber sichereren Halt. Kompressionsverschlüsse sind bei gleicher Sicherheit am fixesten aufgezogen. Jetzt stellt sich die Frage: Wohin mit dem schweren Zeug? Aufs Trainingsrack, manche Kollegen nennen es auch *Power-Rack*. Dieses Konstrukt lässt Sie Stangen und Gewichtsscheiben sicher aufbewahren sowie be- und entladen. Zudem ist das Rack eine unerlässliche Stütze, sobald es an höhere Gewichte geht. So können Sie bei den Kniebeugen, beim Schulter- und Bankdrücken die Stange direkt entsprechend der Ausgangsposition aufnehmen. Müssten Sie sie erst vom Boden aufheben und umwuchten, würde das entweder vorzeitig Ihr Training beenden, weil Sie es nicht schaffen (Schultermuskeln sind nun mal schwächer als Beinmuskeln, und das ist auch gut so), oder Sie zerren sich etwas. Im Zweifel die Schulter(n) oder den Nacken. Das will doch keiner.

DAS POWERQUARTETT

Taaadaaa … hier sind sie, die vier Übungen, die jeder Mensch beherrschen sollte: die Kniebeuge, das Drücken, das Kreuzheben und das Bankdrücken. Im Folgenden zeige ich Ihnen deren korrekte Ausführung inklusive Steigerungen, erkläre Ihnen, worauf Sie besonders achten müssen und welche Probleme auftreten können. Zu guter Letzt erfahren Sie, welche Zielsetzung die jeweilige Übung hat.

Eine Anmerkung vorab: Auch wenn Sie die nachfolgenden Übungen vielleicht schon 100.000-mal ausgeführt haben, verzichten Sie bitte nie (!) auf eine Erwärmung, nur so können Sie Verletzungen vorbeugen. Beginnen Sie dazu bei jeder Übung mit 10 Wiederholungen mit der leeren Hantelstange, weiter geht es mit 5 Wiederholungen mit der Hälfte des Zielgewichts, und erst dann starten Sie Ihr Training unter voller Last.

DIE KNIEBEUGE ALIAS DER SQUAT

Bei der Kniebeuge handelt es sich um eine komplexe Mehrgelenksübung. Sprich, bei der Ausführung werden mehrere Gelenke – das Fuß-, Knie- und Hüftgelenk – und damit auch mehrere Muskeln trainiert. Besonders hervorzuheben ist, dass keine andere Übung die hintere Muskelkette des Unterkörpers so effektiv fordert wie der *Squat*. Zur hinteren Kette gehören alle Muskeln, die eine Streckung der Hüfte aus einer tiefen Hockposition ermöglichen. Und sie werden täglich gebraucht – wenn wir vom Stuhl, Bett oder Sofa aufstehen oder auch nur kurz über eine Pfütze springen.

Daneben verbessern Kniebeugen unsere Schnellkraft. Die hilft uns unter anderem beim Sprinten oder schnellen Radfahren auf kurzen Distanzen … um endlich diese Trödelliese zu überholen, die den Fahrradweg blockiert. Trotzdem wird die hintere Kette beim Training leider oft vernachlässigt und die ganze Arbeit an die vordere Muskulatur abgegeben. So entsteht ein Ungleichgewicht, das teilweise sogar optisch durch sehr dicke Oberschenkelvorderseiten auffällt. Zudem haben alle, die nie Kniebeugen ausführen, keinen (Pardon!) Arsch in der Hose – auch kein unwichtiger Aspekt.

Und bitte streichen Sie den Mythos, Kniebeugen seien schlecht für die Knie, ein für alle Mal aus Ihrem Gedächtnis. Im Gegenteil, sie sind die Rehaübung Nummer 1 bei Kniebeschwerden – wenn sie regelmäßig und vor allem korrekt ausgeführt werden. Alle Informationen zur richtigen Squat-Technik finden Sie auf den folgenden Seiten.

Die First-Step-Variante – in die Knie zu gehen ist keine Schwäche

Kniebeugen hat doch jeder schon mal gemacht? Das stimmt, aber sicher nicht jeder mit der korrekten Technik. Um diese zu erlernen oder letzte kleine Fehler im Bewegungsablauf zu korrigieren, sollten Sie die Kniebeuge zunächst ohne Hantelstange und Gewicht auf dem Rücken üben – ganz unbelastet.

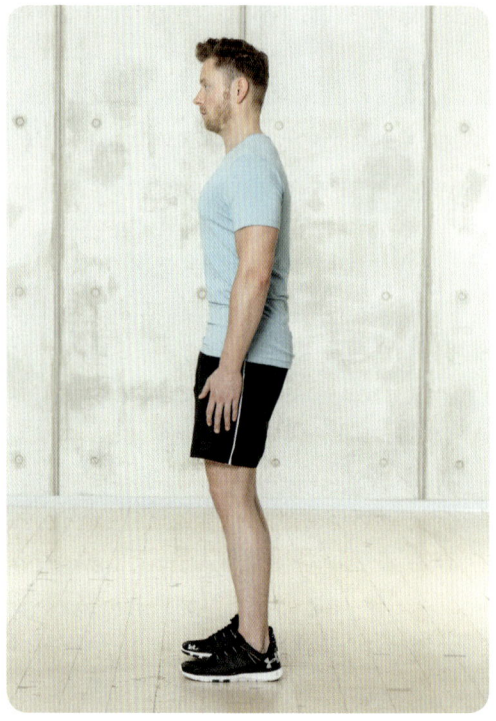

1 Stellen Sie sich aufrecht hin, Ihre Füße sind etwa schulterbreit geöffnet und so parallel wie möglich ausgerichtet. Die Fersen befinden sich unter den Schultern. Gelingt es Ihnen nicht, die Füße bei der Ausführung ganz parallel zu halten, können Sie Ihre Fußspitzen auch leicht nach außen drehen. Aber bitte nur so weit wie nötig – eine deutliche Auswärtsdrehung von etwa 30 Grad ist das Privileg der Fortgeschrittenen. Spannen Sie Gesäß und Bauch an, der Oberkörper ist aufrecht, und der Blick geht nach vorn. Lassen Sie die Arme locker neben dem Körper hängen, die Schultern ziehen von den Ohren weg.

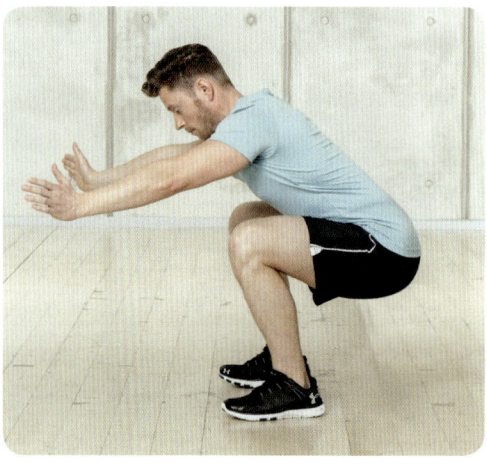

2 Jetzt nehmen Sie die in Kapitel 3 beschriebene Brace-Position ein – wie Ihnen das Ihrem Körpertyp gemäß am besten gelingt, erfahren Sie in Ihrem Trainingsplan in Kapitel 6 ab Seite 168. Diese Spannung halten Sie während der gesamten Übung. Beugen Sie nun Knie und Hüfte, um das Gesäß nach hinten unten abzusenken. Die Hände führen Sie dabei vor der Brust zusammen. Wichtig beim Beugen: Geben Sie etwas mehr Druck auf die Außenkanten der Füße und drücken Sie die Knie nach außen, sodass sie immer in einer Achse mit dem Fußgelenk bleiben. Zudem dürfen Sie Ihre Knie nicht über die Fußspitzen nach vorn schieben. Die untere Position ist korrekt, wenn die Oberschenkel tiefer als parallel zum Boden stehen und sich Ihr Gesäß unter Knieniveau befindet. Der Oberkörper ist dabei vorgebeugt, der Rücken gerade, der Kopf bleibt in Verlängerung der Wirbelsäule. Nun kommt der entscheidende Moment, der den echten Trainingserfolg für die hintere Muskelkette bringt: das Aufstehen mit dem *Hip Drive*. Schieben Sie dazu Ihre Hüfte kraftvoll nach oben – gerade nach oben, nicht nach vorn! Konzentrieren Sie sich nicht auf Ihre Beine, sondern nur auf die Hüfte, die die Bewegung anführt. In der Endposition ist Ihr Oberkörper wieder komplett aufgerichtet und die Hüfte ganz gestreckt. Ihre Arme können Sie beim Aufstehen absenken.

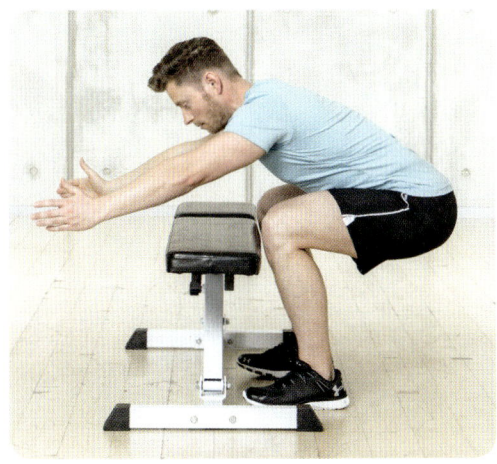

3 Um die Knie in der tiefen Kniebeuge nicht zu weit nach vorn zu schieben, führen Sie die Übung nun vor zwei nebeneinanderstehenden Hockern oder einer Trainingsbank aus, noch besser wäre eine Badewanne oder Bettkante. Ihre Zehen sollten sich direkt vor den Stuhlbeinen befinden, und die Knie dürfen die Sitzgelegenheiten nicht wegschieben, wenn Sie das Gesäß absenken.

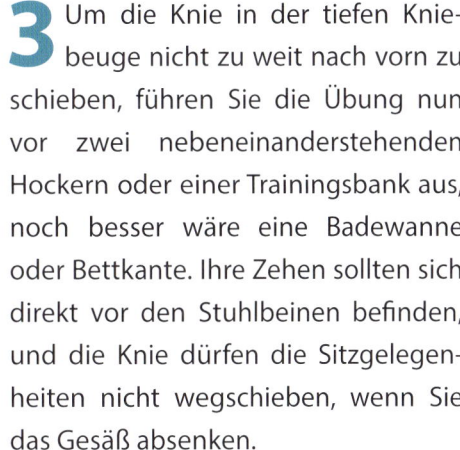

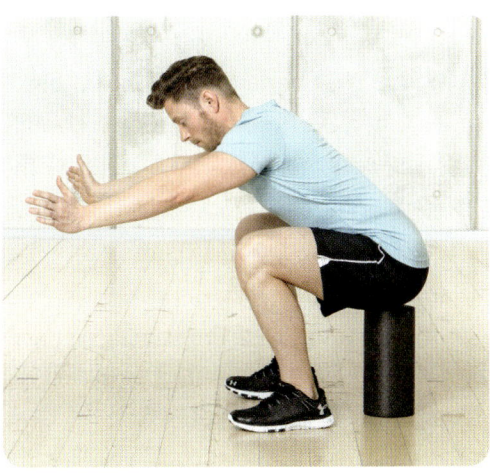

4 Für das Training der hinteren Kette ist es entscheidend, dass Sie die Kniebeuge wirklich tief genug ausführen, also Ihren Po deutlich unter Knieniveau absenken. Um ein Gefühl für die richtige Tiefe zu entwickeln, platzieren Sie einen etwa 30 Zentimeter hohen Gegenstand hinter sich auf dem Boden. Berühren Sie den Gegenstand beim Absenken mit Ihrem Gesäß, stimmt die Tiefe.

Die Next-Step-Variante – Gewicht machen

Sobald Sie mit der Kniebeuge vertraut sind, kommt die Hantelstange ins Spiel. Vorab eine kleine Information: Bitte wundern Sie sich bei diesen und den folgenden Übungsfotos nicht über fehlende Hantelscheiben in der Seitenansicht. Auf sie wurde bewusst verzichtet, um Ihnen auch in der Perspektive die korrekte Körperhaltung veranschaulichen zu können, ohne dass wichtige Details von den Scheiben verdeckt werden.

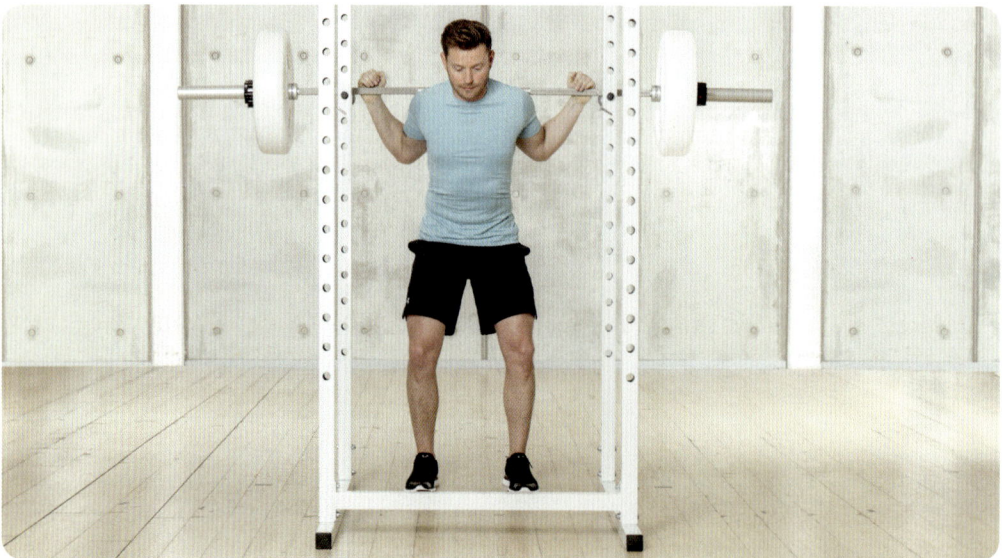

1 Sind Sie bereit für das Training mit Gewicht, führen Sie den Bewegungsablauf zunächst mit einer leeren Langhantelstange aus, idealerweise wiegt diese zwischen 10 und 20 Kilo. Funktioniert auch das mit stabiler Technik, kommen die Hantelscheiben zum Einsatz. Der Ablauf ist immer der gleiche, jedoch müssen Sie noch wissen, wie Sie mit der Hantel umgehen. Erster wichtiger Punkt: Nehmen Sie die Hantel – auch wenn sie noch unbestückt ist – jedes Mal aus einem Rack auf. So verinnerlichen Sie gleich den korrekten Ablauf. Stellen Sie das Rack dafür so ein, dass sich die Hantel auf Höhe Ihres Brustbeins befindet. Sieht viel zu niedrig aus? Kann sein, aber wichtiger ist, wie es sich anfühlt: nämlich richtig. Das Aufnehmen erfolgt übrigens immer aus der korrekten Ausgangsposition (siehe Seite 82) und mit Blick zur Hantel, nicht rückwärts. Dabei umgreifen Sie die Hantel im Bereich der rauen Markierungen – je flexibler Sie sind, desto enger können Sie fassen. Achten Sie aber auf einen gleichmäßigen Abstand zur Mitte, damit die Stange gut ausbalanciert ist. Gehen Sie leicht in die Knie und tauchen mit dem Kopf unter der Stange hindurch auf die andere Seite.

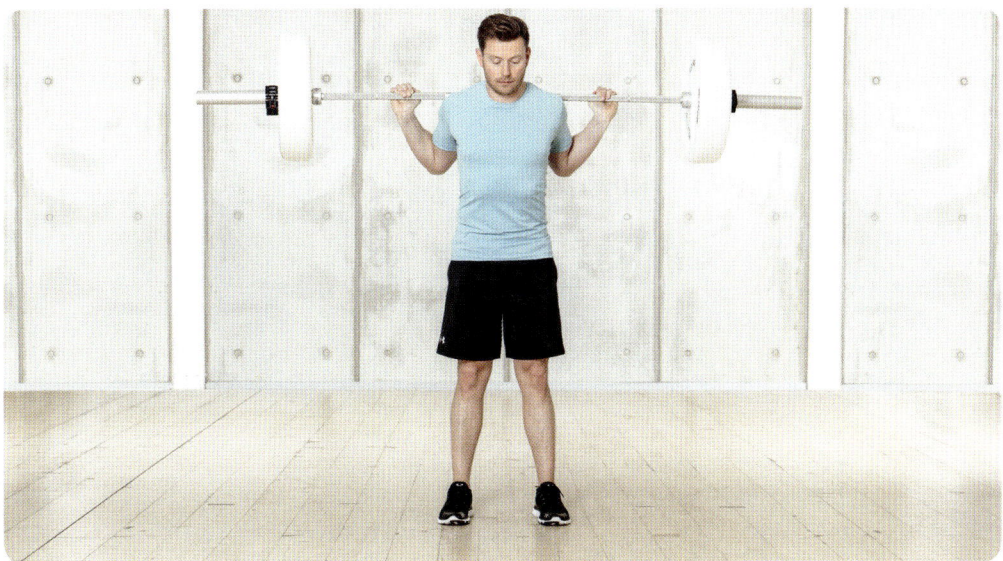

2 Jetzt heben Sie die Stange aus dem Rack heraus, indem Sie Knie und Hüfte wieder strecken …

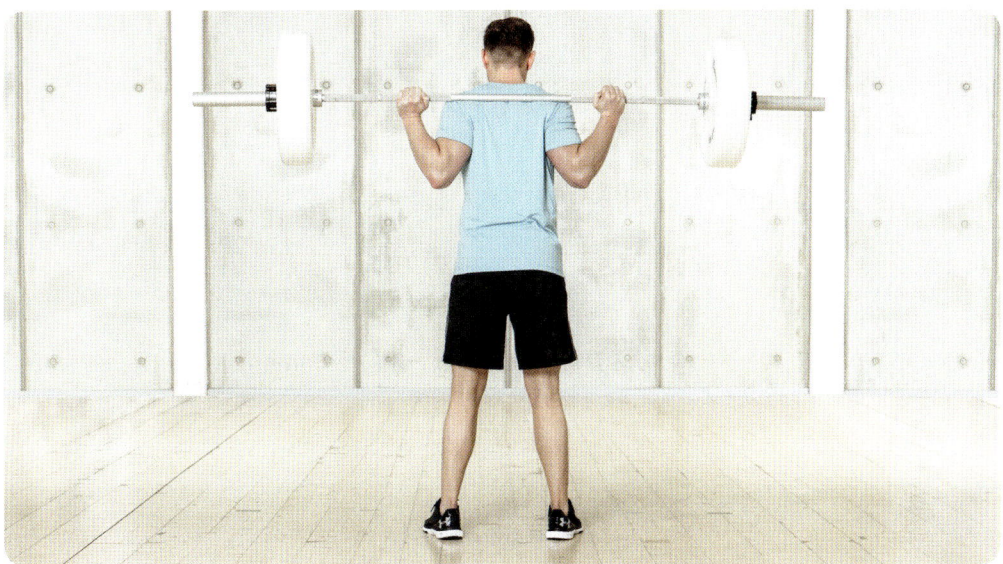

3 …und legen sie auf dem oberen Anteil der zusammengezogenen Schulterblätter ab (siehe auch Seite 88 unter „Hantelposition"). Sobald die Stange sicher Platz gefunden hat, gehen Sie ein, zwei Schritte rückwärts, um genügend Abstand zum Rack zu haben.

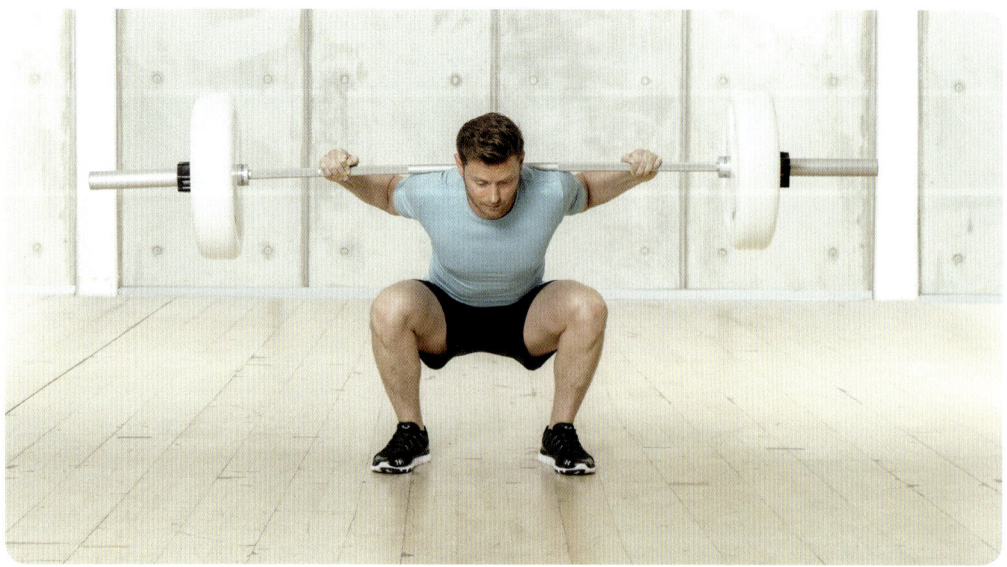

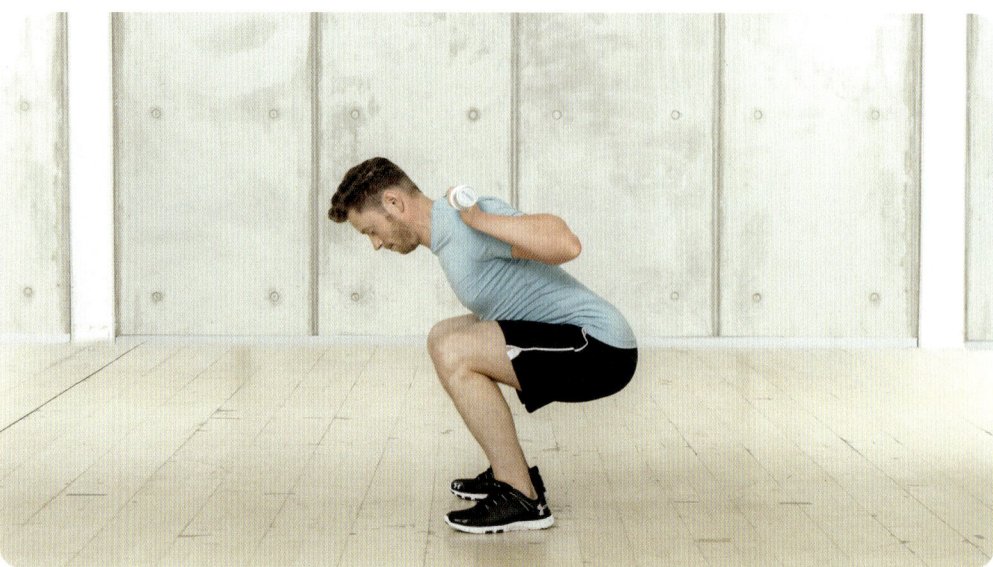

4 Senken Sie nun Ihr Gesäß nach hinten unten ab, um in die tiefe Position zu ge-langen. Denken Sie daran: Egal, ob Sie sich noch in der Ausgangsposition oder bereits in der Endposition befinden, die Hantel liegt zu jedem Zeitpunkt in einer Ach-se mit Ihrem Mittelfuß. Auf diese Weise können Sie am meisten Kraft entwickeln und geraten nicht aus der Balance.

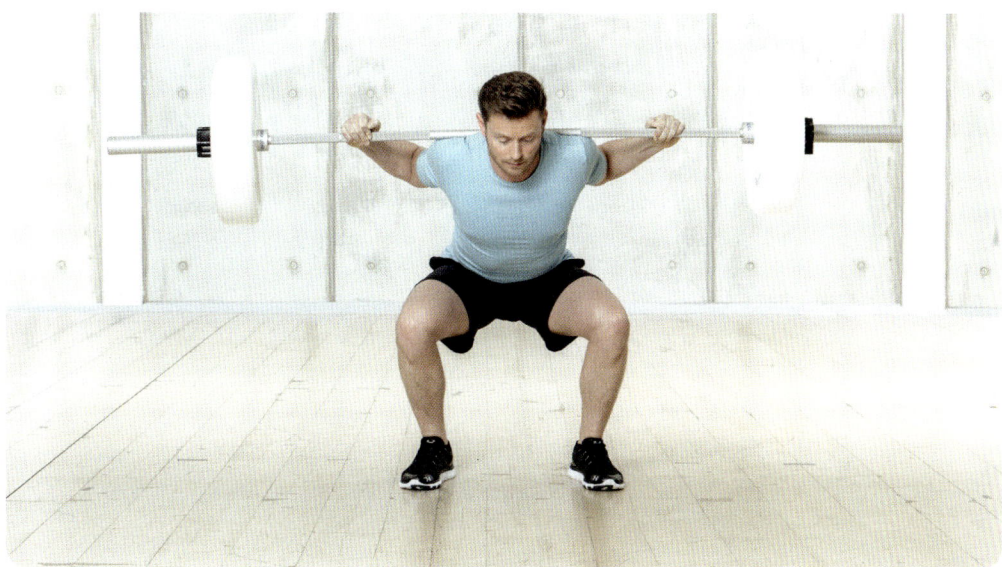

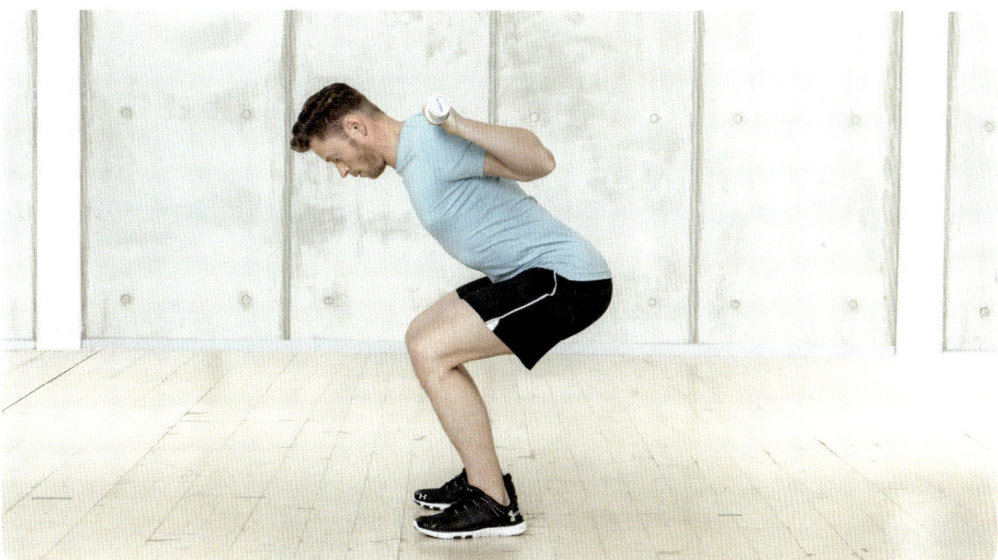

5 Achten Sie mit Gewichten auf den Schultern noch mehr darauf, dass Sie beim Aufstehen nicht aus den Beinen, sondern aus der Hüfte heraus arbeiten, also den Hip Drive (siehe Seite 83) einsetzen. Stellen Sie sich vor, Sie müssten mit Ihrem Po eine Stange aus den Angeln heben. Im Idealfall finden Sie auch einen Trainingspartner, der mit einer Hand etwas Druck auf Ihren unteren Rücken ausübt, gegen den Sie dann ankämpfen müssen. Der Hip Drive macht die Bewegung leichter und Sie damit bereit für mehr Leistung, sprich für mehr Gewicht.

Achtung bei der Ausführung

Bei der Kniebeuge kommt es definitiv auf die Feinheiten an. Darum sollten Sie beim Training unbedingt folgende Dinge beachten:

Handposition → Die Daumen liegen auf der Hantelstange auf, und die Handgelenke bilden eine Verlängerung der Unterarme. Sobald die Handgelenke einknicken, nehmen Sie automatisch Gewicht auf und belasten auch die Ellbogen. Nicht gut! Umgreifen Sie die Stange stets mit festem Griff. So aktivieren Sie praktischerweise auch gleich die Muskeln im oberen Rücken und stabilisieren die Schultern.

Griffweite → enger – sprich näher zum Körper hin – Sie die Hantelstange greifen können, desto mehr Schultermuskeln spannen sich an, die als Polster für die Stange dienen. Vielleicht sind Sie aber noch zu unbeweglich für den engen Griff, dann variieren Sie ihn einfach so, dass es bequem wird. Die folgenden Hilfsübungen, die Sie in Kapitel 5 finden, sorgen für mehr Flexibilität im oberen Rücken: Mobilisieren Sie Ihre Brustwirbelsäule mit dem Doppelball (siehe Übung Rutsche, Seite 121) und die Brustmuskeln mit dem Ball (siehe Übung Brustschutz, Seite 119). Zudem sollten Sie den großen Rückenmuskel (siehe Übung Langstreckenknier, Seite 130 f.) und die Brustmuskulatur (siehe Übung Fallschirmspringer, Seite 131) dehnen.

Hantelposition → Befindet sich die Hantelstange nicht in der perfekten Position, kippen Sie leicht nach vorn oder hinten über und laufen Gefahr, die Übung unsauber auszuführen. Um das zu vermeiden, drücken Sie die Schulterblätter fest zusammen und stellen Sie sich vor, Sie müssten zwischen den beiden einen Bleistift fixieren. Ziehen Sie jetzt noch Ihre Ellbogen nach unten, um den großen Rückenmuskel zu aktivieren. Er gibt Ihnen die nötige Stabilität im Oberkörper, und die Stange bewegt sich automatisch an den richtigen Platz – und der ist nicht direkt im Nackenbereich, sondern deutlich tiefer. Plötzlich fühlt sich die Position ziemlich stabil an, und die Hantel wackelt gar nicht mehr hoch und runter, richtig? Gut so!

Blickrichtung → Schauen Sie stets nach schräg unten, um den Kopf in Verlängerung der Wirbelsäule zu halten. Wenn zwischen Ihrem Kinn und der Brust noch eine Faustbreit Platz ist, machen Sie alles richtig. Auf keinen Fall dürfen Sie den Kopf in den Nacken legen, sonst geht wertvolle Kraft in der Hüfte verloren, und die Überstreckung des Halses kann zu Verspannungen oder gar zu Verletzungen führen.

Ausrichtung → Das letzte Glied muss immer im Lot sein, das heißt, die Unterschenkel dürfen beim Beugen nicht zu weit nach vorn gehen, sondern sollten so senkrecht wie möglich auf dem Boden stehen.

Gewichtsregulierung → Steigern Sie von Trainingseinheit zu Trainingseinheit das Gewicht um 2,5 Kilo. Wenn Sie also beispielsweise am Montag drei Sätze mit 50 Kilo absolvieren, sind am Mittwoch drei Sätze mit 52,5 Kilo dran und am Samstag drei Sätze mit 55 Kilo. Schaffen Sie den dritten Satz nicht mehr mit dem geplanten Gewicht, erhöhen Sie es bei der nächsten Einheit erst mal nicht, sondern bleiben bei den 55 Kilo.

Mögliche Probleme

Sie kommen mit dem Gesäß nicht weit genug runter, vielleicht weil Sie die Knie nicht nach außen drücken können oder den Oberkörper zu weit vorlehnen – auf diese Weise trainieren Sie in erster Linie die Oberschenkelvorderseite und verfehlen damit das Ziel, die hintere Kette zu aktivieren. Hier können Sie mit der Mobilisation (siehe Übung Birnenmassage, Seite 123) und der Dehnung (siehe Übung Gebetspose, Seite 130) des birnenförmigen Muskels gegensteuern. Daneben sollten Sie auch Ihre Gesäßmuskulatur dehnen (siehe Übung Klapptisch, Seite 129) sowie die Faszie an der Oberschenkelaußenseite mit der Massagerolle (siehe Übung Seitenschutz, Seite 117) und den Lenden-Darmbein-Muskel mit dem Ball (siehe Übung Bauchlandung, Seite 124) mobilisieren. Für die optimale Rückenposition beachten Sie einfach immer, dass sich die Stange über Ihrem Mittelfuß befindet. Der Videobeweis Ihres Handys hilft bei der Kontrolle.

Ziel der Kniebeuge

Sobald Sie genauso viel Gewicht auf Ihren Schultern abladen können, wie Sie selbst auf die Waage bringen, würde nicht nur Ihr Navi sagen: „Sie haben Ihr Ziel erreicht." Zumindest wenn Sie mit der Hantelstange dann auch noch 5 saubere Wiederholungen ausführen können. Und dieser Erfolg zeigt sich auch in Ihrem Alltag. Sie werden ab sofort den Hip Drive auf jede Situation übertragen. Ist dieses Ziel erreicht, brauchen Sie kein zweites. Zumindest nicht für Ihr Leben im optimalen Bewegungsmuster. Falls Sie aber eine neue Herausforderung suchen oder gern mit (zweifelsfrei weniger wichtigem) Wissen punkten: Der Weltrekord für Kniebeugen mit dem eigenen Körpergewicht liegt bei 5.135 Wiederholungen in der Stunde. Um den Weltrekord für Kniebeugen mit Hantelstange zu brechen, müssten Sie etwas mehr als 470 Kilo Gewicht aufladen. So viele Scheiben muss man erst mal besitzen …

DAS DRÜCKEN ALIAS DER PRESS

Immer wenn Sie einen schweren Gegenstand über Kopfhöhe heben müssen – beispielsweise, um ein hohes Regal einzuräumen –, werden Sie froh sein, diesen Bewegungsablauf schon einmal kräftig geübt zu haben. Andernfalls wird das Vorhaben vermutlich nur
unter Schmerzen gelingen, eine kleine oder größere Zerrung nach sich ziehen, wenn
nicht sogar auf halbem Weg nach oben scheitern. Auch die Gefahr, aus der Balance zu
geraten und zu stürzen, ist nicht auszuschließen. Wenn Sie lernen, eine Hantelstange
stabil nach oben zu drücken, wirken Sie diesen Problemen entgegen.

Der *Press* trainiert den ganzen Körper, obwohl vor allem der Rumpf, die Schultern und
Arme das Gewicht hochstemmen. Für Sie ein Widerspruch? Nichts da, denn sobald Sie
etwas mit Kraft wegschieben – die Richtung ist zweitrangig, daher profitieren auch
Sportler wie Tennisspieler vom Press –, sind schließlich sogar die Füße gefordert, da Sie
sich mit ihnen vom Boden abdrücken. Und diese Kraft wird über die sogenannte kinetische Kette, also über alle Gelenke, die bei einer komplexen Bewegung zusammenarbeiten, durch den gesamten Körper geleitet.

Der Press ist übrigens nicht mit dem Training an der Schulterpresse, dem Frontdrücken
im Sitzen oder dem Military Press, der zwar ebenfalls im Stehen, jedoch ohne Unterstützung von Rücken und Hüfte ausgeführt wird, zu vergleichen. All diese Übungen
zielen nämlich nur auf die Schulter- und Nackenmuskulatur ab und sind damit weniger
funktionell. So ist ein Gewicht von 30 Kilo beim Frontdrücken durchaus eine reife Leistung, weil die nur von den Schultern gestemmt werden. Da beim Press aber der ganze
Körper mithilft, um Kraft nach oben zu erzeugen, wären 30 Kilo hier eher etwas, für das
Sie belächelt würden. Zumindest, wenn Sie schon etwas länger trainieren.

DRÜCKEN-LEXIKON

Achtung, Verwechslungsgefahr! Beim Drücken tendieren viele dazu, die
Aufwärtsbewegung zu unterstützen, indem sie ihre Knie zunächst beugen
und beim Nach-oben-Gehen wieder kraftvoll strecken. Diese schwungbe-
tonte Technik ist an sich gar nicht falsch, jedoch handelt es sich um eine
andere Übung: Sie trainieren dann den *Push Press*, also auf Deutsch das
Schwungdrücken, und fordern damit stärker die Hüft- und Beinmuskulatur.

Die All-Step-Variante – ordentlich was wegdrücken

Für den Press gibt es keine explizite Einsteigervariante – je mehr Gewicht Sie in die Höhe stemmen, desto fortgeschrittener ist Ihr Status. Sie können das Drücken aber zunächst mit einem Besenstiel üben, bevor Sie zur (beladenen) Hantelstange übergehen.

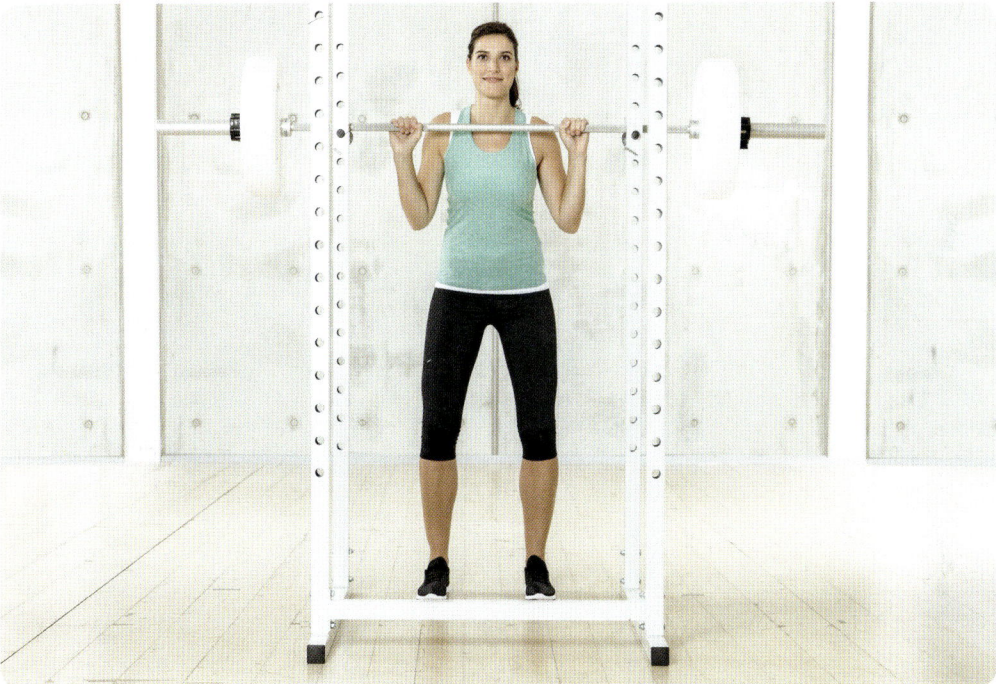

1 Heben Sie die Hantelstange immer mit angewinkelten Armen aus dem Rack. Beugen Sie dazu Ihre Ellbogen und führen Sie die Unterarme zum Körper, die Handflächen zeigen nach vorn. Gehen Sie so nah ans Rack heran, dass Sie mit dieser Armhaltung die Stange erreichen können. Das Rack sollte knapp unter Schulterhöhe eingestellt sein. Nehmen Sie die Hantel nun mit etwas mehr als schulterbreitem Griff auf, Ihre Unterarme stehen dabei senkrecht unter der Stange, die Daumen greifen um sie herum, die Handgelenke sind in einer neutralen Position. Greifen Sie fest zu. Am besten orientieren Sie sich dabei an einer geballten Faust, dann liegt die Stange unwillkürlich nah am Handballen, und die Handgelenke befinden sich in einer neutralen Position. Zudem sollten Sie nicht zu weit greifen, weil auf diese Weise ungünstige Hebel entstehen und die Bewegung unnötig schwerer wird. Wenn Ihre Unterarme und Handgelenke senkrecht unter der Stange stehen, ist alles gut.

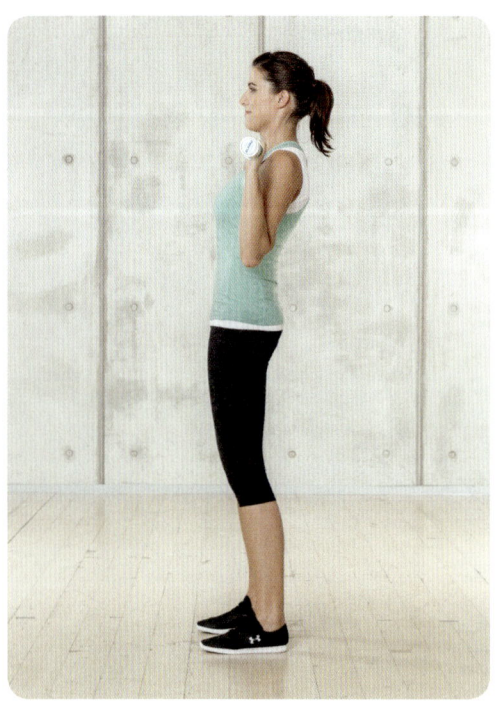

2 Gehen Sie ein, zwei Schritte zurück (bis Sie genug Platz für die bevorstehende Bewegung haben) und finden Sie einen bequemen Stand, in dem Sie sich stabil fühlen. Höchste Zeit für die Brace-Position – die Sie Ihrem Körpertyp gemäß einnehmen (wie Ihnen das am besten gelingt, erfahren Sie in Ihrem Trainingsplan, siehe Kapitel 6 ab Seite 168) und bitte auch nicht lösen, wenn Sie später die Hüfte nach vorn schieben. Der Abstand zwischen Rippen und Becken bleibt stets gleich. Richten Sie den Blick nach vorn, am besten fixieren Sie während des gesamten Übungsablaufs einen Punkt in der Ferne. Strecken Sie Ihre Brust nach vorn, um Spannung im oberen Rücken aufzubauen. Die Ausgangsposition für das Drücken ist optimal, wenn die Stange etwa auf Höhe des Schlüsselbeins auf den vorderen Schultermuskeln aufliegt und sich Ihre Ellbogen knapp vor der Senkrechten befinden. Bevor Sie mit dem Press beginnen, spannen Sie Ihre Oberschenkel und den Bauch so fest wie möglich an. Die Hüfte leitet dann die Druckbewegung ein, schieben Sie sie kraftvoll nach vorn – in dem Moment ist Ihr Körper gespannt wie ein (Flitze-)Bogen.

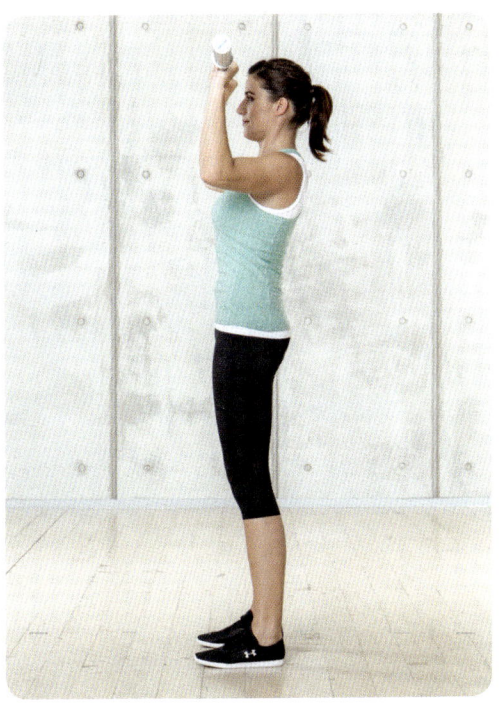

3 Jetzt nutzen Sie den Impuls dieser Bogenspannung, der Ihre Hüften wieder zurückfedern lässt, um das Gewicht in einer senkrechten Linie nach oben zu stemmen. Führen Sie die Hantel nah an Ihrem Gesicht vorbei nach oben – gerade nach oben, nicht nach vorn oben oder im Bogen nach oben.

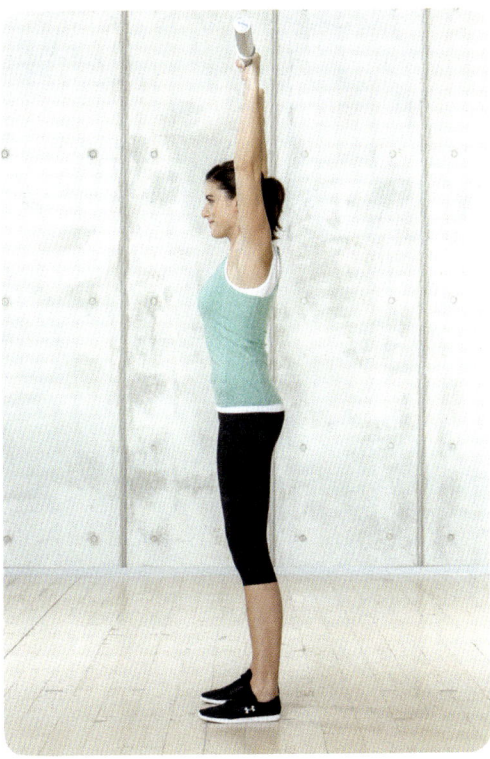

4 Sobald die Stange Ihren Kopf passiert hat, bringen Sie Ihre Schultern unter die Stange. In der oberen Position – die Stange befindet sich über Ihrem Kopf – stehen Hantel, Schultergelenk, Becken und Mittelfuß in einer Achse. Schieben Sie den Kopf in der Endposition nicht zu weit nach vorn oder hinten, sondern halten Sie ihn in Verlängerung der Wirbelsäule. Nur so erreichen Sie die Stabilität, die Sie in den Schultern und im Rumpf brauchen, um die Übung korrekt auszuführen. Auf diese Weise schützen Sie auch Ihren Nacken vor Verletzungen.

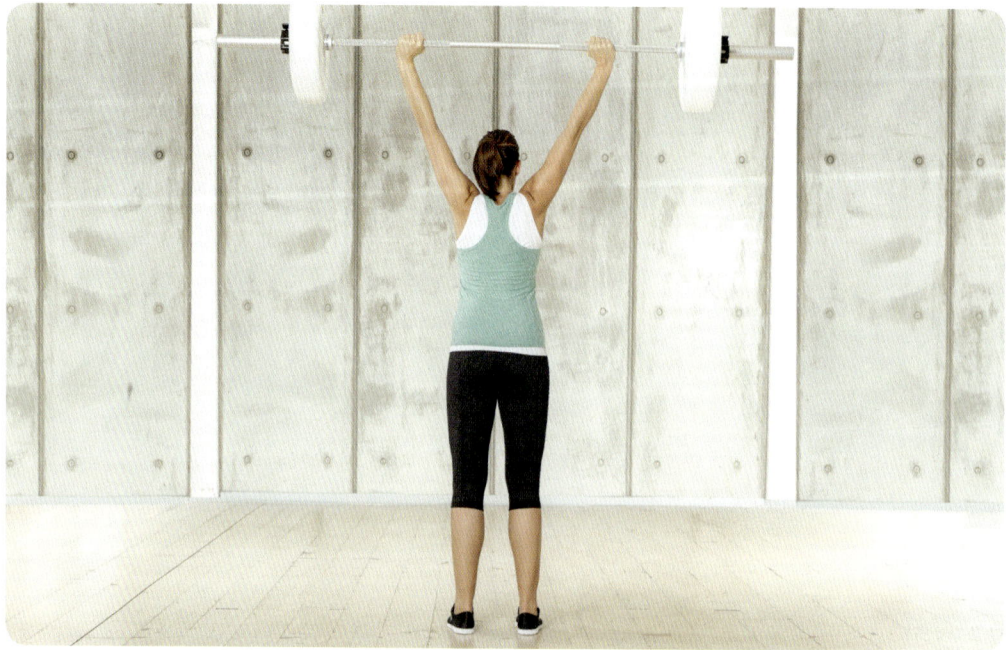

5 Jetzt strecken Sie die Ellbogen und ziehen die Schultern aktiv nach oben. Machen Sie sich so lang wie möglich, so als wollten Sie die Stange durch die Decke schieben. Das Gewicht befindet sich wie immer auf dem Mittelfuß. Bleiben Sie nur kurz in der Endposition und senken Sie die Stange ebenfalls in einer senkrechten Linie – den Körper lehnen Sie dabei wieder leicht nach hinten – zurück in die Ausgangsposition.

Achtung bei der Ausführung

Auch beim Press ist Liebe zum Detail gefragt. Beachten Sie bitte Folgendes:

Ellbogenausrichtung → Von der Seite aus betrachtet sollten sich Ihre Ellbogen zu Beginn der Druckbewegung immer etwas vor der Hantel befinden. So geben Sie der Hantel die optimale Richtung und drücken nicht schräg nach vorn oben.

Hantelführung → Die Stange soll immer in einer geraden Linie nach oben und auch wieder nach unten geführt werden. Setzen Sie daher beim Press auf jeden Fall Ihre Hüften ein, um in die Bogenspannung zu kommen, mit der Sie der Stange mit dem Kopf automatisch ausweichen. Achten Sie zudem darauf, die Hantel in der Endposition zu stabilisieren, indem Sie im Verlauf der Bewegung aktiv die Schultern hochziehen und so auch die Nackenmuskulatur aktivieren.

Ausrichtung → Auch beim Press muss das letzte Glied, das die Kraft überträgt, in der Ausgangsposition im Lot sein. In diesem Fall ist das der Unterarm, der senkrecht unter der Stange steht, wenn Sie von vorn schauen. Ist dies nicht der Fall, kann die kinetische Kette nicht vollständig aktiviert werden, und Sie büßen an Kraft ein.

Gewichtsregulierung → Drücken fokussiert im Vergleich zu den drei anderen Übungen die kleinste Muskelgruppe. Daher sollten die Steigerungen auch am kleinsten ausfallen und pro Woche 1 bis maximal 1,5 Kilo nicht überschreiten. Wenn Sie also beispielsweise am Dienstag drei Sätze mit 40 Kilo absolvieren, sind am Donnerstag drei Sätze mit 40,5 bis 41 Kilo dran und am Sonntag drei Sätze mit 41 bis 41,5 Kilo. Schaffen Sie den dritten Satz nicht mehr mit dem geplanten Gewicht, erhöhen Sie es bei der nächsten Einheit erst mal nicht.

Mögliche Probleme

Klar, wenn Sie die Hantelstange nicht nach oben drücken können, ist sie wahrscheinlich zu schwer. Aber auch eine schlechte Technik kann daran schuld sein. Überprüfen Sie daher, ob Sie mit genug Stabilität im Oberkörper glänzen. Ist die Brust nach vorn gestreckt? Haben Sie tief eingeatmet und sich die Luft als Stütze für den Brustkorb und die Wirbelsäule gesichert? Sonst entsteht leicht ein Rundrücken, der die Nach-oben-Führung unnötig erschwert. Fehlt Ihnen die nötige Flexibilität, können Sie hier mit dem (Doppel-)Ball arbeiten und Ihre Brustwirbelsäule (siehe Übung Rutsche, Seite 121) und Brustmuskulatur (siehe Übung Brustschutz, Seite 119) mobilisieren. Vielleicht sind es aber auch die letzten Zentimeter, die Ihnen Probleme bereiten. Nur wenn die Stange wirklich dicht vor Ihrem Gesicht nach oben geführt wird, können Sie effizient arbeiten.

Ziel des Drückens

Bei dieser Drückübung geht es in erster Linie darum, Kraft im Oberkörper aufzubauen, vor allem in den Schultern. Achten Sie daher bitte besonders darauf, nicht in die Knie zu gehen und/oder mit Schwung zu arbeiten, beim Press sind nur Körperspannung und Armeinsatz gefragt. Ihr Ziel ist es, 40 Prozent Ihres Körpergewichts fünfmal stemmen zu können. Ein guter Ansporn für alle, die sich immer wieder mit Schulter- und Nackenschmerzen herumplagen: Wer den Press mit seinem persönlichen Zielgewicht schafft, hat diese Probleme mit sehr großer Wahrscheinlichkeit nicht mehr beziehungsweise hat sie auf diesem Weg – ganz wörtlich genommen – gelöst.

DAS KREUZHEBEN ALIAS DER DEADLIFT

Höchste Zeit, um mal wieder ein großes Aufheben um etwas zu machen! Beim Kreuzheben geht es darum, mit geradem Rücken ein Gewicht vom Boden aufzuheben – aus diesem Grund heißt die Übung übrigens auch *Deadlift*, denn man hebt die Hantelstange von einem toten Punkt. Das zu können, ist im Alltag äußerst praktisch – denken Sie nur an eine Wasserkiste, den Umzugskarton oder Ihren doch schon ganz schön groß (und schwer) gewordenen Hund. Die nötige Kraft dafür kommt aus den vorderen Oberschenkeln und aus dem Backoffice, wo die Nackenmuskeln, der obere Rücken, die Rückenstrecker, die Gesäßmuskulatur, die Waden und die hinteren Oberschenkel zusammenarbeiten. Da das Kreuzheben tatsächlich Ihr Kreuz hebt, sprich Ihren Rücken stärkt und aufrichtet, empfiehlt sich die Übung besonders für Menschen, die einer sitzenden Tätigkeit nachgehen. So halten sie problemlos die acht Stunden im Büro und auch noch das anschließende Endlosmeeting durch, ohne dass ihnen abends das Kreuz wehtut. Eben weil sie regelmäßig einen heben gehen.

Ach ja: Auch alle Eltern sollten Kreuzheber sein, denn so sind sie bestens darauf vorbereitet, ihr Kind stundenlang durch die Gegend zu tragen.

KREUZHEBEN-LEXIKON

Folgende Informationen sind zu 100 Prozent Small-Talk-tauglich: Der Weltrekord im Kreuzheben liegt bei sagenhaften 500 Kilo! Einige (Profis) führen diese Übung sogar einhändig aus – der Stärkste unter ihnen hebt und senkt dabei stolze 300 Kilo. Ebenfalls beeindruckend ist das sogenannte Sumo-Kreuzheben – allerdings vor allem für Ihre Beinmuskulatur. Diese Variante wird in einem breiten Stand ausgeführt und eignet sich besonders für Menschen mit eher kurzen Beinen und verhältnismäßig langem Oberkörper. Im Vergleich zum klassischen Kreuzheben arbeitet hier der untere Rücken weniger, dafür werden die Oberschenkelinnen- und -vorderseiten mehr gefordert. Genau das Gegenteil bewirkt das *Rumänische Kreuzheben*, bei dem die Beine gestreckt (aber die Knie nicht durchgedrückt) sind und Sie den Oberkörper mit geradem Rücken parallel zum Boden nach vorn beugen. So kommen vor allem die Oberschenkelrückseiten, der untere Rücken und das Gesäß zum Zug.

Die All-Step-Variante – schön abgehoben

Für das Kreuzheben finden Sie hier keine explizite Einsteigervariante, aber natürlich sollten Sie nicht gleich mit einer voll beladenen Hantelstange starten. Üben Sie den Ablauf zunächst mit einem Besenstiel oder Holzstab, dann mit einer leeren Stange und schließlich mit Gewicht – je mehr Sie mit einer sauberen Technik aufheben können, desto fortgeschrittener ist Ihr Status.

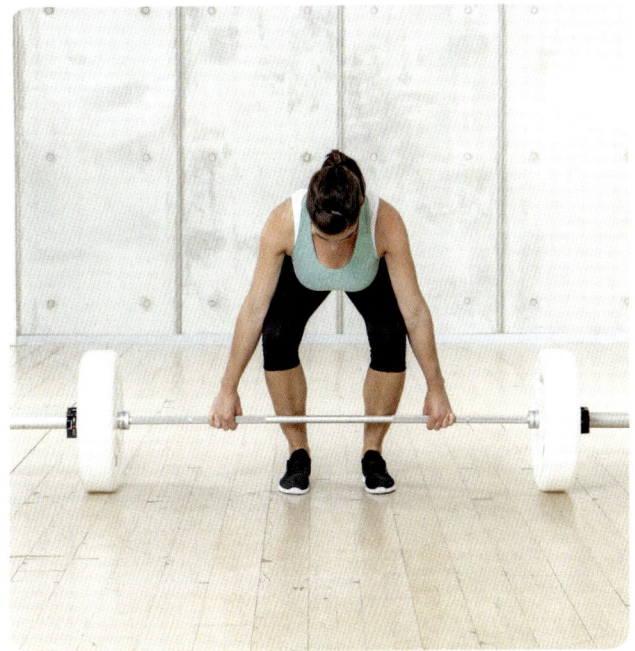 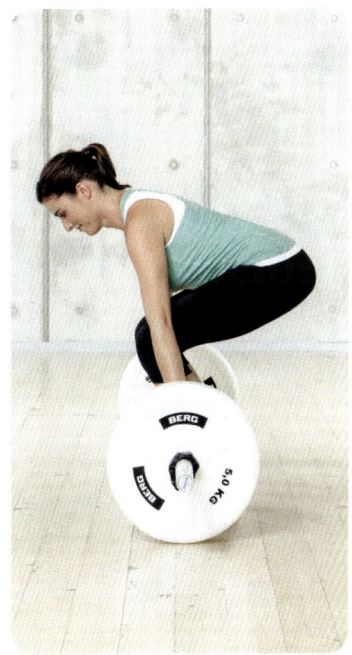

1 Die Hantelstange liegt am Boden. Stellen Sie sich mit hüftbreit geöffneten Füßen vor ihr auf, sodass sich die Stange direkt über Ihren Mittelfüßen befindet. Die Fußspitzen sind etwas nach außen gedreht, und die Füße pressen sich fest in den Boden. Spannen Sie Po und Bauch an. Lehnen Sie sich mit geradem Rücken so weit nach vorn, dass Sie die Hantel mit gestreckten Armen erreichen können. Beugen Sie dazu die Knie, ohne die Hüfte aktiv abzusenken, die Schienbeine berühren die Stange. Fassen Sie die Stange möglichst eng neben den Schienbeinen. Überprüfen Sie jedoch kurz, ob Sie mit dieser Armposition die Knie noch nach außen schieben können – falls nicht, müssen Sie ein wenig weiter greifen. Wichtig: Achten Sie darauf, dass Sie die Stange jederzeit fest mit den Händen umschließen. Es kann unnötig laut werden, wenn Ihnen die Stange später beim Liften oder Absenken aus den Händen rutscht. Idealerweise befinden sich Ihre Schultern etwas vor der Hantelstange.

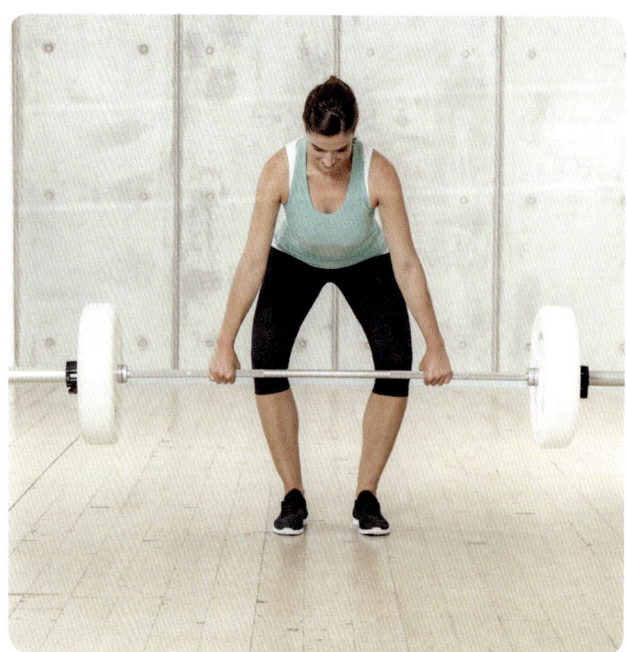 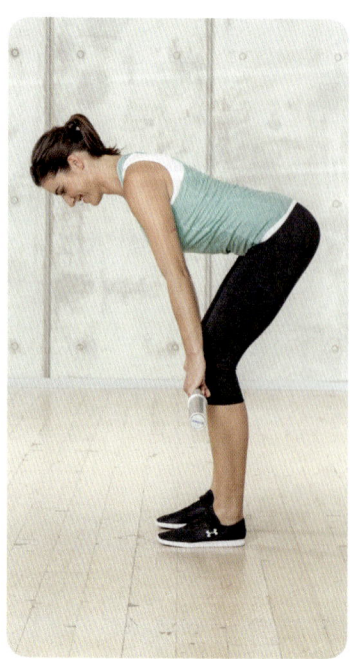

2 Nehmen Sie jetzt die Brace-Position ein – eine auf Ihren Körpertyp abgestimmte Anleitung dazu finden Sie in Ihrem Trainingsplan (siehe Kapitel 6 ab Seite 168). Sollte Ihnen das mit vorgeneigtem Oberkörper nicht gut gelingen, können Sie auch schon im Stand bracen. In jedem Fall müssen Sie aber die Spannung vor jeder Wiederholung wieder neu aufbauen. Das Kreuzheben startet streng genommen erst, wenn das Gewicht über dem Boden schwebt. Greifen Sie die Stange und leiten Sie die Aufwärtsbewegung ein, indem Sie die Hüfte anheben und die Knie zu strecken beginnen. Schieben Sie die Knie so weit wie möglich voneinander weg – sie sollten Ihre Ellbogen berühren – und richten Sie sich zum Stand auf. Dabei führen Sie die Stange mit gestreckten Armen so dicht wie möglich an den Schienbeinen entlang gerade nach oben – sie sollte quasi an Ihren Beinen entlangschleifen, so halten Sie auch das Gleichgewicht. Ihr Rücken bleibt dabei jederzeit gerade, der Kopf in Verlängerung der Wirbelsäule, der Blick geht nach vorn unten.

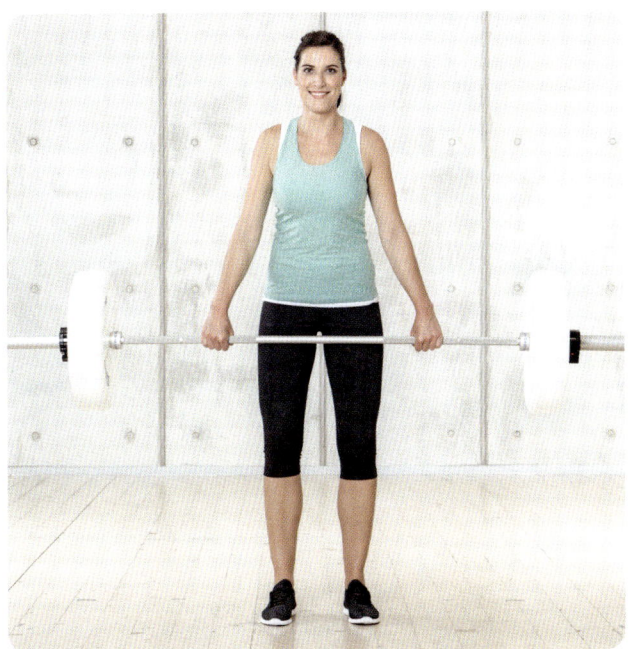
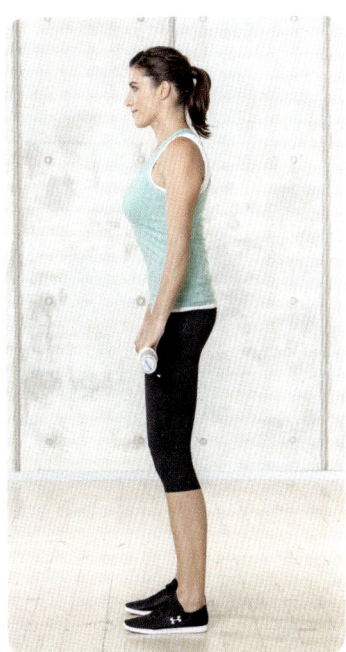

3 Spannen Sie in der Endposition – Knie und Hüfte sind gestreckt, die Brustwirbelsäule ist aufgerichtet, die Schultern befinden sich in einer Achse mit dem Becken und dem Mittelfuß und bleiben tief – das Gesäß an, um Ihre Körperspannung beizubehalten. Gönnen Sie sich einen kurzen Moment in dieser Haltung, um den Rückweg stabil starten zu können. Den absolvieren Sie auf dem umgekehrten Weg: Sie schieben das Gesäß nach hinten, lassen die Hantel an Ihren Oberschenkeln entlang nach unten gleiten, beugen die Knie, sobald die Hantel dort vorbeikommt, und führen sie dann weiter in gerader Linie an den Schienbeinen entlang zum Boden. Ihr Gewicht bleibt immer über dem Mittelfuß, Ihr Rücken gerade. Unten angekommen dürfen Sie wieder atmen. Überprüfen Sie dann kurz Ihre Haltung und bauen Sie erneut Brace-Spannung auf, um den nächsten Heber auszuführen. Versuchen Sie das für Sie maximale Tempo an den Tag zu legen, ohne dabei an sauberer Technik einzubüßen.

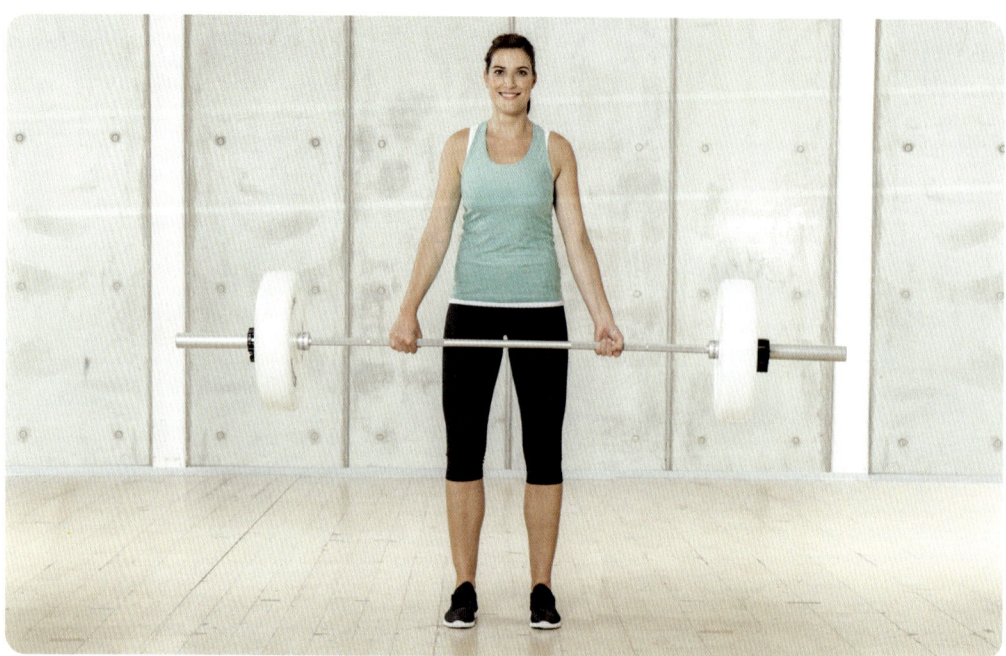

4 Sobald Sie das Gefühl haben, die Hantel nicht mehr stabil greifen zu können, weil Sie Ihnen zu schwer ist, sollten Sie aufkreuzen, also den *Kreuzgriff* anwenden. Bitte setzen Sie den aber wirklich nur dann ein, wenn Sie mit der Übungsausführung bestens vertraut und bei großen Lasten angekommen sind. Für Einsteiger besteht nämlich die Gefahr, die Schultern beim Kreuzgriff falsch zu belasten. Konkret sieht die auch als *Mischgriff* oder *invertierter Griff* bekannte Technik wie folgt aus: Eine Hand umfasst die Stange so, dass der Handrücken nach vorn zeigt, bei der anderen Hand ist es die Handfläche. In der Trainingswelt spricht man von *Untergriff* (die Finger zeigen nach vorn) und *Obergriff* (die Finger zeigen nach hinten). Mit der Kreuzgriffvariante – die restliche Ausführung bleibt gleich – sind noch ein paar Kilo mehr Gewicht drin. Noch ein Hinweis: Bitte wechseln Sie die Handstellung beim Kreuzgriff immer ab – auch und gerade, wenn sich eine Variante besser anfühlt als die andere.

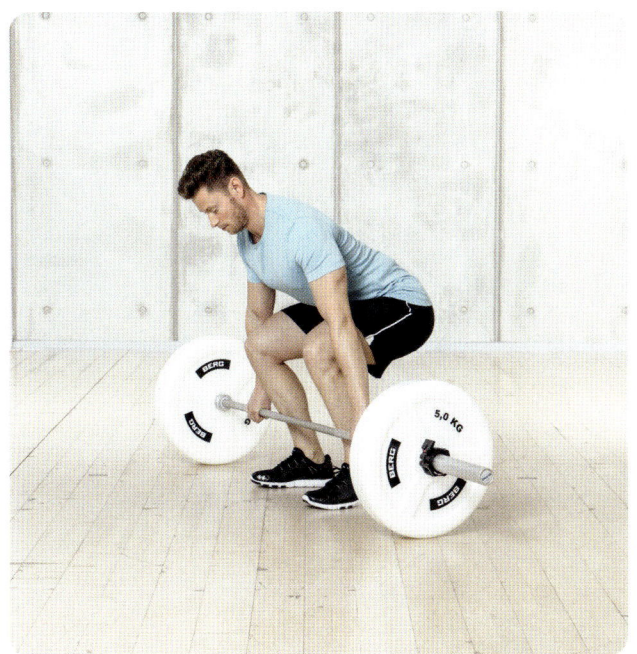
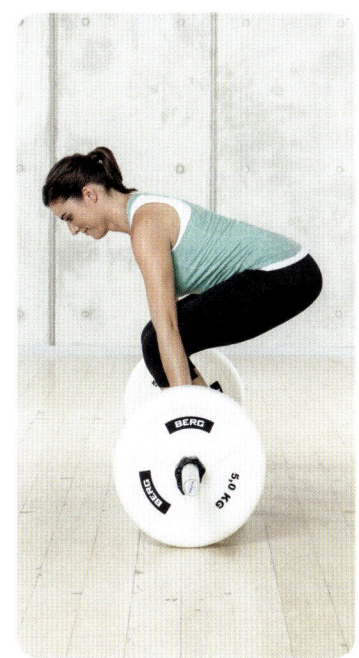

5/6 Sobald Sie mit anderen Menschen trainieren, werden Sie merken, dass die Ausgangsposition beim Kreuzheben unterschiedlich aussehen kann. Das hat nichts damit zu tun, dass die anderen oder Sie etwas falsch machen, es liegt schlichtweg an den unterschiedlichen Körpermaßen. Bei Menschen mit kürzeren Beinen und langem Oberkörper erreicht das Gesäß in der Ausgangsposition nahezu Kniehöhe (siehe Bild links). Wer sich über lange Beine freuen darf, hat einen ganz anderen Hebel und erreicht diese Tiefe nicht (siehe Bild rechts) – was eben anatomisch bedingt ist und ebenso korrekt. Wer lange Beine, aber einen im Verhältnis kurzen Rumpf hat, wird sich auch weiter nach vorn beugen müssen als Leute mit kurzen Schenkeln und einem langen Oberkörper. Daneben spielt die Länge der Arme eine Rolle. Sind diese eher kurz, muss sich der Trainierende ebenfalls weiter nach vorn beugen, als jemand mit längeren Gliedmaßen. Das Entscheidende ist, dass die Schultern in der Ausgangsstellung leicht vor der Hantel positioniert sind und die Hantel bei der Zugbewegung an den Schienbeinen entlang nach oben geführt werden kann.

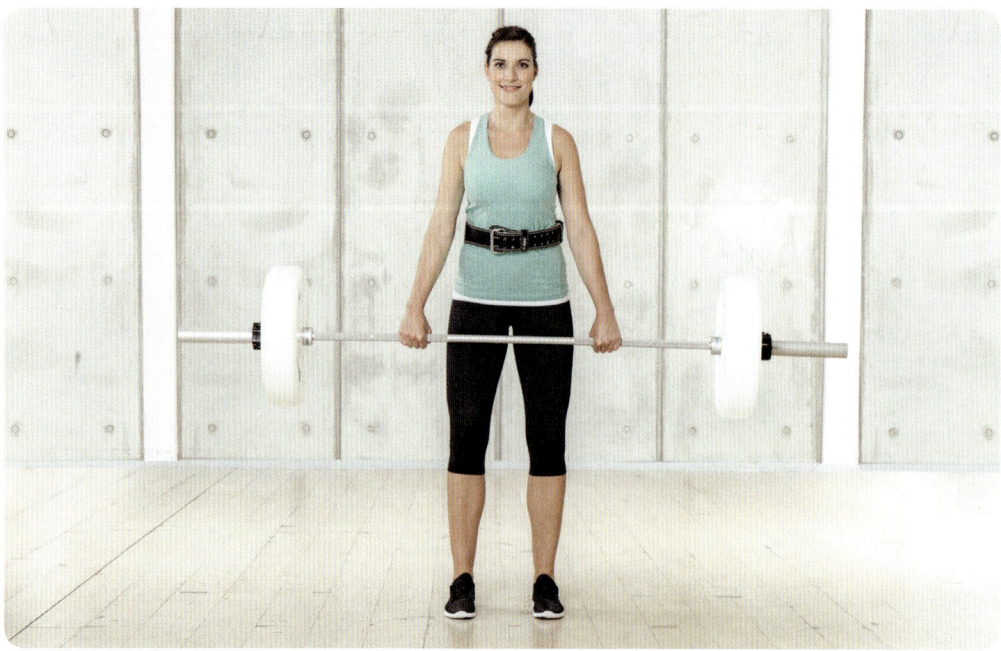

7 Zum Sportoutfit noch einen – alles andere als schönen – Gürtel tragen? Ja, probieren Sie den sogenannten Trainings- oder Gewichthebergürtel (den bekommen Sie ab 15 Euro im Sportfachhandel) ruhig aus, es muss ja nicht bei jeder Einheit sein. Mir geht es darum, dass Sie mit diesem Gurt aus festem (Kunst-)Leder die richtige Atemtechnik spüren. Schnallen Sie ihn sich dazu so fest wie möglich um die Taille und gehen Sie in die Ausgangsposition. Sobald Sie nun die Brace-Spannung korrekt aufgebaut haben, werden Sie merken, wie Ihr Bauch deutlich gegen den Gurt drückt. Dieses Gefühl der perfekten Haltung vergessen Sie so schnell nicht, daher können Sie den Gürtel – sowie Sie den Unterschied verstanden haben – auch getrost wieder beiseitelegen. Kaufen müssen Sie das gute Stück also nicht zwingend, es reicht, ihn sich im Fitnessstudio auszuleihen.

Achtung bei der Ausführung

Natürlich gehört auch zum Kreuzheben eine gehörige Portion Perfektionismus. Berücksichtigen Sie bei der Umsetzung bitte Folgendes:

Hantelführung → Die Hantelstange befindet sich von der Ausgangs- bis zur Endposition immer über dem Mittelfuß. Auf diese Weise nutzen Sie den besten Hebel – die Senkrechte – und müssen nicht unnötig zusätzliche Kraft aufwenden.

Armhaltung → Komme, was wolle, lassen Sie beim Kreuzheben die Ellbogen unbedingt gestreckt! Andernfalls wird das schwere Gewicht an Ihren Armen ziehen und die Last die Streckung übernehmen. Und das ist nicht sehr angenehm.

Rückenhaltung → Sobald der untere Rücken beim Kreuzheben rund wird, sind die Schmerzen nicht mehr weit. Darum: Beugen Sie sich schon mit geradem Rücken zur Hantel hin nach vorn, halten Sie diese Position während der gesamten Bewegungsausführung und vergessen Sie die Bauchspannung nicht. Gleichzeitig dürfen Sie den unteren Rücken aber auch nicht überstrecken, sollten also nicht ins Hohlkreuz fallen. Gerade sehr bewegliche Menschen neigen schnell dazu, aber damit tun Sie Ihren Bandscheiben, den Zwischenwirbelgelenken und den sich dort befindenden Nerven keinen Gefallen.

Knieposition → Bitte achten Sie darauf, die Knie genau wie beim Squat deutlich nach außen zu drehen, um die Faszien zu spannen. Jetzt haben Sie auch nicht mehr das Problem, die Knie aus Versehen zu weit nach vorn zu schieben, oder?

Schwung holen → Gefährden Sie sich bitte nicht selbst – wenn Sie mit Schwung beginnen, werden Sie an der natürlichen Trägheit der Hantel scheitern. Darüber hinaus kann es passieren, dass sich die Stange zu weit nach vorn einschwingt und Sie mit ihr vornüberkippen. Autsch!

Ausrichtung → Auch hier muss das letzte Glied wieder im Lot sein, wie bei der Kniebeuge dürfen sich also die Unterschenkel nicht zu weit nach vorn bewegen.

Gewichtsregulierung → Steigern Sie das Gewicht von Trainingseinheit zu Trainingseinheit um 5 Kilo. Wenn Sie also beispielsweise am Montag drei Sätze mit 50 Kilo absolvieren, sind am Mittwoch drei Sätze mit 55 Kilo dran und am Samstag drei Sätze mit 60 Kilo. Schaffen Sie den dritten Satz nicht mehr mit dem geplanten Gewicht, erhöhen Sie es bei der nächsten Einheit erst mal nicht, sondern bleiben bei den 60 Kilo.

Mögliche Probleme

Kreuzheben mit vorgezogenen Schultern und einem krummen Rücken auszuführen, endet irgendwann garantiert mit Schmerzen oder gar Verletzungen. Die Wirbelsäule ist schlichtweg nicht dafür gemacht, starke Belastungen auszuhalten, wenn sie gebeugt oder überstreckt wird. Sie ist nur in einer starren Position stark – dann kann sie die von Beinen, Hüfte und Schultern erzeugte Power auf eine zu hebende Last wie die Hantelstange oder Wasserkiste übertragen. Konsequenz für Ihre Übungspraxis: Versuchen Sie bitte NIE, Ihre Wirbelsäule beim Kreuzheben zu beugen oder zu (über)-strecken, die Bewegung läuft über die Hüfte und die Beine. Punkt.

Wichtige Stabilität im Rumpf geht auch verloren, wenn es Ihnen nicht gelingt, die Rippen bei der Ausatmung zusammenzuziehen und eine korrekte Brace-Position einzunehmen. Schuld ist eine starre Brustwirbelsäule, die unter anderem durch zu schlaffe Bauchmuskeln entsteht. Schauen Sie also unbedingt im Kapitel „Das Trainingsplus" vorbei – dort finden Sie Übungen zur Mobilisierung der Brustwirbelsäule (Rutsche, siehe Seite 121), zur Dehnung des großen Rückenmuskels (Langstreckenknier, siehe Seite 130 f.), der Brustmuskeln (Fallschirmspringer, siehe Seite 131), des Lenden-Darm-bein-Muskels (Durchhänger, siehe Seite 128) sowie der Oberschenkelvorderseiten (Antrag, siehe Seite 127).

Kräftige Unterstützung fürs Kreuzheben liefert der Klimmzug (siehe Seite 136 ff.), da er den großen Rückenmuskel trainiert. Der wiederum bringt den Rücken in die richtige Position, damit alle anderen beteiligten Muskeln richtig arbeiten können. Zudem hilft der Sit-up (siehe Seite 142 f.), beim Kreuzheben besser zu werden. Er stärkt die Mitte und ist im Prinzip ein umgekehrtes Kreuzheben: Der Rumpf ist auch hier fix, und die Bewegung kommt ebenfalls aus der Hüfte.

Gut, das ist jetzt vielleicht kein echtes Handicap, aber die durchs Kreuzheben entstehenden Schwielen an den Händen nerven wirklich. Spätestens wenn sie irgendwann einmal aufreißen und sich zu einer blutigen Angelegenheit entwickeln. Eine Möglichkeit ist, Kreide zu benutzen, es gibt auch Flüssigkreide, die macht weniger Dreck. Zusätzlich schonen Sie Ihre Handflächen, wenn Sie die Stange genau in die Kerbe zwischen letztem Fingergelenk und erstem Handknochen legen.

Ziel des Kreuzhebens

Sobald Sie beim Kreuzheben 5 Wiederholungen mit 130 Prozent Ihres Körpergewichts schaffen, haben Verspannungen, Fehlstellungen und Dysbalancen keine Chance mehr auf eine feindliche Übernahme Ihres Körpers. Eine bessere Haltung und ein breiteres Kreuz für die Herren gibt es on top.

DAS BANKDRÜCKEN ALIAS DER BENCH PRESS

Ja, Bankdrücken ist so eine typische Männer-im-Kraftraum-Übung, aber Kraft im Oberkörper zu haben, kann auch Frauen nie schaden. Zum Beispiel, weil man sich bei einem Sturz mit den Armen abfangen kann und nicht direkt aufs Gesicht fällt. Aber das ist nur ein Argument für den *Bench Press*. Wie es sich für eine sogenannte komplexe Übung gehört, fordert er gleich eine ganze Reihe von Muskeln. Der Fokus liegt auf der vorderen Seite des Rumpfes – also auf der Brustmuskulatur, dem vorderen Anteil der Schultern sowie dem Trizeps. Gut, der Trizeps liegt auf der hinteren Seite der Arme, aber ihn brauchen Sie nun mal als ausgleichendes Element, wenn Sie eine schwere Last zu stemmen haben. Daneben arbeiten beim Bankdrücken aber auch die Muskeln im oberen Rücken, im Bauch, im Gesäß und in den Beinen mit. Übrigens ist das Bankdrücken quasi die umgekehrte Bewegung eines Liegestützes. Dort drücken Sie sich vom Boden weg, beim Bench Press schieben Sie ein anderes Gewicht von sich weg nach oben. Jedoch ist der Bench Press die praktischere Übung, weil er progressiv (also Schritt für Schritt) steigerbar ist – klassische Liegestütze sind von Beginn an schwer. Zudem deckt das Bankdrücken diverse Schwächen auf: Wer etwa am tiefsten Punkt der Bewegung an Schulterstabilität verliert, zeigt Probleme im Schultergürtel und steht selten gut da.

BANKDRÜCKEN-LEXIKON

Auch wenn diese Bench-Press-Varianten beim Defizittraining keine Rolle spielen, möchte ich Ihnen die Artenvielfalt des Bankdrückens nicht vorenthalten. Stellen Sie zum Beispiel die Trainingsbank am Kopfende nach unten, spricht man vom *Negativ-Bankdrücken*. Steht das Kopfende hingegen hoch, lautet die passende Bezeichnung *Schrägbankdrücken*. Zudem ist die Umsetzung an der sogenannten Multipresse leider ziemlich gängig. In diesem Gerät wird die Langhantel in einer Schiene geführt nach oben und unten bewegt und lässt sich einhaken, sobald dem Sportler die Kraft ausgeht. Letzteres ist gut und praktisch, die gerade Führung allerdings weniger, denn sie belastet die Schulterstrukturen und nimmt der Übung ihre Komplexität. Das Ziel der verschiedenen Varianten ist, möglichst unterschiedliche Bereiche der Brustmuskulatur zu trainieren. Aber dieses Feintuning wird erst dann relevant, wenn Sie demnächst an einem Bodybuildingwettbewerb teilnehmen möchten. Ansonsten können Sie gern darauf verzichten.

Die All-Step-Variante – bitte hier drücken

Sie können das Bankdrücken zunächst mit einem Besenstiel oder Holzstab üben, bevor Sie zur (beladenen) Hantelstange übergehen. Daher finden Sie auch hier keine explizite Einsteigervariante – je mehr Gewicht Sie mit der korrekten Technik in die Höhe stemmen können, desto fortgeschrittener ist Ihr Status.

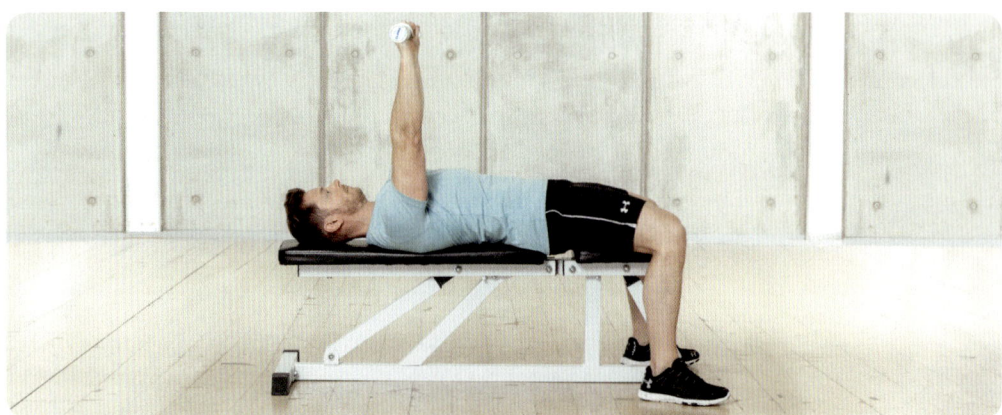

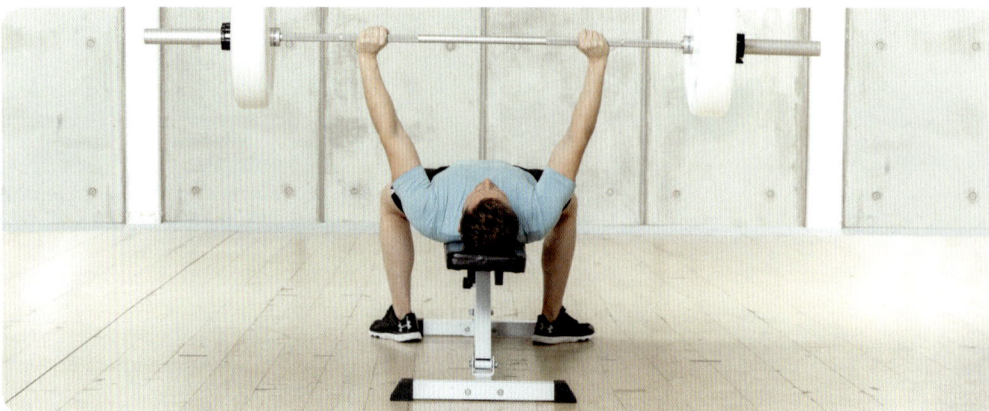

1 Legen Sie sich rücklings auf eine Hantelbank, die mit dem Kopfende unter einem Rack steht. Die Füße sind fest aufgestellt, die Unterschenkel stehen senkrecht zum Boden, und die Knie zeigen nach außen. Ziehen Sie die Schulterblätter zusammen und strecken Sie die Brust nach vorn, sodass Ihr Rücken einen leichten Bogen (einen leichten Bogen, kein starkes Hohlkreuz!) bildet. Der untere Rücken liegt also nicht auf der Bank auf, das Gesäß jedoch sehr wohl. Richten Sie den Blick zur Decke, Ihr Hinterkopf liegt auf der Bank auf. Erst jetzt nehmen Sie die Hantel auf. Diese sollte so im Rack positioniert sein, dass Sie sie mit beiden Händen bequem erreichen können und sie auf

auf der Höhe Ihres Halses liegt. Fassen Sie die Stange in etwa schulterbreit, drehen Sie Ihre Hände dabei leicht einwärts und greifen Sie auf jeden Fall mit dem Daumen um die Stange herum, um ein Abrutschen zu verhindern. Seien Sie beim Griff nicht zimperlich, stellen Sie sich einfach vor, Sie wollten Ihre Finger in die Stange hineinpressen. Ziehen Sie nun Ihre Schulterblätter aktiv zusammen und rotieren Sie Ihre Arme nach außen, um Spannung im Schultergürtel aufzubauen. Jetzt erst heben Sie die Stange aus dem Rack heraus. Achten Sie dabei darauf, dass Ihre Handgelenke stabil unter der Stange stehen und nur leicht nach hinten abknicken. Die Stange selbst befindet sich direkt über den Schultergelenken. Wichtig ist, dass Ihre Ellbogen gestreckt sind. Nehmen Sie nun Ihre Brace-Position ein. Die Anleitung dazu finden Sie im Trainingsplan für Ihren Körpertyp in Kapitel 6 ab Seite 168.

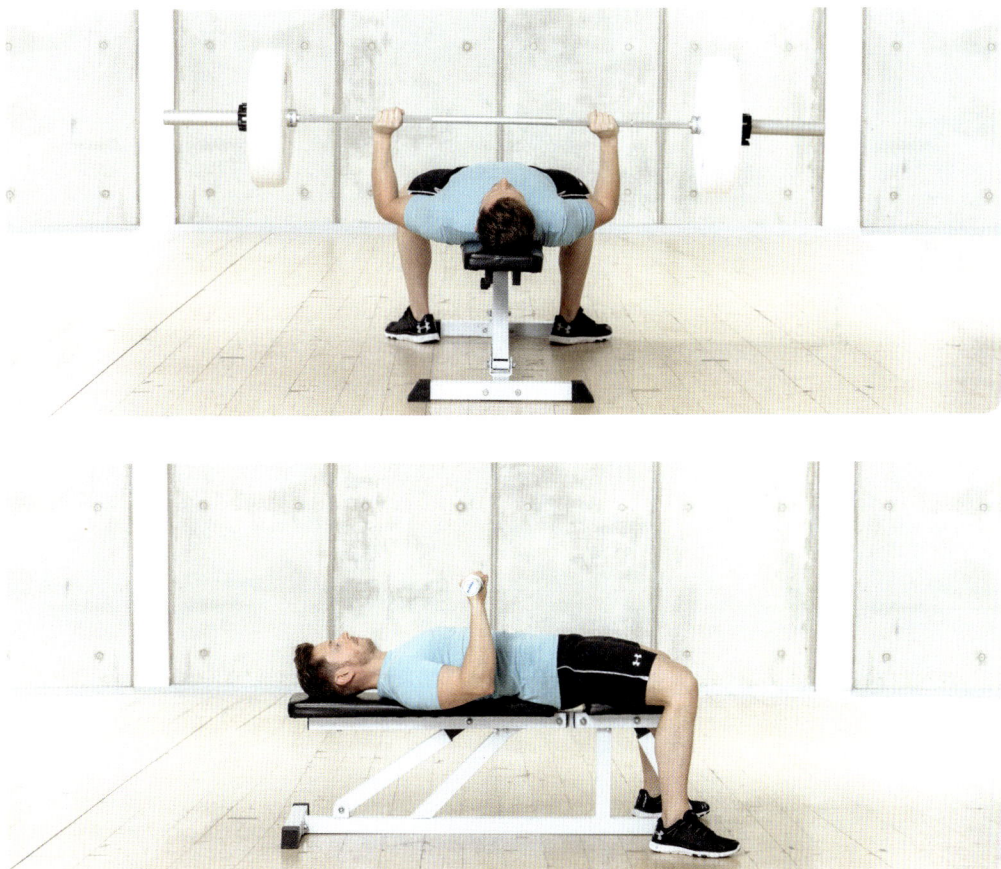

2 Senken Sie die Stange ab, indem Sie Ihre Ellbogen über die Seite in Richtung Boden führen. Die Unterarme bleiben dabei in einer geraden Linie.

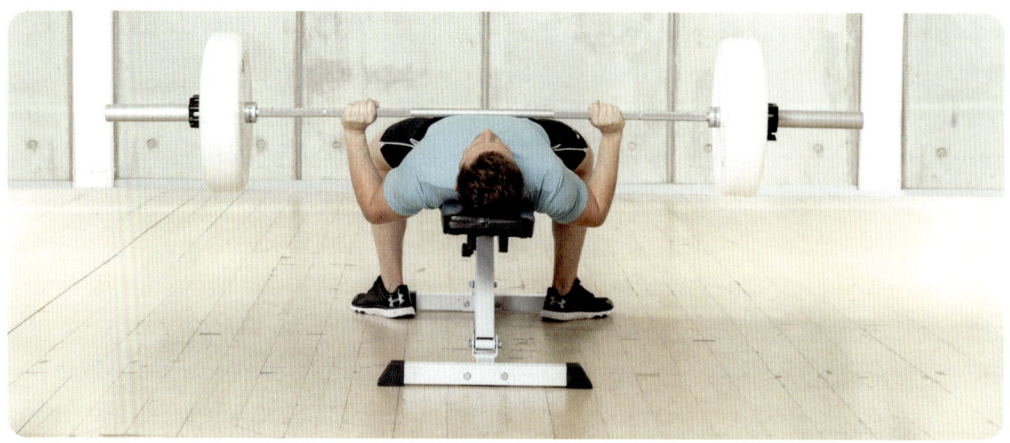

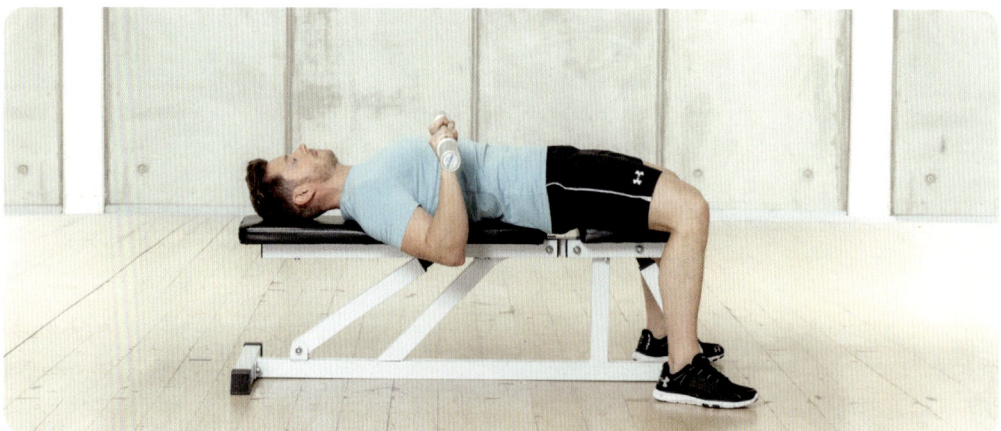

3 Unten angekommen sollte die Stange in der Mitte Ihres Brustbeins kurz Ihr T-Shirt berühren. Das Bankdrücken ist also die einzige der vier Übungen, bei der sich die Stange nicht im Lot bewegt, sondern je nach Körpertyp 5 bis 10 Zentimeter in Richtung der Füße. Sie beschreibt also einen kleinen Bogen, und das ist wichtig, um die Schultergelenkstrukturen nicht zu belasten. Legen Sie das Gewicht nicht auf der Brust ab, sonst verlieren Sie zu leicht an Körperspannung. Führen Sie die Stange ohne Schwung direkt wieder nach oben, bis Ihre Arme durchgestreckt sind. Jetzt dürfen Sie ausatmen. Sind alle Wiederholungen geschafft, legen Sie die Stange mit gestreckten Armen wieder im Rack ab.

Achtung bei der Ausführung

Schlecht ausgeführtes Bankdrücken kann ins Auge (beziehungsweise auf die Nase oder Brust) gehen. Auch Schulterschmerzen sind dann nicht selten. Lassen Sie es nicht so weit kommen und seien Sie pingelig, was die Einzelheiten betrifft.

Handhaltung → Greifen Sie fest zu, so als ob Sie die Hantelstange zerquetschen wollten. Drehen Sie Ihre Arme nach außen und fühlen Sie die zusätzliche fasziale Spannung in den Schultern und im oberen Rücken. So senken Sie das Verletzungsrisiko und erhöhen gleichzeitig die Effizienz der Bewegung. Denn ohne festes Zugreifen der Hände können die Schultermuskeln nicht in vollem Umfang unter Beweis stellen, was sie drauf haben.

Armführung → Auch beim Bankdrücken muss das letzte Glied im Lot stehen, also der Unterarm. Schauen Sie von vorn, steht er nur in der unteren Position senkrecht unter der Stange, von der Seite betrachtet befindet er sich immer in der Senkrechten.

Bruststreckung → Den effizientesten und auch gelenkschonendsten Weg kann die Hantel dann zurücklegen, wenn Sie die Brust so weit wie möglich nach oben strecken. Geben Sie also alles, den stolzen Gockel zu spielen, ohne dabei die Brace-Position zu vergessen! Verzichten Sie in jedem Fall darauf, sich die Stange auf die Brust zu hauen, um einen sogenannten Bounce zu erzielen, der Ihnen hilft, die Stange wieder nach oben zu führen. Das Federn auf dem Oberkörper kann schädlich für die Organe sein und lässt den Trainierenden stärker wirken, als er tatsächlich ist – beides hilft keinem weiter.

Fußstellung → Auch wenn die Füße streng genommen nicht an der Bankdrückbewegung beteiligt sind, bilden sie doch ein solides Fundament, das Ihren Körper stabilisiert. Wenn Sie die Füße kräftig in den Boden drücken und dabei leicht von sich wegschieben, überträgt sich die Kraft über die Hüfte in den Rücken und die Brust und sichert dadurch eine stabile Liegeposition. Stellen Sie die Füße daher so auf, dass die Hüfte sicher in Position bleibt, die Schienbeine senkrecht sind und die Knie nach außen zeigen. Lassen Sie die Fersen am Boden und achten Sie darauf, dass die Knie stets gebeugt sind. Die Füße mit auf die Bank zu nehmen, ist ebenfalls keine gute Idee. Sie müssten in diesem Fall auf die stabilisierenden Kräfte aus Füßen und Beinen verzichten, was die Leistung im Oberkörper mindert.

Streckenlänge → Bankdrücken beginnt mit durchgestreckten Armen, die über der Schulter stehen, setzt sich mit der kurzen Berührung der Stange auf Ihrem Shirt auf Höhe des mittleren Brustbeins fort und endet wieder in der Anfangsposition mit gestreckten Armen. Machen Sie keine halben Sachen und kürzen Sie diesen Weg auf keinen Fall ab. Klar, mit der gekürzten Ausführung fällt die Übung etwas leichter, aber der Effekt geht auf diese Weise genauso leicht verloren.

Ausrichtung → Auch hier muss das letzte Glied in der Endposition wieder im Lot sein, was in diesem Fall bedeutet, dass der Unterarm senkrecht unter der Hantel steht. Andernfalls betreiben Sie alles andere, nur kein echtes Krafttraining, und zudem reizen Sie Ihren Trizeps auf schmerzhafte Weise.

Gewichtsregulierung → Erhöhen Sie das Gewicht von Trainingseinheit zu Trainingseinheit um 1,5 bis 2,5 Kilo. Wenn Sie also beispielsweise am Dienstag drei Sätze mit 40 Kilo absolvieren, sind am Mittwoch drei Sätze mit 41,5 bis 42,5 Kilo dran und am Samstag drei Sätze mit 43 bis 45 Kilo. Schaffen Sie den dritten Satz nicht mehr mit dem geplanten Gewicht, erhöhen Sie es bei der nächsten Einheit erst mal nicht, sondern bleiben bei den 43 bis 45 Kilo.

Mögliche Probleme

Eine verkürzte Brustmuskulatur oder ein unbeweglicher Schultergürtel hindern Sie daran, die Schulterblätter flach auf der Bank zu halten. Bei diesen Einschränkungen hilft Ihnen die Dehnung der Brustmuskeln (siehe Übung Fallschirmspringer, Seite 131) sowie die Mobilisation des Untergrätenmuskels (siehe Übung Rotator, Seite 120) und der Brustwirbelsäule (siehe Übung Rutsche, Seite 121). Macht sich der untere Rücken schmerzhaft bemerkbar, kann das Aufstellen der Füße auf der Bank in der Bewegung angenehmer sein. Wie jedoch oben bereits beschrieben, verpufft so die komplette Kraftübertragung aus den Beinen. Die Probleme sind wahrscheinlich auf eine verkürzte Muskulatur im Bereich der Lendenwirbelsäule zurückzuführen. Folgende Übungen sorgen für mehr Flexibilität und damit für weniger Beschwerden: Mobilisieren Sie Ihren Lenden-Darmbein-Muskel mit dem Ball (siehe Übung Bauchlandung, Seite 124) und dehnen Sie Ihre Oberschenkelvorderseite (siehe Übung Antrag, Seite 127). Schließlich sollen Sie mit beiden Beinen fest im Leben stehen. Auch beim Bankdrücken.

Ziel des Bankdrückens

Sobald Sie 80 Prozent Ihres eigenen Körpergewichts fünfmal stemmen können, sind Sie fit im Bankdrücken und bereit für viele Liegestütze. Sie werden besser werfen, härter schlagen und ausdauernder klettern können, die schwere Schwingtür geht leichter auf, zudem dürfen sich Bankdrücker auf jeden Fall über ein Haltungsplus freuen.

MEMO ANS EGO

Um gesund und leistungsfähig zu sein, müssen Sie nicht mehr Übungen als die hier vorgestellten Fantastic Four beherrschen. Wer Kniebeuge, Drücken, Kreuzheben und Bankdrücken sauber und mit ausreichend viel Gewicht ausführt, trainiert den kompletten Körper. Wenn das keine Motivation ist! Damit Ihnen trotz aller Motivation kleine Hindernisse wie Verkürzungen oder schwache Muskeln keinen Strich durch den Trainingsplan machen, finden Sie im folgenden Kapitel spezielle Hilfsübungen für (fast) alle Fälle.

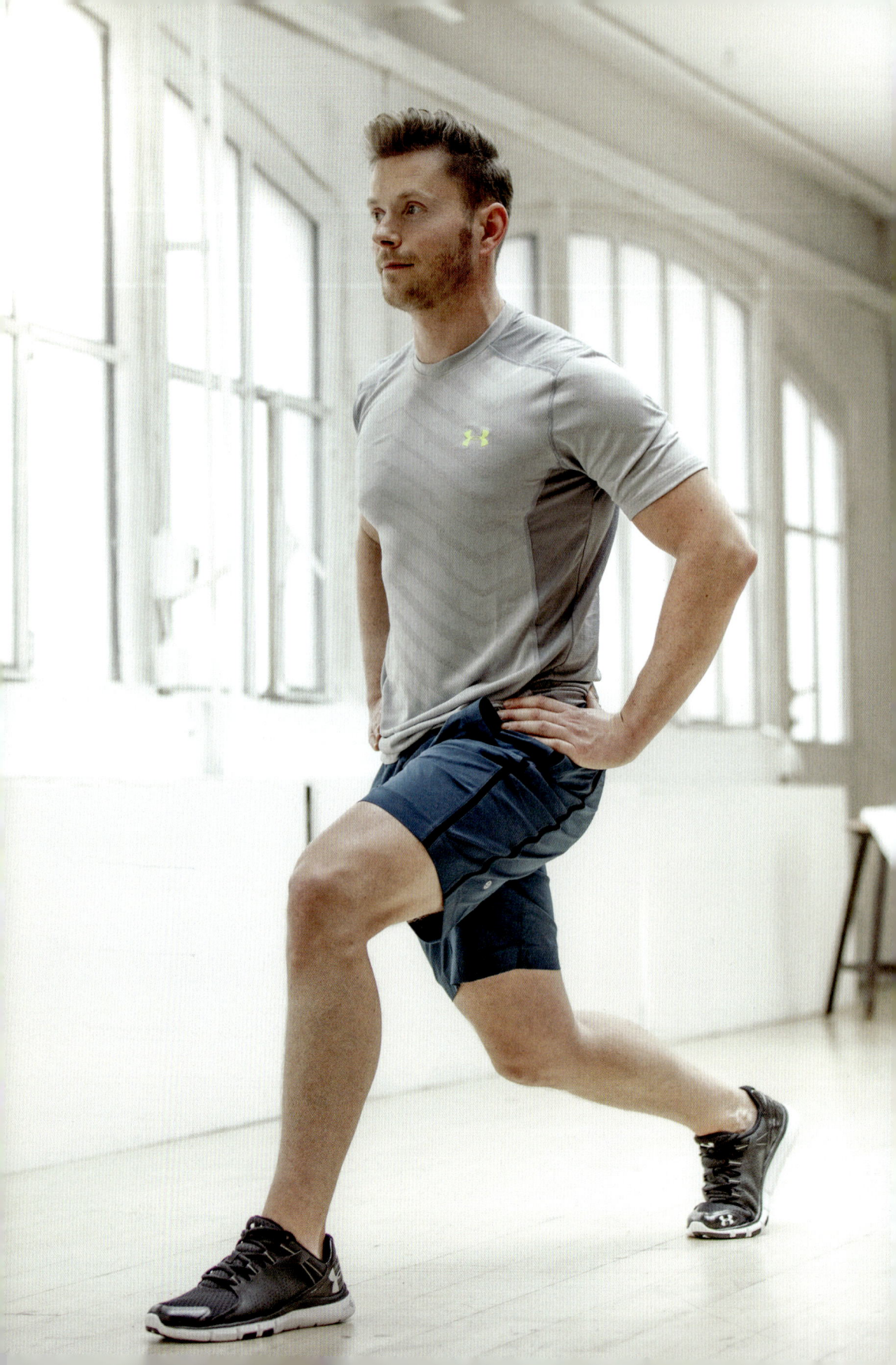

Kapitel 5

DAS TRAININGSPLUS

DIE DREI FÜR ALLE FÄLLE

Die Mobilisation, die Dehnung und die speziellen Hilfsübungen sind drei wichtige Elemente meiner Methode, die Ihnen helfen, Ihr Bewegungsmuster zu verbessern. Das Dehnen und Mobilisieren bereitet Sie auf das Training der Hauptübungen vor, und die kraftbetonten Hilfsübungen gleichen Schwachstellen aus und sorgen so für eine ausgewogen starke Muskulatur.

Im Folgenden stelle ich Ihnen die einzelnen Übungen vor, die diese drei Bereiche abdecken. Wie viele und welche Sie davon in Ihrem Trainingsplan wiederfinden, ist abhängig von Ihrem Körpertyp: Beispielsweise wird eine Katze die Dehnübungen wohl ignorieren können, wohingegen der Hanseat keinesfalls auf sie verzichten darf. Für ausnahmslos alle Typen gilt: Beim Mobilisieren und Dehnen dürfen Sie gern auch barfuß unterwegs sein, bei den Hilfsübungen sind gut sitzende Trainingsschuhe aber ebenso ein Muss wie bei den Hauptübungen. Sie sorgen für einen stabilen Stand.

DIE MOBILISATION

Starten wir mit der Mobilisation, denn sie schafft perfekte Voraussetzungen für eine Dehnung, und das wiederum bereitet aufs Krafttraining vor. Halten Sie sich also bitte an die in Ihrem Trainingsplan genannte Reihenfolge der Übungen, sie ist für Ihren Fortschritt verbindlich.

Bei den folgenden Mobilisationsübungen kommen drei Geräte zum Einsatz, die mittlerweile recht verbreitet sind, aber nicht zu den klassischen Trainingstools (wie etwa eine Langhantel) gehören: die Massagerolle, ein Ball und der sogenannte Doppelball. Mit diesem Trio können Sie unterschiedliche Körperregionen bearbeiten und dabei Ihre Muskeln und das sie umgebende Bindegewebe, die Faszien, wieder geschmeidig machen. So wirkt das sogenannte Myofascial-Release-Training Verspannungen und Verhärtungen entgegen und fördert Ihre Beweglichkeit. Gleichzeitig verbessert sich auch die Durchblutung der Muskulatur und verhilft ihr auf diese Weise zu mehr Leistungsfähigkeit. Zudem schützt Sie die Mobilisation langfristig gesehen vor Verletzungen: Flexibilität hält nicht nur jung, sondern auch gesund. Wer mag, führt die Bodenübungen auf einer (Yoga-)Matte aus. Achten Sie aber in jedem Fall darauf, dass Ihre Unterlage nicht verrutschen kann – eine Matte auf einem Holzfußboden ist beispielsweise keine gute Kombination.

MOBILISIEREN MIT DER MASSAGEROLLE

Auf den ersten Blick handelt es sich bei der Massagerolle um eine rund 30 Zentimeter lange einfache Schaumstoffrolle. Doch hinter der schlichten Fassade verbirgt sich ein komplexer Nutzen. Mit dieser Rolle können Sie Ihre Faszien wieder auf Vordermann bringen und so auch gleich die Muskelfunktion verbessern – ganz einfach mit einer Do-it-yourself-Massage. Die Intensität des Effekts richtet sich dabei nach der Schaumstoffdichte, der Größe der Aussparung im Inneren und der Oberflächenstruktur der Rolle. Es gibt viele verschiedene Varianten, aber für den Einstieg empfehle ich Ihnen eine glatte mittelharte Massagerolle. Die Kosten belaufen sich auf rund 30 Euro, die Sie entweder im Sportfachhandel oder in diversen Onlinestores lassen können.

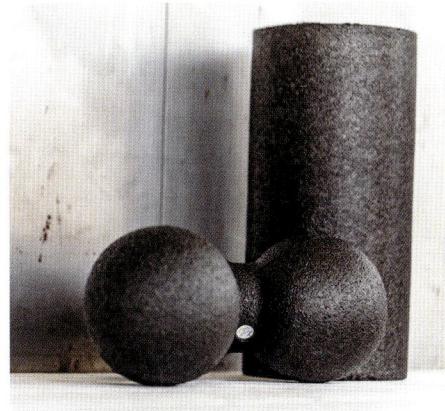

Let's roll! Das Tolle an der Rolle ist, dass Sie mit ihr sehr gezielt arbeiten können. Zum Beispiel an Ihrem vorderen Oberschenkel, indem Sie das Gerät einfach unter einer schmerzenden oder verhärteten Stelle positionieren und dann mit kleinen Bewegungen darauf hin- und herrollen. Solche sogenannten Druckpunktmassagen lösen fasziale Verklebungen und halten das Gewebe geschmeidig – ein guter Schutz vor Verspannungen, Schmerzen und letztendlich auch vor Verletzungen. Je nach körperlicher Veranlagung und den Alltagsbelastungen treten die Verklebungen an unterschiedlichen Stellen stärker oder schwächer auf. Und ich will ehrlich zu Ihnen sein: Es ist gut möglich, dass Sie während der Massage ein bisschen die Zähne zusammenbeißen müssen. Aber der Schmerz wird mit jeder Runde geringer, vertrauen Sie mir! Und das entspannte Gefühl und die neu gewonnene Beweglichkeit danach belohnen Sie fürs Durchhalten.

Die Rolle ist sozusagen ein Trüffelschwein für schmerzhafte Stellen. Folgen Sie also der Übungsbeschreibung so lange, bis Sie einen Punkt entdecken, der gemein auf sich aufmerksam macht, dort sind Sie richtig. Auch wenn es wehtut, versuchen Sie, locker zu bleiben und den Atem nicht anzuhalten. Erst wenn der Schmerz weniger wird, rollen Sie weiter zum nächsten Epizentrum. Ist dieses auch entschärft, überrollen Sie die gesamte Fläche wie den ganzen Oberschenkel noch einmal, um die Durchblutung wieder in den Fluss zu bringen und die bei der Punktmassage entstandenen Abfall-produkte des Stoffwechsels über die Lymphe auszuscheiden.

Leider kann ich Ihnen nicht genau sagen, wie lange es dauert, solch einen Punkt zu lösen. Ist Ihre Tagesform top, kann das bereits nach 30 Sekunden der Fall sein, an schlechten Tagen müssen Sie auch schon mal mit 3 bis 4 Minuten rechnen. Wenn Ih-nen das zu lange dauert, konzentrieren Sie sich zunächst auf einen Punkt und gehen den nächsten morgen an. Die beseitigte Stelle bleibt auch beseitigt, und damit ist ein erstes Teilziel – die Veränderung des Gewebes – erreicht. Und darum geht es hier ja, nicht um ein Abrollen von vorgegebenen Sekunden oder Minuten. Mit dieser Vorge-hensweise wird beispielsweise Ihr Oberschenkel schon in knapp zwei Wochen kom-plett geschmeidig und schmerzfrei sein.

Frontflexibilität

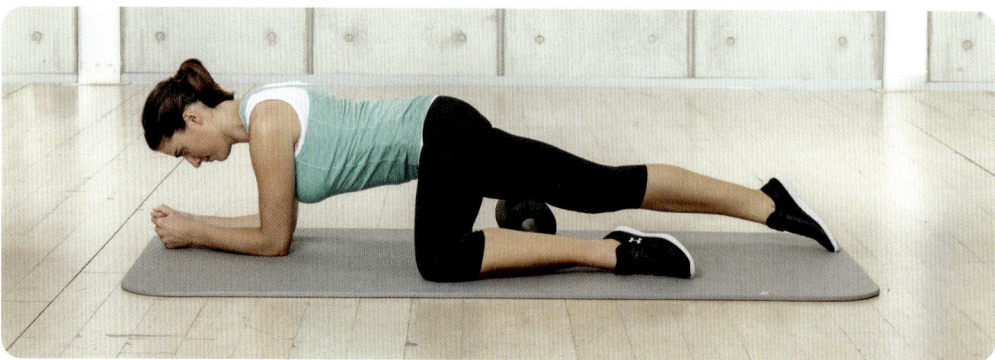

Der vordere Oberschenkel → Stützen Sie sich in Bauchlage auf die Unterarme auf. Das rechte Bein ist lang nach hinten gestreckt, die Massagerolle befindet sich unter dem rechten vorderen Oberschenkel. Der rechte Fuß ist in der Luft. Winkeln Sie das linke Bein seitlich an und lassen Sie Ihr ganzes Körpergewicht auf die Rolle wirken. Atmen Sie ruhig weiter. Jetzt schieben Sie sich aus der Kraft der Unterarme langsam über die Rolle nach vorn. Auf dem Hinweg werden Sie etwa bis zur Leiste kommen, auf dem Rückweg rollen Sie bis zum Knie, aber bitte nicht über das Gelenk. Gelenke mögen diese Form der Zuwendung nämlich gar nicht – behalten Sie das unbedingt auch für die anderen Mobilisationsübungen im Hinterkopf! Und nicht vergessen: Da, wo es wehtut, legen Sie eine Pause ein und führen entweder keine oder höchstens minimale, langsame Rollbe-wegungen aus. Wiederholen Sie den Ablauf mit dem linken Bein.

Rahmenwerk

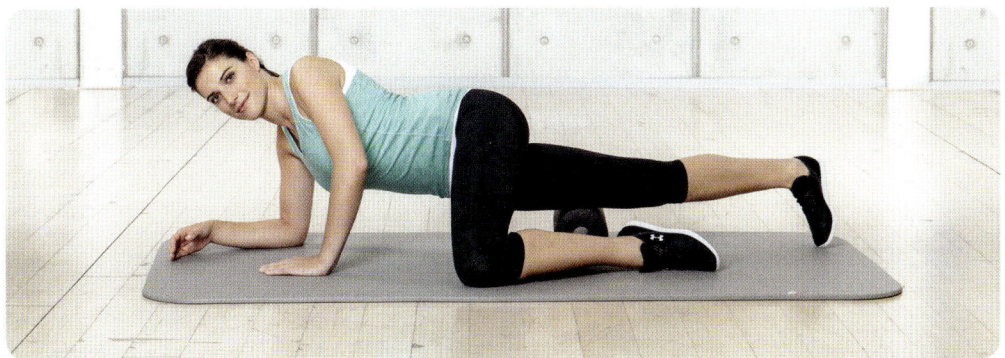

Der innere und äußere Oberschenkel → Führen Sie die gleiche Bewegung wie beim Mobilisieren des vorderen Oberschenkels aus. Allerdings drehen Sie Ihren rechten Oberschenkel beim Rollen jetzt einmal nach außen, um die innere Muskelpartie zu treffen, und einmal nach innen, damit die äußere Muskelpartie massiert wird. Wiederholen Sie den Ablauf mit dem linken Bein.

Seitenschutz

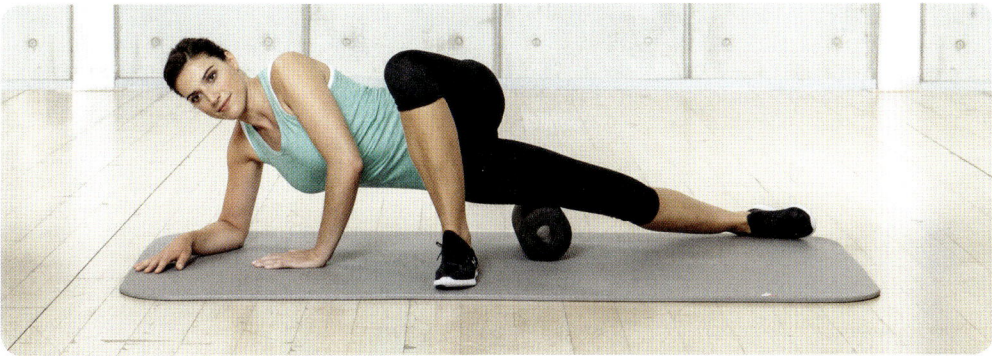

Der seitliche Oberschenkel → Drehen Sie sich aus der Unterarmstütz-Position auf die rechte Seite, sodass Sie in den Seitstütz kommen. Die Massagerolle liegt dabei unter der Außenseite Ihres rechten Oberschenkels, Ihr rechtes Knie ist leicht gebeugt. Stellen Sie den linken Fuß vor dem Körper auf, die linke Hand stützt auf dem Boden. Rollen Sie nun aus der Kraft des rechten Unterarms von der Hüfte bis zum Kniegelenk und wieder zurück. Versuchen Sie, dabei möglichst viel Gewicht auf die Rolle zu bringen. Wiederholen Sie den Ablauf auf der linken Seite.

Wadenheber

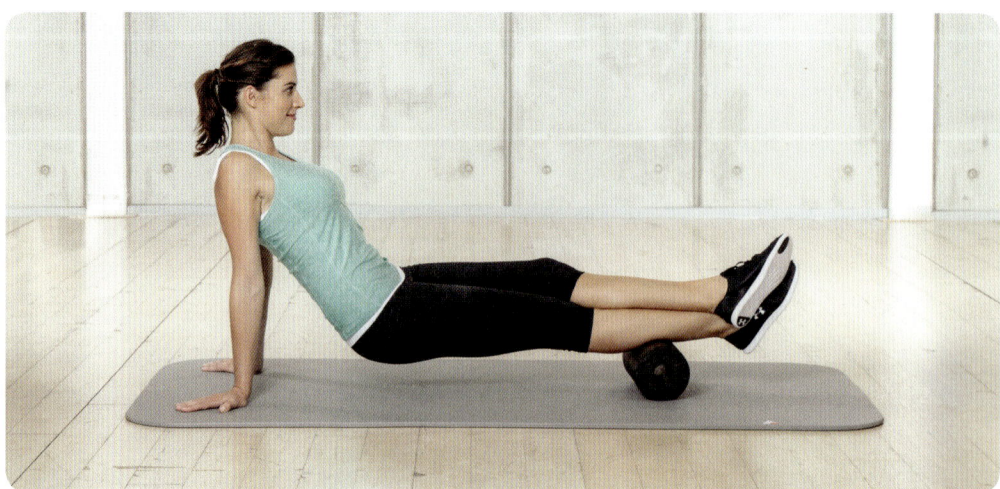

Die Wade → Setzen Sie sich mit gestreckten Beinen auf den Boden und stützen Sie Ihre Hände seitlich neben dem Gesäß auf. Die Massagerolle befindet sich unter Ihrer rechten Wade. Legen Sie das linke Bein auf dem rechten ab und drücken Sie sich aus der Kraft der Arme nach oben, bis Ihre Beine parallel zum Boden sind. Rollen Sie jetzt die Strecke von der Kniekehle bis zur Ferse ab – natürlich gilt auch hier das Schnecken-tempo-Gebot. Bei einem schmerzhaften Punkt angelangt legen Sie einen Zwischen-stopp ein und lassen den Druck der Rolle wirken. Je mehr Gewicht Sie auf die Rolle bringen, desto intensiver wird der Massageeffekt. Wiederholen Sie den Ablauf mit der linken Wade.

MOBILISIEREN MIT DEM BALL UND DEM DOPPELBALL

Mit einem Ball können Sie noch gezielter gegen schmerzhafte Verklebungen vorgehen als mit der Rolle. Er kann direkt an den sogenannten Triggerpunkten oder schwer zu erreichenden Stellen ansetzen. Ein paar runde Infos dazu: Zur Faszienmassage eignen sich Bälle aus festerem Schaumstoff ebenso wie Lacrossebälle aus Hartgummi – die Materialwahl ist letztendlich eine Geschmacksfrage. Achten Sie jedoch auf die richtige Größe, ideal sind Bälle mit einem Durchmesser von 6 bis 8 Zentimetern.

Der große Bruder des Balls ist der Doppelball. Doppelbälle sind besonders für die Rückenpartie gedacht, da sie den Bereich der Wirbelsäule aussparen und die vielen kleinen Muskeln, die entlang der Wirbelsäule verlaufen, treffen. Auch hier gibt es verschiedene Materialvarianten und Konstruktionen – suchen Sie sich etwas aus. Mit einer Ballgröße zwischen 6 und 15 Zentimetern sind Sie auf jeden Fall gut beraten.

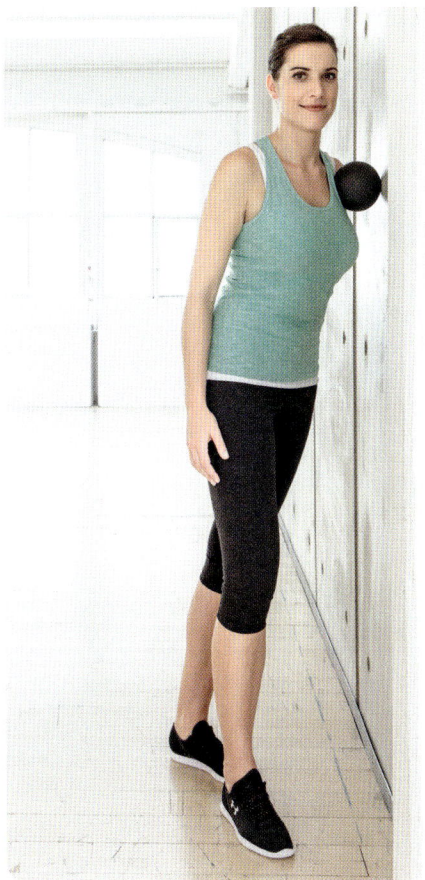

Brustschutz

Die Brustmuskulatur → Stellen Sie sich vor einer Wand auf. Klemmen Sie den Ball zwischen der Wand und Ihrer linken Brust ein. Um genau zu sein, neben der Achselhöhle etwas unterhalb des Schlüsselbeins. Lehnen Sie sich mit Ihrem ganzen Gewicht gegen die Ball-Wand-Verbindung. Massieren Sie nun mit kleinen kreisenden Bewegungen langsam den gesamten Ansatzbereich des linken Brustmuskels aus. Schmerzt eine Stelle besonders, wissen Sie was zu tun ist: anhalten und genießen! Und auf keinen Fall die Luft anhalten. Wiederholen Sie den Ablauf auf der rechten Seite.

Rotator

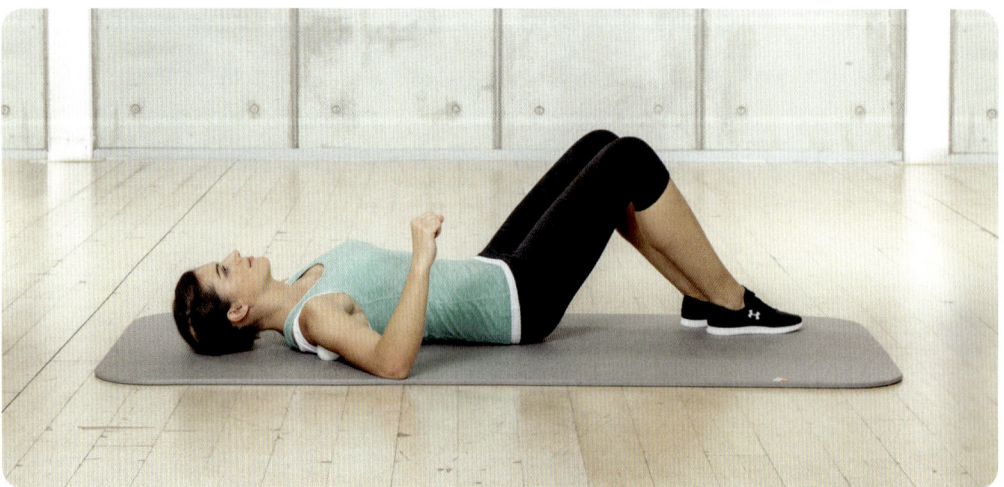

Der Untergrätenmuskel → Mit einem beweglichen Untergrätenmuskel stehen die Chancen nicht schlecht, dass Sie Ihren Arm sauber drehen können. Auch Schmerzen im Nacken, in der Schulter und im Bereich des Schulterblatts treten seltener auf. Legen Sie sich zur Mobilisation des Untergrätenmuskels auf den Rücken und stellen Sie die Füße bequem auf. Die Arme legen Sie neben Ihrem Körper ab. Der Ball befindet sich direkt unter dem rechten Schulterblatt. Keine Sorge, das ist zumindest am Anfang nicht schmerzhaft, denn dort liegt eine sehr dicke Faszie, die Sie vorm Aufschrei bewahrt. Erst wenn die Faszie locker wird, kommt der fiese Faktor Schmerz hinzu. Wenn Sie nicht sicher sind, ob der Ball richtig liegt, machen Sie folgenden Test: Rotieren Sie Ihren Arm einige Male nach innen und wieder nach außen – speziell bei der Außenrotation sollten Sie den Untergrätenmuskel deutlich spüren. Jetzt starten Sie mit der eigentlichen Mobilisation. Winkeln Sie Ihren rechten Arm deutlich vom Körper ab und beugen Sie Ihren Ellbogen, sodass sich der Unterarm senkrecht aufstellt und Ihre Handfläche nach vorn zeigt. Spüren Sie dem Druck nach. Und wenn es noch etwas mehr sein darf, legen Sie den Unterarm in Richtung der Füße ab, ohne den Oberarm mitzubewegen. Wiederholen Sie den Ablauf im Anschluss auf der linken Seite.

Rutsche

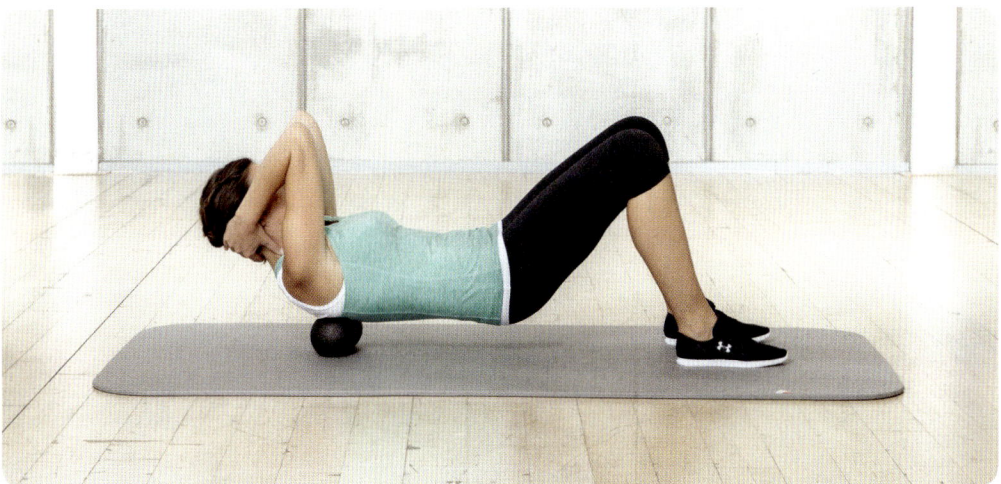

Die Brustwirbelsäule → Jetzt hat der Doppelball seinen großen Auftritt. Er kommt zwar nur hier zum Einsatz, aber er eignet sich hervorragend, um die Wirbelsäule wieder beweglich zu machen. Das allein rechtfertigt die Anschaffung, die Wirbelsäule soll ja eine zentrale Rolle im Körper spielen. Setzen Sie sich auf den Boden und platzieren Sie den Doppelball etwa eine knappe Armlänge entfernt hinter sich. Stellen Sie nun Ihre Füße auf und lehnen Sie sich zurück, bis Sie die Bälle mit dem Rücken berühren. Diese sollten sich jetzt auf Höhe der Brustwirbelsäule befinden und rechts und links neben der Wirbelsäule positioniert sein. Nehmen Sie die Hände in den Nacken, um Ihren Kopf zu stützen, die Ellbogen zeigen nach oben. Lassen Sie Ihr gesamtes Gewicht auf die Bälle wirken. Rollen Sie nun aus der Kraft der Füße so weit vor und zurück, dass sich die Bälle über die Brustwirbelsäule – nur dort wo Rippen sind! – bewegen. Dabei rutschen Sie mit dem Gesäß über die Matte. Um den Druck zu verstärken, können Sie Ihren Po beim Rollen auch von der Matte abheben. Nicht vergessen: stillhalten und weiteratmen, wenn's wehtut!

Roller

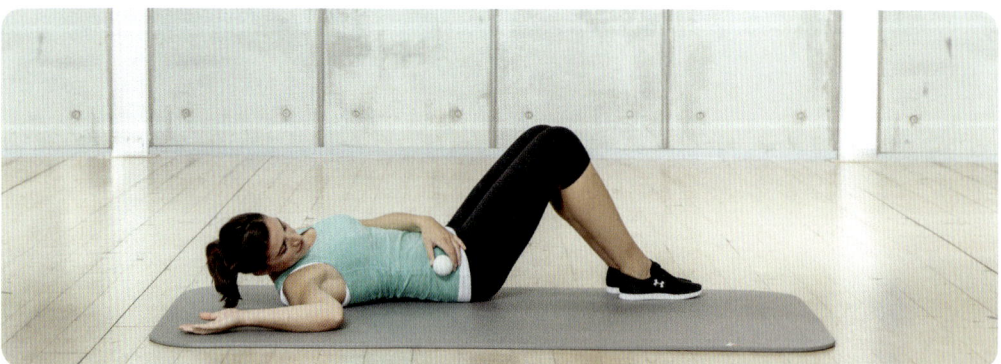

1 **Der Schenkelbindenspanner** → Legen Sie sich auf den Rücken, stellen Sie die Füße auf und winkeln Sie Ihren rechten Arm auf Schulterhöhe neben dem Körper an. Der Unterarm bleibt auf dem Boden, die Handfläche zeigt zur Decke. Den Ball halten Sie mit der linken Hand vor Ihrem rechten Beckenknochen.

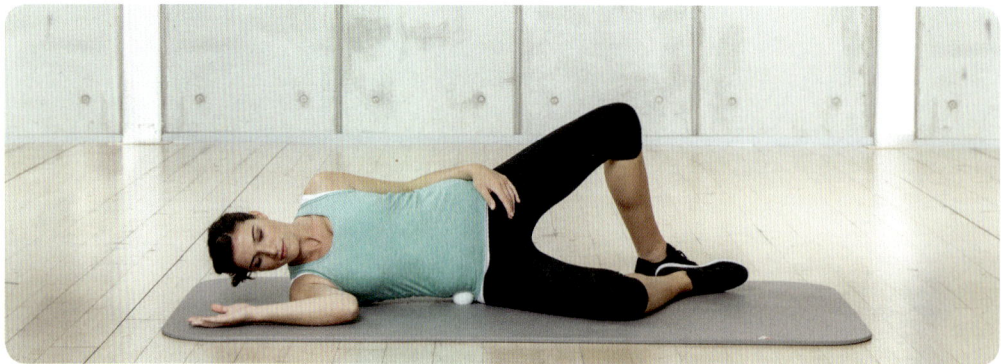

2 Führen Sie das rechte Bein angewinkelt zum Boden und drehen Sie sich mit dem Oberkörper auf die rechte Seite. Den Ball positionieren Sie dabei direkt unterhalb des rechten Beckenknochens. Ihren Kopf können Sie frei halten oder auch auf einem Kissen oder dem rechten Arm bequem ablegen. Jetzt führen Sie kleine kreisende Bewegungen auf dem Ball aus. Treffen Sie auf eine schmerzhafte Stelle, verharren Sie dort und lassen den Ball wirken.

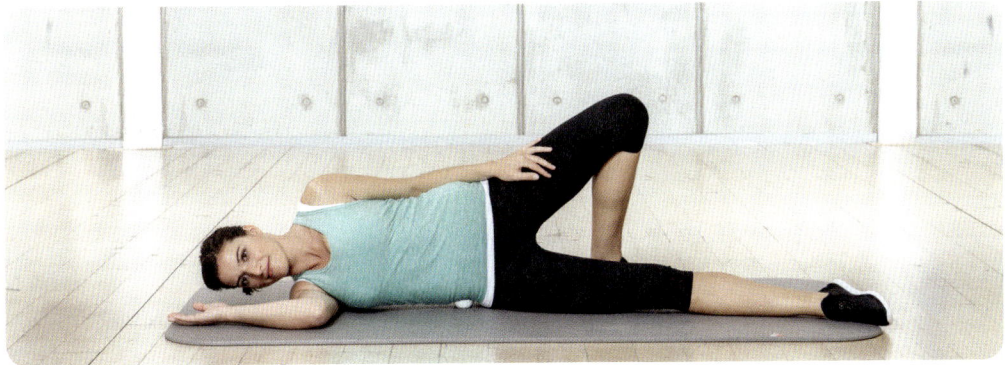

3 Wenn Sie mit gebeugtem Bein keinen Reiz mehr spüren, strecken Sie das Bein und suchen Sie nach weiteren Druckpunkten. Wiederholen Sie den Ablauf im Anschluss auf der linken Seite.

Birnenmassage

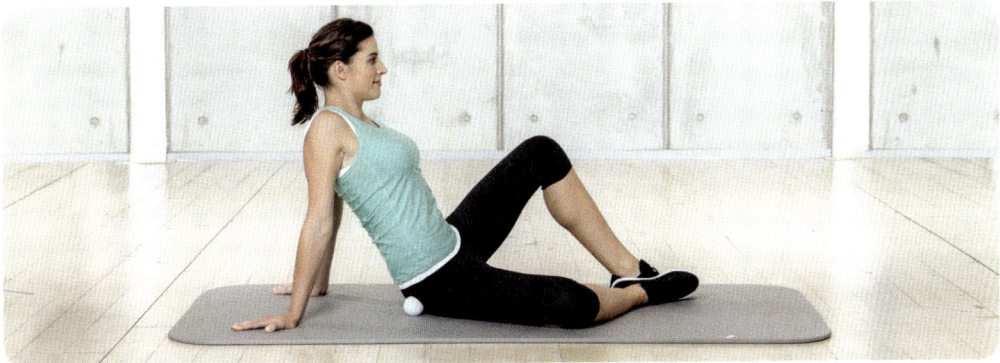

Der birnenförmige Muskel → Setzen Sie sich auf den Boden und stellen Sie die Füße bequem auf. Legen Sie den Ball unter Ihre rechte Gesäßhälfte. Nun lehnen Sie sich etwas nach hinten und stützen die Arme auf. Zur Verstärkung legen Sie das rechte Bein angewinkelt auf dem Boden ab, die rechte Fußsohle zeigt zum linken Sprunggelenk. Heben und senken Sie das rechte Knie etwas, während Sie die Muskelpartie mit kleinen Kreisen auf schmerzhafte Stellen hin abrollen. Wiederholen Sie den Ablauf im Anschluss auf der linken Gesäßseite.

Bauchlandung

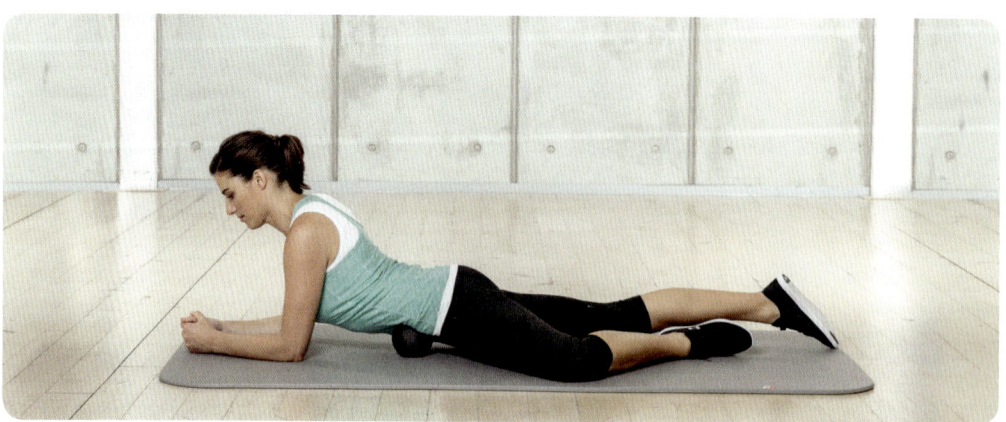

Der Lenden-Darmbein-Muskel → Stützen Sie in Bauchlage Ihre Unterarme auf und strecken Sie die Beine. Der Ball befindet sich unter Ihrem Bauch. Positionieren Sie ihn etwa 5 Zentimeter unterhalb des Bauchnabels und gehen Sie von dort aus rund 5 Zentimeter nach links außen – dann liegt der Ball richtig. Winkeln Sie das linke Bein leicht zur Seite an. Jetzt rollen Sie aus der Kraft der Arme über den Ball nach vorn, sodass dieser sich nach unten bewegt. Dann geht es wieder zurück zur Ausgangsposition. Achten Sie auf eine gerade Linie, der Ball sollte nicht nach rechts oder links abdriften, um den Muskel genau zu treffen. Wiederholen Sie den Ablauf im Anschluss auf der rechten Seite. Zur Sicherheit sei noch gesagt: In der Schwangerschaft ist diese Übung natürlich tabu!

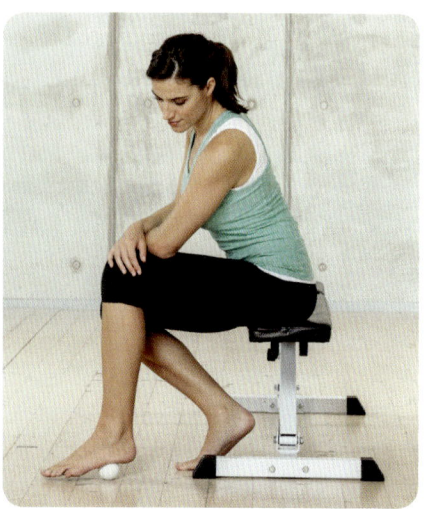

Kreisel

Das Fußgewölbe → Setzen Sie sich barfuß auf einen Stuhl oder eine Trainingsbank. Legen Sie den Ball mittig unter Ihren linken Fuß. Testen Sie, wie viel Druck Sie auf den linken Fuß geben können, und rollen Sie ihn langsam nach vorn und hinten aus. Sobald Sie auf eine schmerzhafte Stelle treffen, bleiben Sie dort und umkreisen diese mit etwas mehr Druck. Wiederholen Sie den Ablauf im Anschluss mit dem rechten Fuß. Tipp: Überprüfen Sie vor der Fußgewölbe-Mobilisation doch mal, wie weit Sie aus dem Stand heraus mit den Fingern zum Boden kommen. Wiederholen Sie den Test nach der Mobilisation, Sie werden eine deutliche Verbesserung erkennen. It's magic? Nicht ganz. Unter der Fußsohle verläuft die sogenannte Plantarfaszie, die mit der gesamten Rückseite unseres Körpers verbunden ist. Kein Wunder also, dass die Beweglichkeit auf der Körperrückseite zunimmt, wenn diese Faszie mobilisiert wurde.

Freimachung

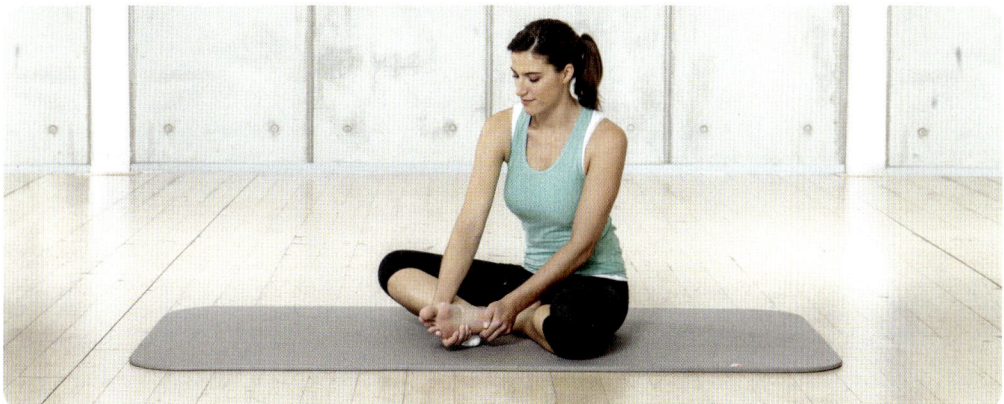

Das Sprunggelenk → Setzen Sie sich auf den Boden, und winkeln Sie Ihre Beine zum lockeren Schneidersitz an. Nehmen Sie Ihren rechten Fuß in beide Hände und positionieren Sie den Ball direkt unterhalb des hervorstehenden Sprunggelenkknöchels. Drehen Sie nun die Ferse mit Ihren Händen nach innen und den Vorfuß nach außen, während Sie Druck auf den Ball geben. Im Anschluss mobilisieren Sie umgekehrt: Die Ferse wird nach außen gedreht und der Vorfuß nach innen. Bei dieser Übung geht es weniger um die Mobilisation einer Faszie, sondern vielmehr darum, die Gelenkfunktion zu verbessern. Wiederholen Sie den Ablauf mit dem linken Fuß.

DIE DEHNUNG

Nein, ich möchte sicher nichts künstlich in die Länge ziehen, aber das Dehnen hat trotz kontroverser Diskussionen seine Daseinsberechtigung. Schließlich macht es Sie – sofern Sie nicht nur einmal im Jahr zur Tat schreiten – flexibler, indem es den Bewegungsumfang Ihrer Gelenke erhöht. Es entscheidet also zum Beispiel darüber, ob Sie problemlos in den Mantel schlüpfen oder etwas vom Boden aufheben können, ohne dabei den Rücken rund zu machen. Übrigens kann mangelnde Beweglichkeit auch der Grund für Schmerzen sein, denn sie behindert den flüssigen Arbeitsablauf der Muskulatur. Muskeln funktionieren, indem sich ihre kleinsten Fasern zusammenziehen und wieder loslassen, ähnlich wie ein Gummiband. Wird dieses Wechselspiel ausgebremst, kommt es schnell zu Muskelverkürzungen und -verspannungen.

Allgemein gesagt lassen sich die verschiedenen Dehnmethoden in statisches und dynamisches Training unterteilen. Ich setze in meinem Training auf das aktive statische Dehnen. Hierbei gilt es, Positionen über einen bestimmten Zeitraum zu halten und bei Bedarf durch eine veränderte Körperhaltung zu verstärken. Dynamisches Dehnen erhöht nicht die Beweglichkeit, sondern bereitet den Körper auf eine dynamische Belastung vor. Zum Beispiel dehnen Fußballer vorm Spiel dynamisch, um für die folgenden 90 Minuten gewappnet zu sein. Unser Ziel ist jedoch unter anderem, eine saubere Kniebeuge auszuführen, bei der Sie Ihre Hüfte problemlos beugen und so auch den Rücken gerade halten können. Und das funktioniert über die Mobilisation und über aktives statisches Dehnen. Letzteres zeigt dem Gehirn, dass eine Position überhaupt möglich ist – der entscheidende Impuls, um sie bei der entsprechenden Übung dann auch korrekt einzunehmen.

Für die folgenden Dehnungen benötigen Sie keine Zusatzgeräte, Sie arbeiten nur mit Ihrem eigenen Körpergewicht und sind darüber hinaus schon mit einem Stuhl oder einer Trainingsbank perfekt ausgestattet. Am besten positionieren Sie den Gegenstand Ihrer Wahl immer vor einer Wand, damit er nicht verrutscht. Halten Sie jede Position so lange, bis sich die Muskelspannung merklich verändert hat, und wechseln Sie dann zur anderen Seite. Das kann an einem guten Tag recht schnell gehen, aber an einem weniger guten auch 3 Minuten oder länger dauern. Spüren Sie in sich hinein. Das Ziel ist erreicht, sobald Sie sich beweglich genug für die gefragten Kraftübungen fühlen. Ist das noch nicht der Fall, dehnt sich die Dehnungsphase eben doch mal in die Länge. Achten Sie aber darauf, nur so weit in die Dehnposition zu gehen, bis sich ein deutliches „Oh, jetzt spannt's"-Gefühl einstellt. Richtig schmerzhaft darf es nicht werden, da Sie sonst mehr Schaden als Nutzen davontragen. Falscher Ehrgeiz ist also fehl am Platz. Sie werden jedoch sehen, dass Sie bei regelmäßiger Ausführung schnell flexibler werden.

Antrag

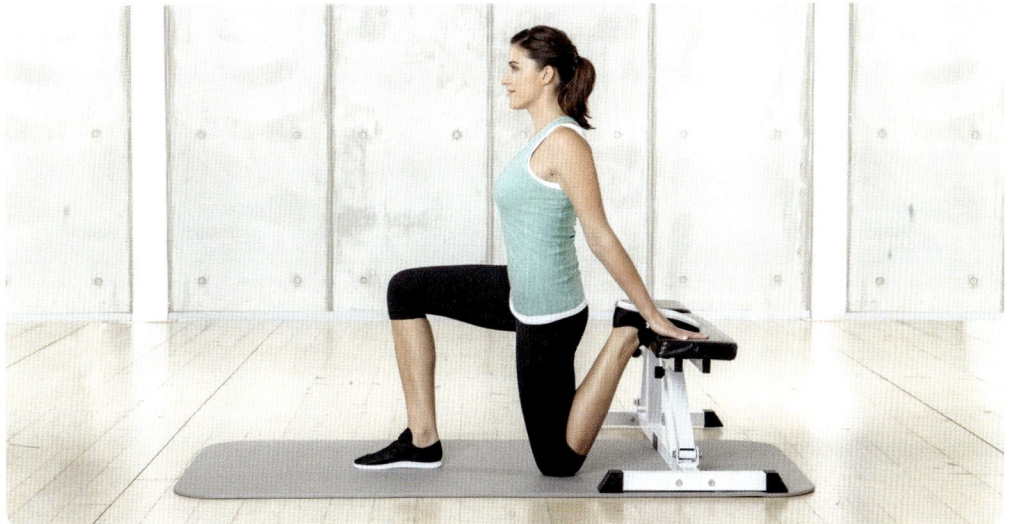

Der vordere Oberschenkel → Knien Sie sich mit dem Rücken zum Gerät vor eine Trainingsbank oder einen niedrigen Stuhl, der Oberkörper ist aufrecht. Greifen Sie nun mit der linken Hand nach Ihrem linken Fuß und legen Sie den Fußrücken auf der Sitzfläche ab. Dann stützen Sie die linke Hand auf die Sitzfläche. Stellen Sie jetzt den rechten Fuß so auf, dass Ihr Unter- und Oberschenkel einen rechten Winkel bilden. Die rechte Hand können Sie je nach Beweglichkeit an die Hüfte nehmen oder ebenfalls auf der Sitzfläche ablegen. Richten Sie Ihren Blick nach vorn, sodass sich Ihr Kopf in Verlängerung der Wirbelsäule befindet. Spannen Sie den Po an und schieben Sie das Becken etwas vor, ohne dass sich das Knie am Boden mitbewegt. Halten Sie das Becken dabei immer aufrecht, um ein Hohlkreuz zu vermeiden. Einsteiger können mit einem wesentlich niedrigeren Gegenstand wie einer Treppenstufe oder einer flachen Kiste beginnen. Fortgeschrittene versuchen, das auf den Boden gestützte Knie stetig näher an Bank oder Stuhl heranzubringen. Erst wenn das Knie direkt davorsteht, ist die volle Beweglichkeit der Oberschenkelvorderseite erreicht. Wiederholen Sie den Ablauf im Anschluss auf der rechten Seite.

Durchhänger

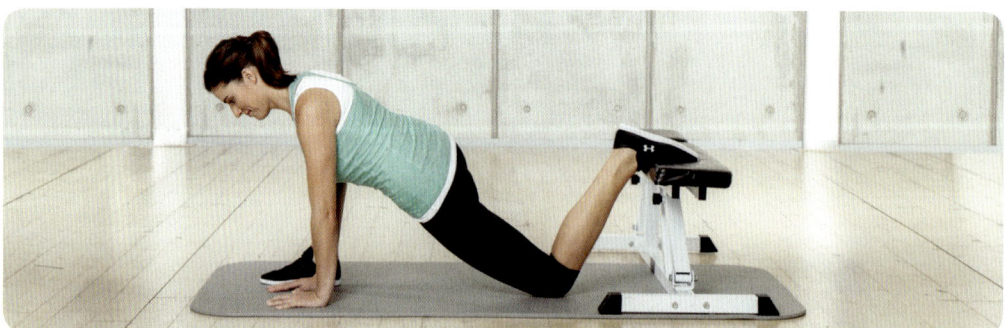

Der Lenden-Darmbein-Muskel → Stellen Sie sich mit dem Rücken zum Gerät vor eine Trainingsbank oder einen niedrigen Stuhl und nehmen Sie eine weite Schrittstellung ein. Der rechte Fuß ist vorn. Beugen Sie sich nun so weit vor, bis Sie die Hände mit gestreckten Armen neben dem rechten Fuß auf dem Boden aufstützen können. Dazu die Knie beugen, den linken Fuß nach hinten schieben und das linke Knie aufsetzen. Jetzt heben Sie den linken Unterschenkel an und legen Ihren Fußrücken auf der Sitzfläche ab, um das Knie zu entlasten. Achten Sie auf eine maximale Bauchspannung! Vermeiden Sie aber, ein Hohlkreuz zu bilden. Sie müssen die Dehnung tief im Bauch oder Becken spüren, jedoch nicht im Rücken. Dehnen Sie anschließend auch die rechte Seite.

Haltgeber

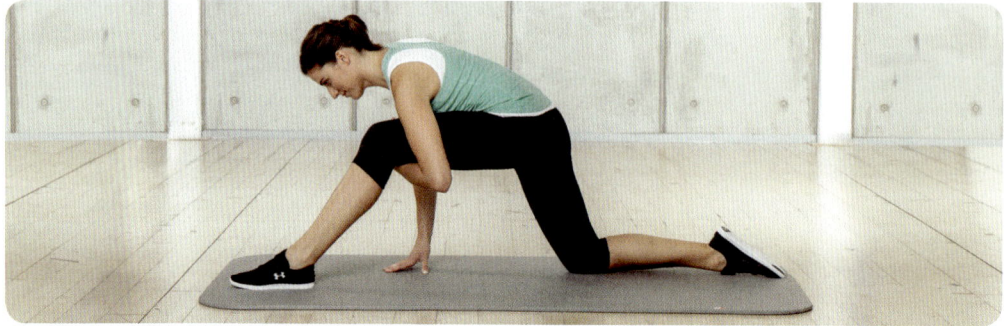

Der hintere Oberschenkel → Knien Sie sich auf den Boden. Stellen Sie den linken Fuß mit einem großen Schritt nach vorn auf. Beugen Sie sich mit geradem Rücken vor, sodass der Bauch auf dem linken Oberschenkel aufliegt und dort bleibt. Umfassen Sie mit dem linken Arm von unten das linke Knie – die rechte Hand stützt auf den Boden – und schieben Sie die linke Gesäßseite nach hinten. Gleichzeitig versuchen Sie, das linke Bein zu strecken. Sie müssen es nicht vollständig strecken, die Hauptsache ist, Sie spüren die Dehnung in der linken Beinrückseite. Wiederholen Sie den Ablauf im Anschluss mit dem rechten Bein.

Klapptisch

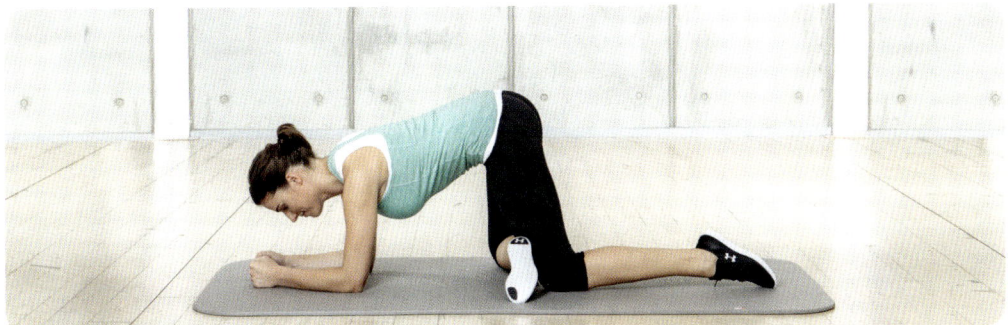

Der mittlere Gesäßmuskel → Kommen Sie in den Vierfüßlerstand, und stützen Sie sich auf die Unterarme. Spannen Sie den Bauch an, bauen Sie Druck auf die Unterarme auf und winkeln Sie Ihren rechten Unterschenkel nach links an. Heben Sie dazu kurz Ihr linkes Bein, um den rechten Unterschenkel vor dem linken Knie positionieren zu können. Setzen Sie das linke Bein wieder ab. Schieben Sie nun Ihr Gesäß so weit nach rechts hinten, bis eine Dehnung in der rechten Pobacke fühlbar ist. Wenn Sie die Dehnung spüren, gehen Sie dazu über, abwechselnd ein Hohlkreuz und einen Rundrücken zu machen. Dehnen Sie anschließend auch die linke Gesäßseite.

Gebetspose

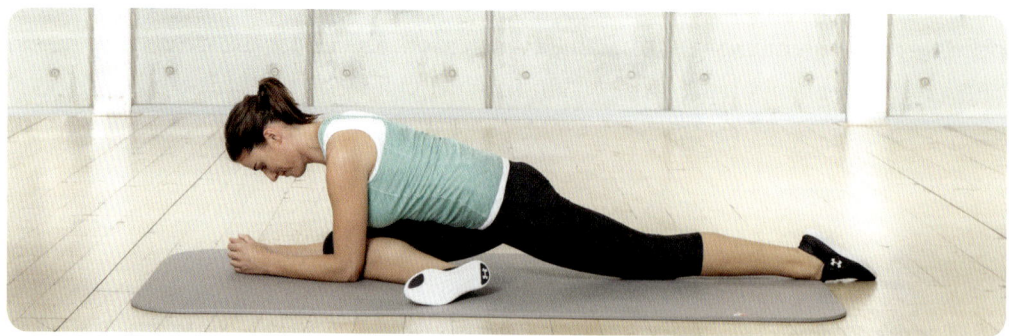

Der birnenförmige Muskel → Kommen Sie in den Vierfüßlerstand und stützen Sie sich auf die Unterarme. Spannen Sie den Bauch an, bauen Sie Druck auf die Unterarme auf und winkeln Sie den rechten Unterschenkel nach links an. Heben Sie dabei kurz das linke Bein, damit Sie den rechten Unterschenkel vor dem linken Knie positionieren können. Setzen Sie das linke Bein wieder ab. Nun schieben Sie Ihren Körper nach hinten, indem Sie Ihr linkes Bein lang ausstrecken. Je weiter Sie nach hinten kommen, desto intensiver wird die Dehnung. Allen Leuten mit Yogaerfahrung sei gesagt: Bei dieser Übung handelt es sich nicht um die Taube. Sie würde verlangen, das angewinkelte Knie weiter nach außen in Richtung des Ellbogens zu führen. Entscheidend ist hier, dass sich die Brust über dem angewinkelten Knie befindet. Wiederholen Sie die Dehnung im Anschluss auf der linken Seite.

Langstreckenknier

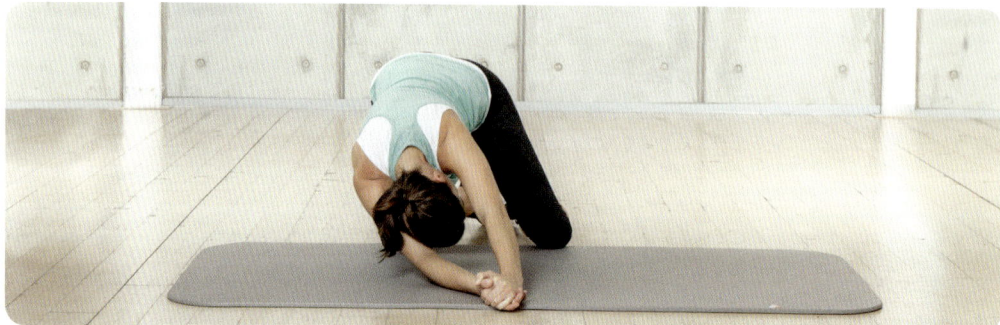

Der breite Rückenmuskel → Kommen Sie in den Vierfüßlerstand. Legen Sie Ihren rechten Handrücken mit gestrecktem Arm auf Höhe der linken Schulter auf dem Boden ab und greifen mit Sie mit der linken Hand nach der rechten. Verlagern Sie Ihr

Gewicht auf den rechten Arm, der linke bleibt locker. Schieben Sie nun das Gesäß und den Oberkörper so weit wie möglich nach hinten rechts, dabei geht Ihr Blick zwischen den Oberarmen hindurch zum linken Oberschenkel. So dehnen Sie die rechte Flanke. Wiederholen Sie den Ablauf anschließend auf der linken Seite.

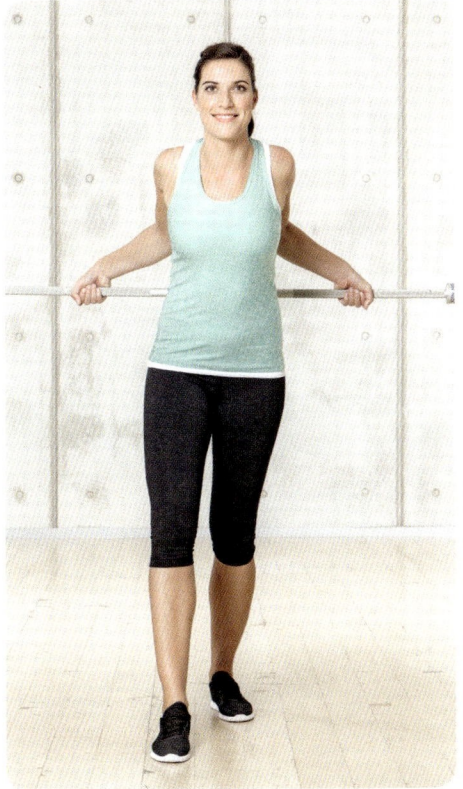

Fallschirmspringer

Die Brustmuskulatur → Stellen Sie sich in Schrittstellung rücklings vor einer Stange auf, die etwa auf Höhe Ihrer Taille oder Brust positioniert ist – je nach Beweglichkeit. Das kann zum Beispiel die Langhantel im Rack oder ein Treppengeländer sein. Greifen Sie nach hinten und umfassen Sie die Stange mit beiden Händen, die Handflächen zeigen nach vorn. Versuchen Sie jetzt, die Ellbogen und Schulterblätter hinter dem Rücken zusammenzuführen, die Arme sind gebeugt und niemals gestreckt. Ihr Brustbein bleibt aufgerichtet und die Schultern möglichst weit unten. Je weiter Sie in dieser Haltung die Knie beugen und das Gesäß absenken, desto intensiver wird die Dehnung.

DIE HILFSÜBUNGEN

Wie viele Kraftübungen es auf der Welt gibt, kann ich leider nicht sagen. Eins steht jedoch fest: Es sind eine ganze, ganze Menge. In diesem Abschnitt stelle ich Ihnen eine kleine, aber feine Auswahl vor – spezielle Hilfsübungen, mit denen Sie typbedingte Kraftdefizite gezielt ausgleichen und so Ihr Bewegungsmuster optimieren können. Freuen Sie sich also auf die Spezialisten, die Ihnen bei der Umsetzung der vier Hauptübungen kräftig unter die Arme greifen werden.

Bei den folgenden Übungen setzen Sie entweder das eigene Körpergewicht, eine Langhantel oder Gewichtsscheiben ein. Teilweise kommt auch – im wahrsten Sinne des Wortes – ein Trainingsband zum Zug, das Ihnen die Umsetzung erleichtert. Dieser kräftige Helfer nennt sich übrigens *Superband* und ist für circa 25 Euro im Sportfachhandel erhältlich, mit einer Zugkraft von 25 Kilo fahren die meisten Anfänger gut. Eine Matte kann ebenfalls nicht schaden, um den Bodenteil so angenehm wie möglich zu gestalten. Wie viele Wiederholungen und Sätze Sie wie oft in der Woche ausführen sollten, entnehmen Sie bitte Ihrem Trainingsplan (siehe Kapitel 6 ab Seite 168).

MIT DEM LIEGESTÜTZ DEN (OBER-)KÖRPER KRÄFTIGEN

Wie fordern die Toten Hosen doch so schön in einem ihrer Lieder: „Steh auf, wenn du am Boden liegst!" Und genau das fällt Liegestütz-Experten garantiert nicht schwer. Der Liegestütz ist eine sehr komplexe Übung, die die gesamte Muskulatur anspricht, auch wenn vor allem die vordere Körperseite arbeitet. Und damit ist er bestens geeignet, um das Bankdrücken zu ergänzen. Wer Liegestütze trainiert, spürt sehr direkt, wie er die beim Bankdrücken aufgebaute Kraft im Alltag einsetzen kann. Sie bieten quasi ein praktisches Anwendungsbeispiel und beanspruchen dabei die Bauch-, Rücken- und Beinmuskeln ungleich mehr als der Bench Press. Was Ihnen wiederum beim Bankdrücken hilft, effizient zu trainieren: Können Sie Ihren Körper bei der Druckbewegung besser kontrollieren, werden Sie auch bei dieser Hauptübung davon profitieren.

PROBLEMLÖSER
Ihre Handgelenke schmerzen zu sehr und lassen die Übung mehr nach Liegen als nach Stütz aussehen? Probieren Sie es mit Liegestütz-Griffen! Dann stehen die Handgelenke gerade und werden auf diese Weise entlastet.

Liegestütz – der Klassiker

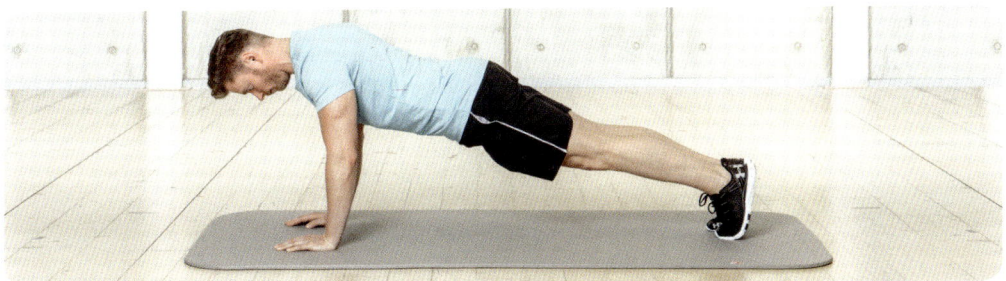

1 Knien Sie sich auf den Boden. Lehnen Sie Ihren Oberkörper nach vorn und stützen Sie die Hände etwas breiter als schulterbreit auf. Ihre Finger zeigen nach vorn. Probieren Sie aus, wie es sich für Sie am besten anfühlt, die optimale Breite ist sehr individuell. Strecken Sie nun ein Bein aus und stellen Sie nur die Zehen hinten auf. Geben Sie Druck auf die Hände und spannen Sie Ihren Rumpf an (Brace!), bevor Sie auch das andere Bein ausstrecken und die Zehen direkt neben dem anderen Fuß in den Boden drücken. Wenn sich die Fersen berühren, spannen Sie Ihr Gesäß und den Bauch maximal an. Jetzt richten Sie Ihren Oberkörper so aus, dass die Schultern über den Handgelenken stehen. Drehen Sie die Oberarme nach außen, ohne deren Position zu verändern, um die Schulterblätter zu fixieren. Der Kopf bildet die Verlängerung der Wirbelsäule, fixieren Sie dazu einen festen Punkt auf dem Boden.

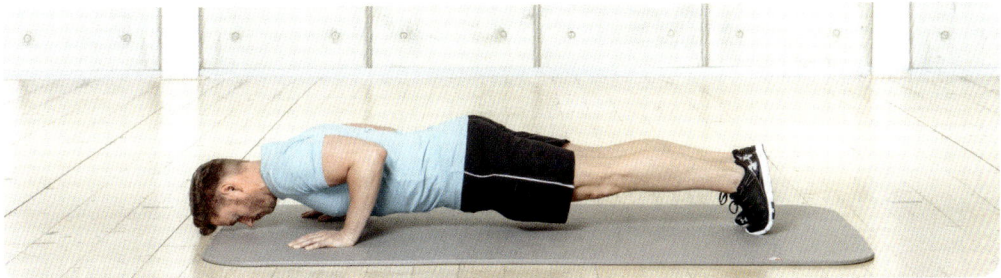

2 Beugen Sie beide Arme und senken Sie Ihren Körper bis knapp über den Boden ab. Achten Sie darauf, dabei nicht mit den Ellbogen zur Seite auszuweichen, von vorn betrachtet stehen diese immer über Ihren Handgelenken. In der unteren Position befinden sich Ihre Hände auf Brusthöhe, Sie haben sich also beim Absenken mit Ihrem Körper ein kleines Stück nach vorn bewegt. Drücken Sie sich jetzt wieder nach oben und gehen Sie dabei ohne Schwung vor. Absenken und Hochdrücken sollten in einem gleichmäßigen Tempo erfolgen.

Liegestütz – die First-Step-Variante

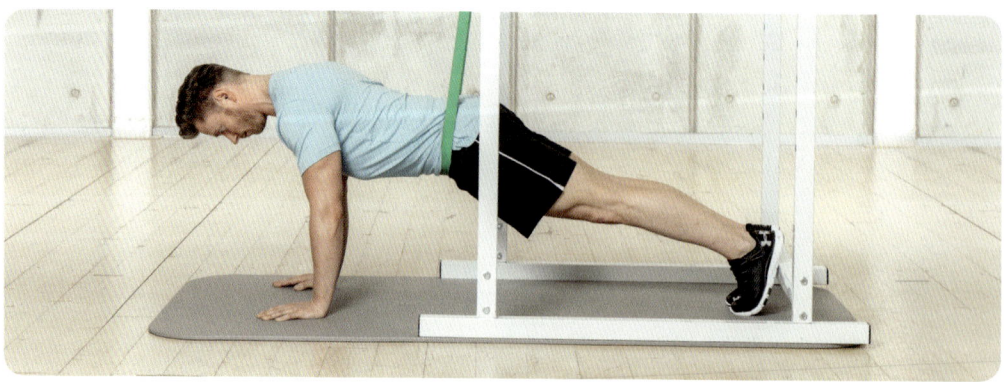

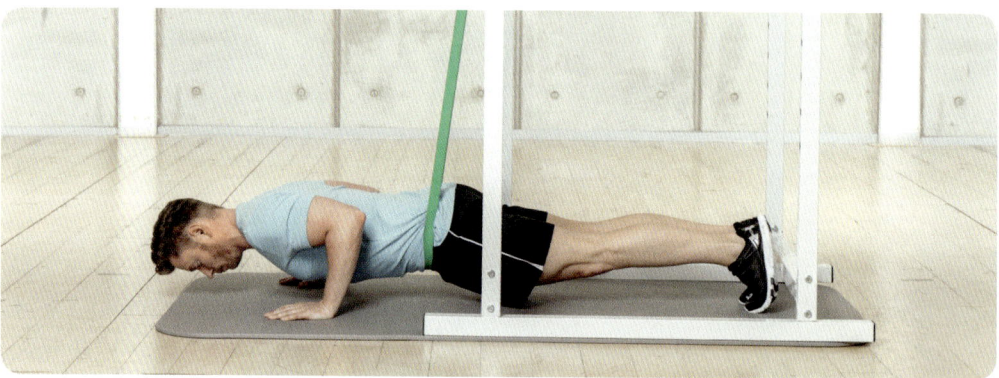

Wenn Ihnen anfangs noch die Kraft fehlt, einen korrekten Liegestütz auszuführen, beginnen Sie bitte trotzdem nicht auf den Knien! Es ist fast unmöglich, mit gebeugten Knien die Hüfte stabil zu halten, eine Hohlkreuzhaltung ist vorprogrammiert. Lassen Sie sich stattdessen von einem Trainingsband etwas Gewicht abnehmen. Befestigen Sie das Band dazu beispielsweise am oberen Rahmen einer Rackstange. Legen Sie die herabhängende Schlaufe um Ihren Körper und positionieren Sie sie unterhalb Ihres Beckenknochens. Dort liegt das Band angenehm und drückt nicht in den Bauch. Jetzt können Sie die klassische Liegestütz-Bewegung ausführen – mit korrekter Technik, bitte!

Liegestütz – die Profi-Variante

Ihr großes (Profi-)Ziel sollten 5 Liegestütze mit 25 Prozent Extragewicht sein. Wiegen Sie beispielsweise 80 Kilo, sollte irgendwann eine 20-Kilo-Scheibe auf Ihrem Rücken liegen. Beginnen Sie zunächst mit klein(er)en Scheiben und benutzen Sie nach und nach größere. Nur keine Angst, ein Liegestütz ist nichts anderes als umgekehrtes Bankdrücken und hier „verdrücken" Sie doch noch viel mehr Gewicht, richtig? Der Bewegungsablauf bleibt auch mit Gewicht der gleiche wie beim klassischen Liegestütz.

Wichtig: Ab 15 Kilo Zusatzlast sollte jemand zur Stelle sein, der Ihnen das Gewicht im Fall der Fälle abnehmen kann.

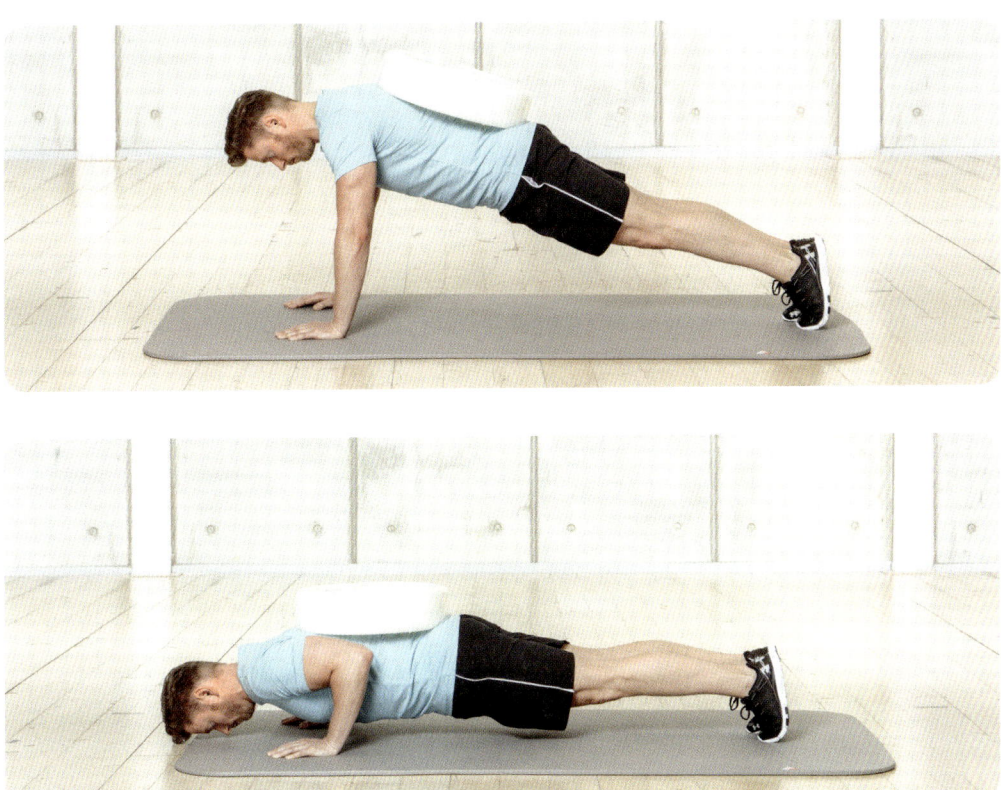

MIT DEM KLIMMZUG DEN RÜCKEN STÄRKEN

Wer einen schwachen breiten Rückenmuskel hat, wird beim Kniebeugen und Kreuzheben nicht gut performen. Darum kann es nie schaden, den Kollegen in Form zu bringen, denn er hält den Rücken gerade – und Sie dann auch. Der breite Rückenmuskel zieht flächig vom unteren Rücken bis zur Oberarminnenseite, erstreckt sich damit über den ganzen mittleren Rücken und hilft, die Wirbelsäule in einer aufrechten und zentralen Position zu halten. Er ist ein ganz wesentlicher Stabilisator des Rückens, darum ist es schon okay, ihm besondere Aufmerksamkeit zu schenken.

Wie gut der Rückenmuskel arbeitet, hängt ganz besonders von seiner Größe ab, bei ihm mehr als bei fast allen anderen Muskeln. Nicht nur, weil viel Volumen viel Power bedeutet, sondern weil sein Gelenkwinkel dann günstiger ist. Zum Hintergrund: Der breite Rückenmuskel zieht um die Ecke des Schultergelenks herum. Je größer dieser Muskel ist, desto direkter ist die Verbindung zwischen der großen Rückenfaszie und dem Oberarmansatz, die Ecke wird weniger. Aus diesem Grund ist der breite Rückenmuskel der einzige Muskel, den wir auf Größe trainieren, wenn es darum geht, mehr Kraft zu gewinnen. Wahrscheinlich stehen breite Schultern auch deshalb so hoch im Kurs, weil ein langes Schlüsselbein in Kombination mit einem starken breiten Rückenmuskel auf den ersten Blick suggeriert: Der kann beschützen … wen oder was auch immer. Meine Methode zielt jedoch nicht darauf ab, Ihren Marktwert zu erhöhen – das passiert ganz nebenbei. Ich möchte Sie mit Klimmzügen in erster Linie fit für die Kniebeuge und das Kreuzheben machen.

KLIMMZUG-LEXIKON

Falls Sie mal mit mittelwichtigem Wissen auf einer Party glänzen wollen: Die hier gezeigte Ausführungsart des Klimmzugs heißt *Chin-up*. Daneben gibt es noch eine zweite Variante, den *Pull-up*, bei dem Sie etwas breiter und von oben greifen, sodass Ihre Handflächen nach vorn zeigen. Beim Pull-up ist jedoch der Bizepsmuskel weniger beteiligt, und der breite Rückenmuskel arbeitet so gut wie allein. Aus diesem Grund konzentriere ich mich auf den Chin-up – er aktiviert mehr Muskeln, und dementsprechend können Sie mehr Gewicht bewegen. Und darum geht es im Defizittraining nun einmal.

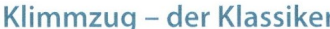

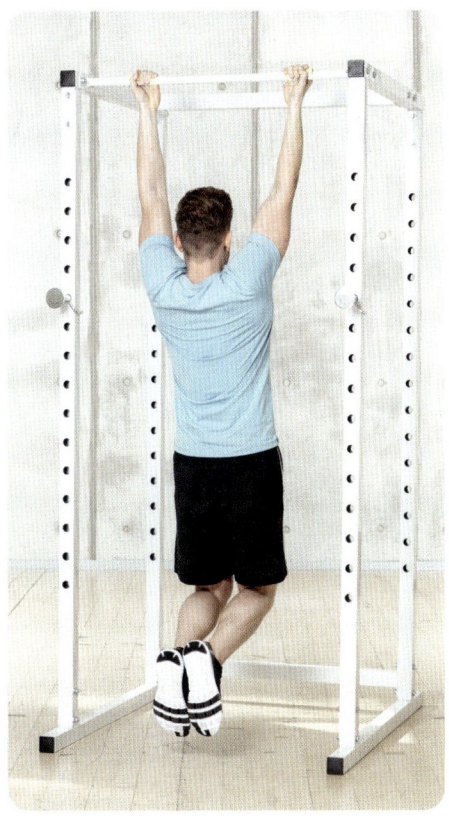

Klimmzug – der Klassiker

1 Hängen Sie sich mit gestreckten Armen im schulterbreiten Griff an eine Klimmzugstange (oder an ein Klettergerüst auf einem Spielplatz). Dabei greifen Sie die Stange von unten, die Handrücken zeigen nach vorn. In dieser Position sind die Schultern gespannt und angehoben, sodass Ihre Schultern oder Arme fast Ihre Ohren berühren. Jetzt ist es Zeit für die Brace-Position (siehe Kapitel 6 ab Seite 168 in Ihrem Trainingsplan) – dann sollte Ihr Körper gespannt sein wie ein Bogen. Bitte kreuzen Sie Ihre Füße nicht hinter dem Körper, selbst wenn man diese Haltung bei vielen Trainierenden sieht. Winkeln Sie die Unterschenkel nur nach hinten an, wenn die Stange so tief angebracht ist, dass Sie bei Ihrer Körpergröße keine andere Wahl haben.

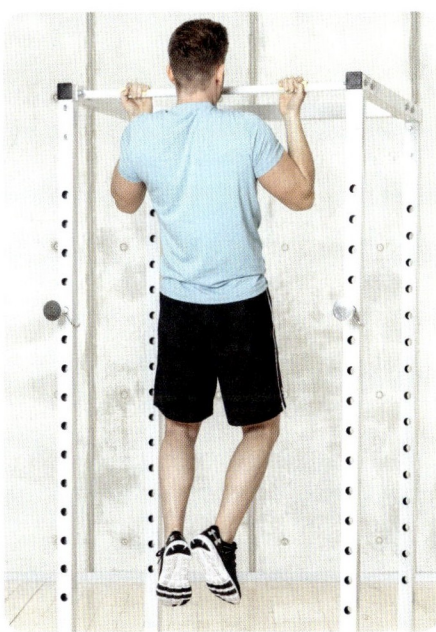

2 Ziehen Sie sich so weit wie möglich nach oben, indem Sie die Ellbogen nach unten schieben, die Schultern kommen dabei nach hinten unten. Ob Sie in der Endposition gerade mit dem Kinn über oder schon mit der Brust vor der Stange sind, hängt von der Länge Ihrer Unterarme ab. Legen Sie nicht den Kopf in den Nacken und bringen Sie Ihre Schultern nicht nach vorn, um so über die Klimmzugstange zu kommen. Das kann zu Verspannungen oder gar Verletzungen im Nackenbereich führen. Senken Sie Ihren Körper kontrolliert wieder ab, bis die Arme vollständig gestreckt und die Schulterblätter angehoben sind.

Klimmzug – die First-Step-Variante

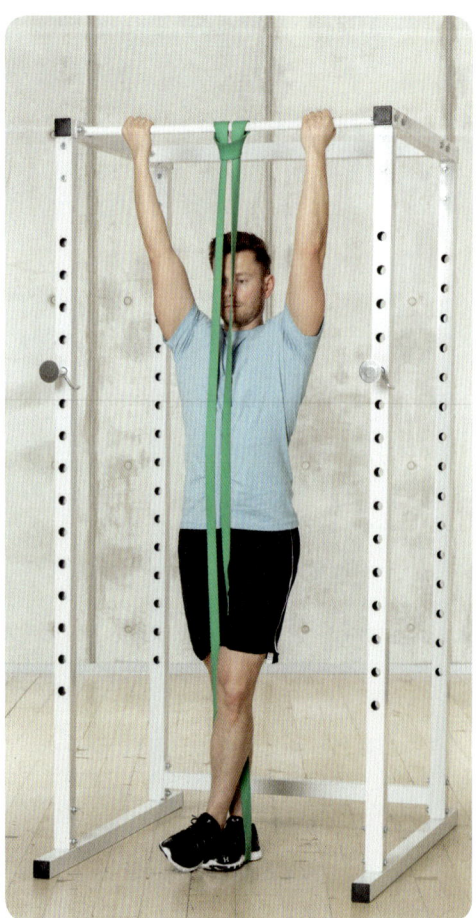 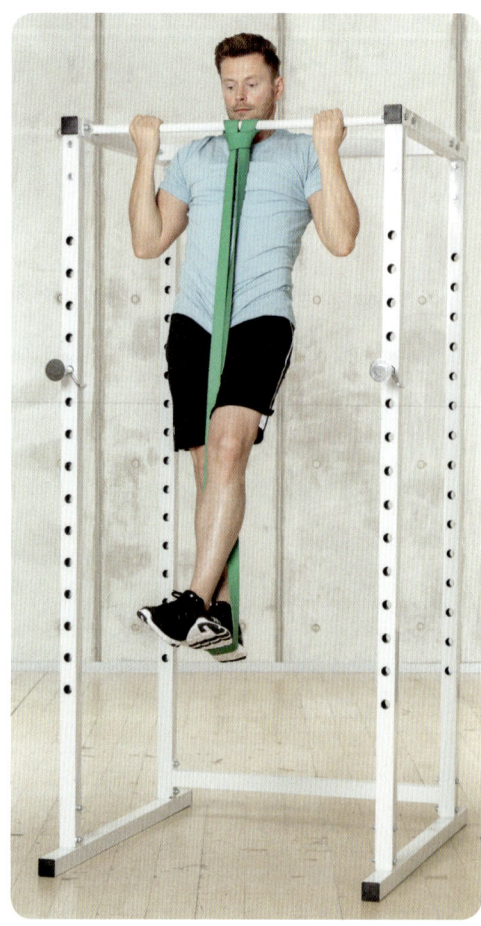

Ein an der Stange fixiertes Trainingsband hilft Ihnen dabei, die korrekte Klimmzug-technik zu lernen, wenn Sie (noch) nicht stark genug sind, um Ihr eigenes Körperge-wicht nach oben zu ziehen. Steigen Sie mit einem Fuß in die herabhängende Schlaufe des Bandes und führen Sie die Übung exakt so aus wie bei einem klassischen Klimm-zug (siehe oben). Keine Sorge, die Bänder sind sehr stabil! Sind Sie nicht beweglich genug, um in die Schlaufe zu steigen, benutzen Sie eine Kiste oder etwas Ähnliches, um die Distanz zu überbrücken. Diese stellen Sie einfach etwas seitlich neben dem Band auf und benutzen sie als Trittbrett. So kommen Sie später auch leichter wieder aus der Schlaufe heraus. Bitte lassen Sie die Stange auch erst los, wenn Sie die Füße aus der Schlaufe genommen haben. Akrobatische Einlagen wie Salti rückwärts spielen beim Defizittraining keine nennenswerte Rolle ...

Klimmzug – die Profi-Variante

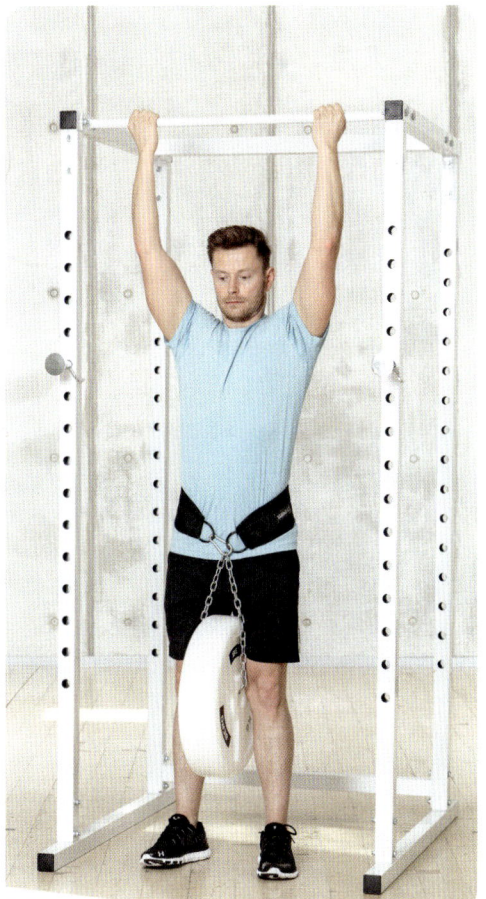 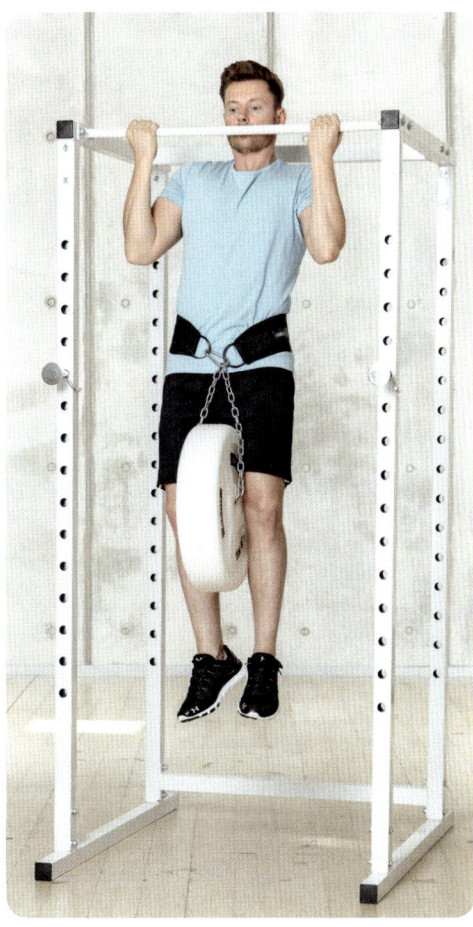

Schaffen Sie beim Klimmzug mit dem eigenen Körpergewicht locker drei Sätze à 10 Wiederholungen, laden Sie sich mehr Gewicht auf. Nein, Sie sollen nicht zunehmen! Vielmehr ist ein spezieller Gürtel gemeint, an dem sich Hantelscheiben befestigen lassen, die dann zwischen den Beinen hängen (ist nicht so unangenehm, wie es klingt). So erhöht sich die Belastung für Arme, Schultern und Rücken. Auch bei dieser Variante bleibt die Technik die gleiche wie beim klassischen Klimmzug (siehe oben). Beachten Sie: Sobald Sie hier 20 Prozent Ihres Körpergewichts wuppen können, haben Sie genug Tarzan gespielt. Der Klimmzug ist nur eine Hilfsübung, nun ist Ihr breiter Rückenmuskel stark genug und wird Sie sicher nicht mehr bei den Kniebeugen oder beim Kreuzheben bremsen. Daher können Sie den Klimmzug von Ihrem Trainingsplan streichen und sich auf die Hauptübungen konzentrieren.

MIT DER PLANKE DIE RUMPFMUSKULATUR FORDERN

Durchzuhalten macht Schluss mit schwachen Rumpfmuskeln! Mit der Planke sprechen Sie die Bauch- und Rückenmuskeln in ihrer Hauptfunktion an: Sie stabilisieren den Mittelkörper. Das ist zum Beispiel wichtig, um bei der Kniebeuge nicht ins Hohlkreuz zu fallen, sobald Sie die Hüfte beugen. Und beim Kreuzheben auch nicht. Falls Ihnen beides dummerweise immer noch gelegentlich passiert, heißt die Lösung: Planken!

Planke – der Klassiker

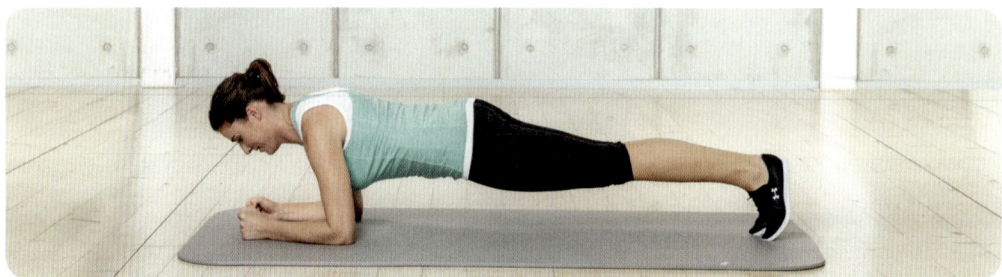

Legen Sie sich in Bauchlage auf den Boden, stellen Sie die Zehen eng nebeneinander auf und drücken Sie die Fersen zusammen. Heben Sie Ihren Oberkörper leicht an und stützen Sie die Unterarme auf. Die Ellbogen stehen direkt unter den Schultern. Nehmen Sie jetzt die Brace-Position ein (siehe Kapitel 6 ab Seite 168 in Ihrem Trainingsplan). Drücken Sie sich mit dieser Spannung nach oben, sodass Ihr gesamter Körper eine Linie bildet und sich parallel zum Boden befindet. Halten Sie den Kopf in Verlängerung der Wirbelsäule, der Blick geht nach unten. Bleiben Sie in dieser Position und denken Sie daran, wie gut dies gerade den kleinen Muskeln entlang der Wirbelsäule tut. Sie stabilisieren die einzelnen Wirbelsegmente und beugen so Bewegungseinschränkungen und Blockaden vor. Man bekommt durch die Planke nicht nur einen flachen Bauch und einen straffen Po, sondern auch starke Arme und Beine? Genau! Also bleiben Sie ruhig noch ein bisschen in dieser Position … Aber bitte nur so lange, wie Sie Ihr Gesäß noch fest anspannen können. Warten Sie bis zum großen Durchhänger, sind Rückenschmerzen vorprogrammiert. Um zu überprüfen, ob Ihr Po Sie nicht hängen lässt, hilft ein einfacher Trick: Klemmen Sie sich einen Stift oder eine Münze zwischen die Pobacken. Ich gebe Ihnen recht, dass dieser Vorschlag zunächst etwas befremdlich wirkt, aber er ist sehr effektiv. Sobald der Kugelschreiber oder Groschen (herunter-)fällt, stimmt die Muskelspannung nicht mehr. Natürlich funktioniert dieser Trick nur mit einer elastischen Sporthose.

Planke – die First-Step-Variante

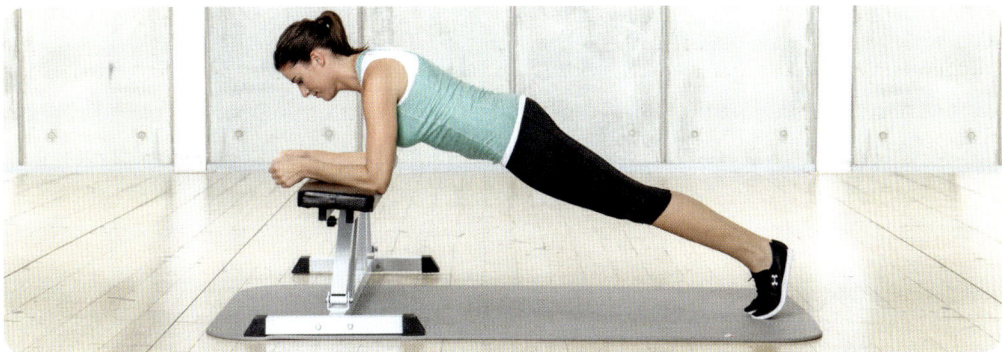

Führen Sie die Planke auf einer Erhöhung wie beispielsweise einer Trainingsbank aus, wenn es Ihnen noch an Rumpfstabilität fehlt. Stützen Sie dazu die Unterarme auf den Gegenstand und gehen Sie mit Ihren Füßen so weit nach hinten, bis der Körper eine Linie (und keine Kurve!) bildet. Spannen Sie Bauch und Gesäß fest an. Je stärker Sie sich der horizontalen Lage annähern, desto schwieriger wird die Ausführung. Dementsprechend sollten Sie die Höhe Ihres Hilfsmittels wählen.

Planke – die Profi-Variante

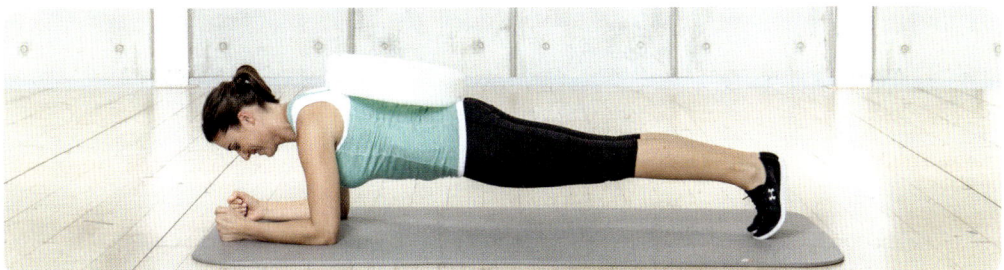

Sobald Sie die Planke länger als 90 Sekunden halten können, ist Zeit für mehr – Gewicht. Beginnen Sie mit einer 5-Kilo-Scheibe auf dem Rücken und halten Sie die Position 30 Sekunden lang. Wiederholen Sie den Ablauf zwei weitere Male. Beim nächsten Training ist dann eine schwerere Scheibe dran, auch hier gilt: Ab 15 Kilo Zusatzlast sollte jemand parat stehen, der Ihnen das Gewicht notfalls abnehmen kann. Frauen sind am Trainingsziel, wenn sie dreimal 30 Sekunden mit 15 Kilo zusätzlich durchhalten. Männer haben aufgrund ihrer Beckenstellung einen günstigeren Hebel und sollten auf dreimal 30 Sekunden mit 30 Kilo Gewichtsplus kommen.

MIT DEM SIT-UP DIE HÜFTBEUGER AKTIVIEREN

Wer gerade in einer Quizshow sitzt und gefragt wird, welche Muskelpartie mit einem Sit-up trainiert wird, antwortet bestimmt ohne lange überlegen zu müssen, „der Bauch" – und bekommt 500 Euro auf seinem Spielkonto gutgeschrieben. Allerdings ist das weniger als die halbe Wahrheit, denn mit dem Sit-up – der im Prinzip ein umgekehrtes Kreuzheben ist – lernen Sie, Ihren Hüftbeuger zu aktivieren, also Ihre Hüften aktiv nach hinten zu führen (mit diesem Wissen hätten Sie sicher schon die 10.000-Euro-Frage in der Tasche). Wer diese Aktivierung nicht draufhat, büßt mit Rückenschmerzen, da sich die Muskeln verkrampfen. Und für die Hauptübungen sieht es dann auch nicht gut aus, denn hier ist ein aktiver Hüftbeuger wirklich unverzichtbar. Ein verkürzter Hüftbeuger ist übrigens gerade bei den Menschen keine Seltenheit, die viel sitzen oder viel und vor allen Dingen schnell laufen. Zum Ausgleich also unbedingt Sit-ups ins Training einbauen, um den vollen Bewegungsumfang des Hüftbeugers zu trainieren.

Sit-up – der Klassiker

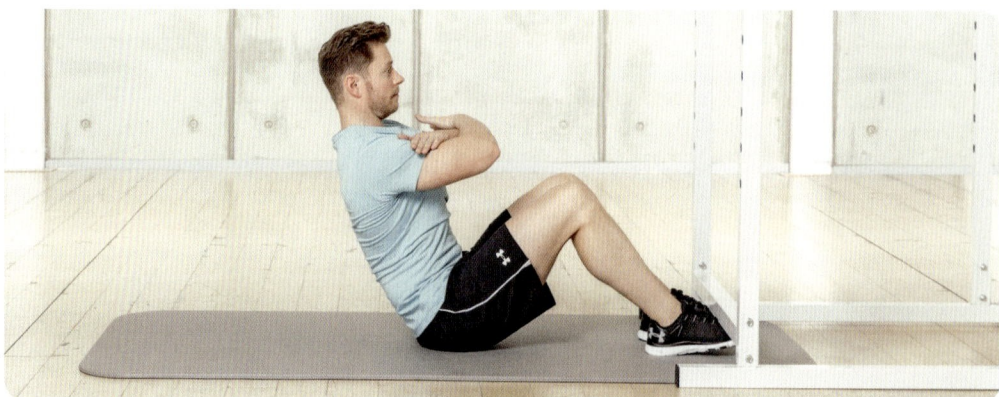

1 Setzen Sie sich auf den Boden und klemmen Sie Ihre Füße unter einem fest stehenden Gegenstand wie einer Heizung oder einem Rack ein. Lehnen Sie sich etwas zurück und krümmen Sie den Rumpf minimal nach vorn. So ist die Wirbelsäule in einer viel leistungsfähigeren Position, als würden Sie mit geradem Rücken arbeiten. Im Übrigen ist dies wohl ein Grund dafür, dass wir im Rücken keinen durchgängigen Knochen wie im Oberschenkel haben. Kreuzen Sie die Unterarme vor Ihrem Brustkorb und nehmen Sie die Brace-Position ein – eine auf Ihren Körpertyp abgestimmte Anleitung dazu finden Sie in Ihrem Trainingsplan (siehe Kapitel 6 ab Seite 168).

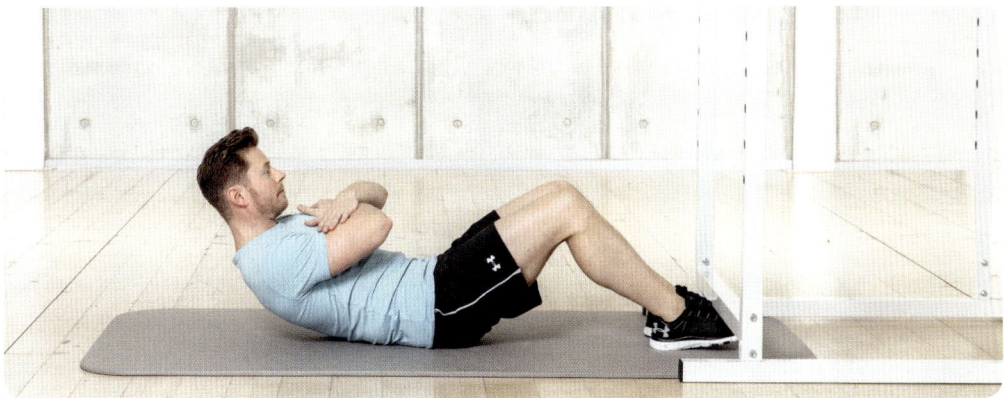

2 Lehnen sich so weit zurück, bis Ihre Lendenwirbelsäule den Boden berührt. Die Brustwirbelsäule bleibt hingegen in der Luft. Jetzt richten Sie sich wieder auf, ohne die leicht gebeugte Position Ihres Oberkörpers zu verändern.

Sit-up – die First-Step-Variante

Als Einsteiger lehnen Sie sich nur so weit zurück, wie Sie die korrekte Oberkörperposition halten können. Ihre Lendenwirbelsäule muss den Boden nicht berühren.

Sit-up – die Profi-Variante

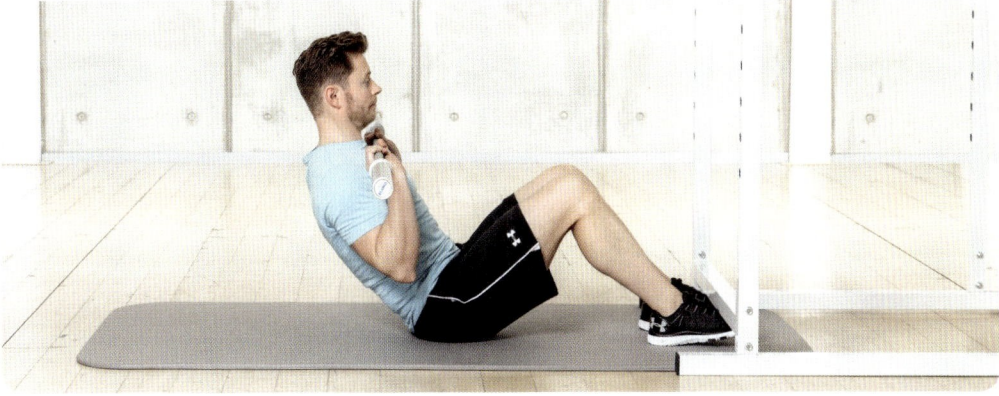

Sobald Sie drei Sätze à 5 Wiederholungen schaffen, nehmen Sie zunächst eine leere und später eine beladene Hantelstange dazu. Halten Sie diese wie beim Press vor Ihrer Brust, nehmen Sie die Brace-Position ein und führen Sie dann die klassische Sit-up-Bewegung aus – ohne dass sich das Gewicht je vom Brustkorb löst! Männer setzen sich hier mit 25 Kilo ein gutes Ziel, Frauen tun dies bereits mit 12,5 Kilo.

MIT DEM POWER CLEAN DEN TURBO EINLEGEN

Je mehr Gewicht bei den vier Hauptübungen zum Einsatz kommt, desto langsamer werden Sie das Quartett ausführen können – bis irgendwann Stillstand herrscht. Der *Power Clean* hilft Ihnen dabei, Ihre Technik zu verbessern und wieder Geschwindigkeit aufzunehmen. Schneckentempo ist im Krafttraining (im Gegensatz zum Fitnesstraining und Bodybuilding) nämlich alles andere als effektiv. Vielmehr gilt es, das Gewicht so schnell wie möglich mit korrekter Technik stemmen zu können. Sind Sie zu langsam, dauert die Belastung länger, und Sie sind müde, bevor Sie 5 Wiederholungen geschafft haben. Als Richtlinie fürs Kreuzheben und die Kniebeuge gilt: Wer für den Weg nach oben mehr als eine Sekunde braucht, sollte sein inneres Gaspedal auf Vordermann bringen, indem er den Power Clean ausführt. Er ist zudem eine perfekte Transferübung für viele andere Sportarten wie Fußball, Laufen oder Triathlon. Und er verbessert die Sprungkraft, worüber sich zum Beispiel Volley-, Hand- und Basketballspieler freuen können. Schon 3 saubere Wiederholungen mit 50 Prozent des eigenen Körpergewichts auf der Langhantelstange genügen, um sich bei den Hauptübungen oder beim Laufen massiv zu verbessern. Und die paar Minuten sollten auch Ausdauersportler hinbekommen, die Krafteinheiten eigentlich nur aus Vernunft auf dem Plan haben.

POWER-CLEAN-LEXIKON

Im Gegensatz zu allen anderen Übungen in diesem Buch ist der Power Clean eine Ausführungsvariante. Die ursprüngliche Übung aus dem Gewichtheben trägt den Namen *Clean* oder *Full Clean*. Hier wird die Hantel beim Umsetzen nach oben in einer tiefen Hocke aufgefangen. Wer sich aus dieser Position heraus aufrichtet, kann deutlich mehr Gewicht bewegen, aber: Ein (Achtung, Pleonasmus!) sauberer Clean erfordert eine immense Beweglichkeit, und die Technik ist viel anspruchsvoller. Da es beim Defizittraining nicht um maximales Gewicht geht, ist die technisch leichtere Variante des Power Cleans vollkommen ausreichend. Der Vollständigkeit halber sollten Sie aber dennoch mal gehört haben, was es mit einer weiteren cleanen Version auf sich hat: Beim *Hang Clean* starten Sie im Stand mit einer vor den Oberschenkeln gehaltenen Stange. Diese Variante ist die leichteste, allerdings schaffen Sie so auch viel weniger Gewicht als beim Power Clean.

Power Clean – der Klassiker

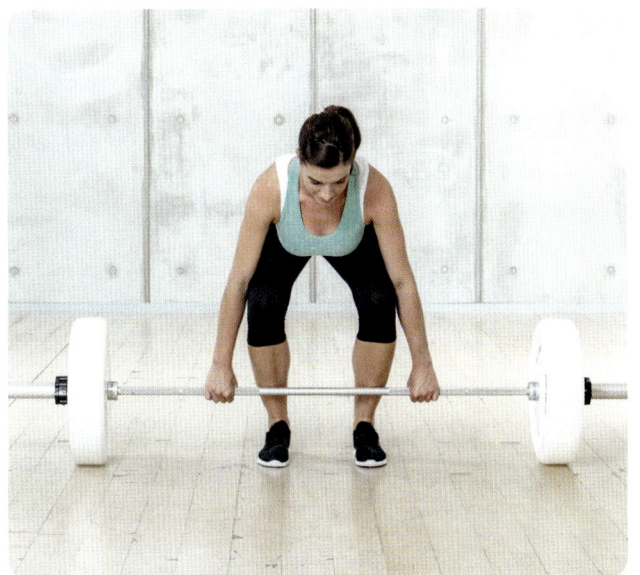 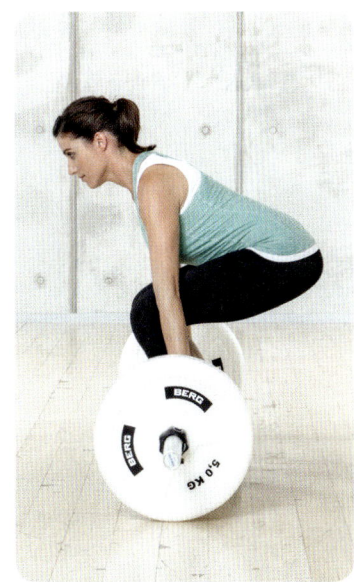

1 Die Hantelstange liegt auf dem Boden. Stellen Sie sich mit hüftbreit geöffneten Füßen vor ihr auf, sodass sich die Stange direkt über Ihren Mittelfüßen befindet. Die Fußspitzen sind etwas nach außen gedreht, und die Füße pressen fest in den Boden. Lehnen Sie sich mit geradem Rücken so weit nach vorn, dass Sie die Hantel mit gestreckten Armen erreichen können. Beugen Sie dazu die Knie, ohne die Hüfte aktiv abzusenken, die Schienbeine berühren die Stange. Fassen Sie die Stange etwas mehr als hüftbreit, die Handrücken zeigen nach vorn. Jetzt nehmen Sie die Brace-Position ein – eine auf Ihren Körpertyp abgestimmte Anleitung dazu finden Sie in Ihrem Trainingsplan (siehe Kapitel 6 ab Seite 168). Sollte Ihnen das mit vorgeneigtem Oberkörper nicht gut gelingen, können Sie auch schon im Stand bracen. In jedem Fall müssen Sie die Spannung aber vor jeder Wiederholung wieder neu aufbauen.

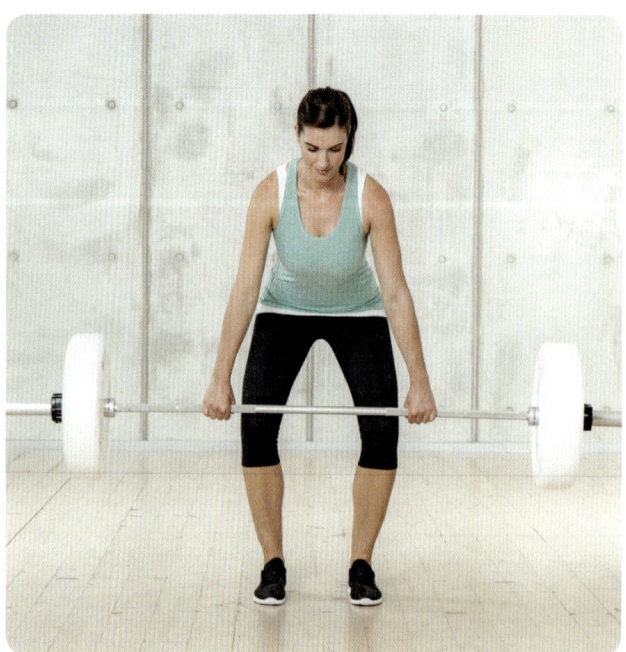
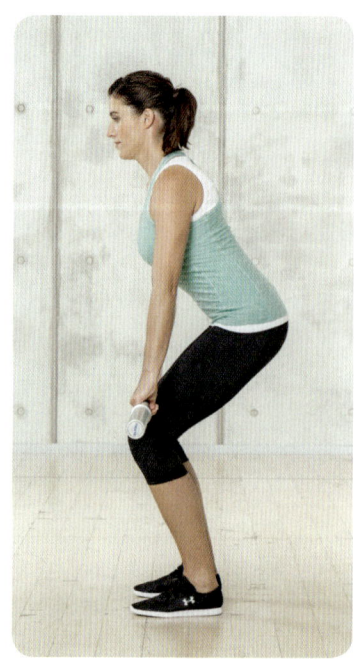

2 Leiten Sie die Aufwärtsbewegung ein, indem Sie die Hüfte anheben und die Knie zu strecken beginnen. Schieben Sie die Knie dabei nach außen und führen Sie die Stange mit gestreckten Armen so dicht wie möglich an den Beinen entlang bis zum Oberschenkel gerade nach oben. Knie und Hüfte sind in dieser Position noch immer leicht gebeugt, der Rücken gerade, die Arme lang.

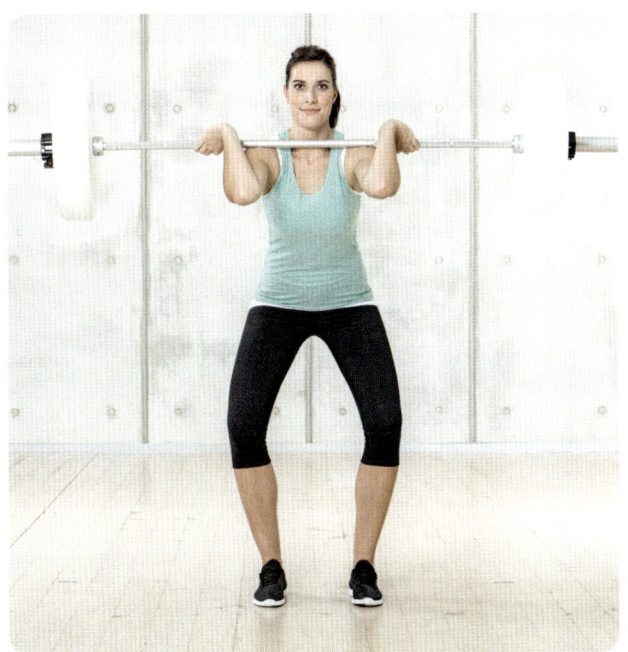
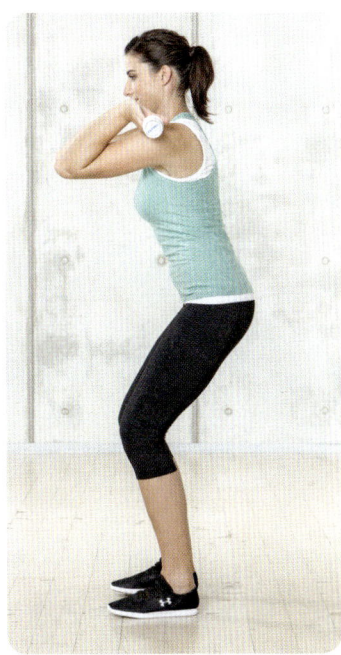

3 Aus dieser Position heraus setzen Sie die Stange um, sodass sie oberhalb des Brustbeins auf der vorderen Schultermuskulatur abgelegt werden kann. Dazu benötigen Sie die Beschleunigung eines Sprungs, um das Gewicht umzuwuchten und die Chance zu haben, Ihre Hände unter die Stange zu bringen. Der Sprung erfolgt, indem Sie Ihre Knie und Hüfte explosiv strecken und sich so vom Boden abdrücken. Dabei ziehen Sie Ihre Schultern hoch und kommen in eine Bogenspannung. Wichtig: Die Ellbogen bleiben gestreckt, bis sich Ihre Füße vom Boden lösen, Sie ziehen sie nicht seitlich hoch, um die Stange zu bewegen! Erst wenn die Hantel dem Impuls des Sprungs folgt und sich nach oben bewegt, beugen Sie maximal schnell Ihre Arme, die Ellbogen schieben Sie deutlich nach vorn, und Ihre Hände kommen unter die Stange. In der oberen Position liegt die Stange dann auf der vorderen Schulter locker in Ihren Händen, die Handgelenke sind nach hinten abgewinkelt. Das Gewicht ruht auf den Schultern (wichtig!), die Hände fixieren lediglich die Stange.

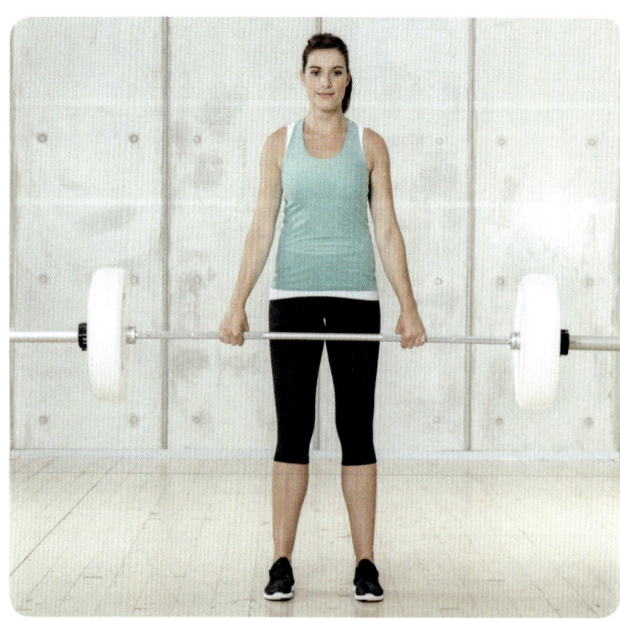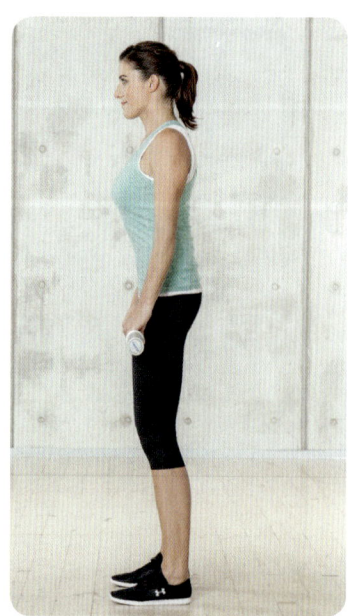

4 Zum Absenken der Stange ziehen Sie Ihre Ellbogen nach hinten und lassen die Stange einfach nach unten fallen – natürlich ohne sie wirklich loszulassen und auf den Boden zu befördern. So wie Sie zuvor Ihre Ellbogen in gerader Linie nach vorn oben gezogen haben, ziehen Sie sie jetzt nach hinten unten, bis Ihr Arm wieder gestreckt ist. Dabei „fangen" Sie die Stange auf Höhe der Oberschenkel wieder auf und kommen in die Endposition des Power Cleans: Sie halten das Gewicht mit gestreckten Armen vor dem Körper, gleichzeitig strecken Sie auch Beine und Hüfte. Nun nehmen Sie wieder die Ausgangsposition ein und beginnen mit der nächsten Wiederholung.

Power Clean – die First-Step-Variante

Den Power Clean können Sie gut mit dem Kreuzheben vorbereiten. Maßgabe hier: Führen Sie die komplette Bewegung möglichst schnell aus. So bekommen Sie ein Gefühl für die Beschleunigung der Hantel und können spüren, wie sie sich (weiter) nach oben bewegt, wenn sie auf Höhe der Hüfte angekommen ist. Achten Sie jedoch auch bei der schnellen Variante stets auf die korrekte Technik. Nach jeder explosiven Wiederholung nehmen Sie ganz in Ruhe wieder die Ausgangsposition ein und starten neu.

Power Clean – die Profi-Variante

Steigern Sie die Gewichte nach und nach – sobald Sie 80 Prozent Ihres Körpergewichts bewegen können, sind Sie ein echter Profi.

MIT DER ÜBERKOPFKNIEBEUGE DIE (BRUST-)WIRBELSÄULE AUFRICHTEN

Wer in der Lage ist, diese Übung mit 40 Prozent seines Körpergewichts auszuführen, wird immer gut dastehen, auch wenn er keine Hantel stemmt. Die Überkopfkniebeuge stärkt und mobilisiert den Schultergürtel, vermittelt ein Gefühl für die korrekte Aufrichtung der Wirbelsäule und trainiert nebenbei Rückenstrecker, Gesäß und Beine.

Überkopfkniebeuge – der Klassiker

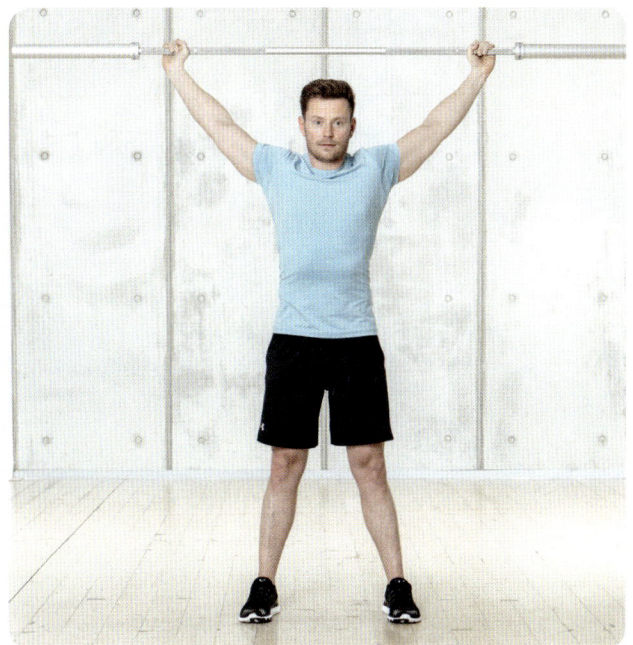 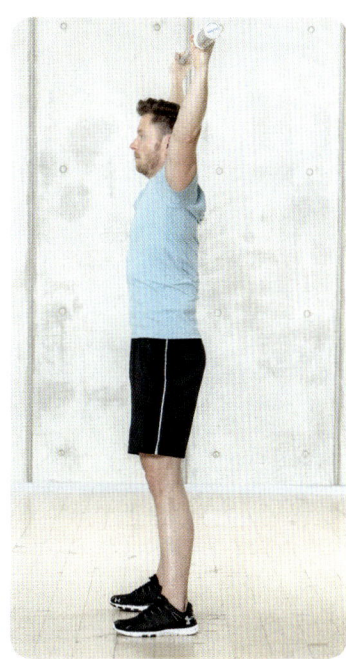

1 Sie starten aus der Brace-Position (siehe Kapitel 6 ab Seite 168 in Ihrem Trainingsplan). Nehmen Sie die (zunächst unbestückte) Hantelstange wie beim Press vor die Brust – die Ellbogen sind gebeugt, die Handflächen zeigen nach vorn, die Unterarme stehen senkrecht unter der Stange, die Daumen greifen um sie herum, und die Handgelenke sind in einer neutralen Position. Einziger Unterschied: Bei der Überkopfkniebeuge sollten Sie die Stange weiter greifen, mit einer doppelten Schulterbreite. Achten Sie darauf, dass die Handgelenke nicht nach hinten abknicken. Führen Sie die Stange so weit wie möglich nach oben und heben Sie die Schultern mit an. Sollte das Gewicht später einmal zu schwer werden und sich nicht mehr so einfach über den Kopf stemmen lassen, gehen Sie leicht in die Knie und „werfen" Sie die Hantel beim Aufrichten mit dem Schwung aus den Beinen hoch. Bauch und Gesäß sind immer fest angespannt.

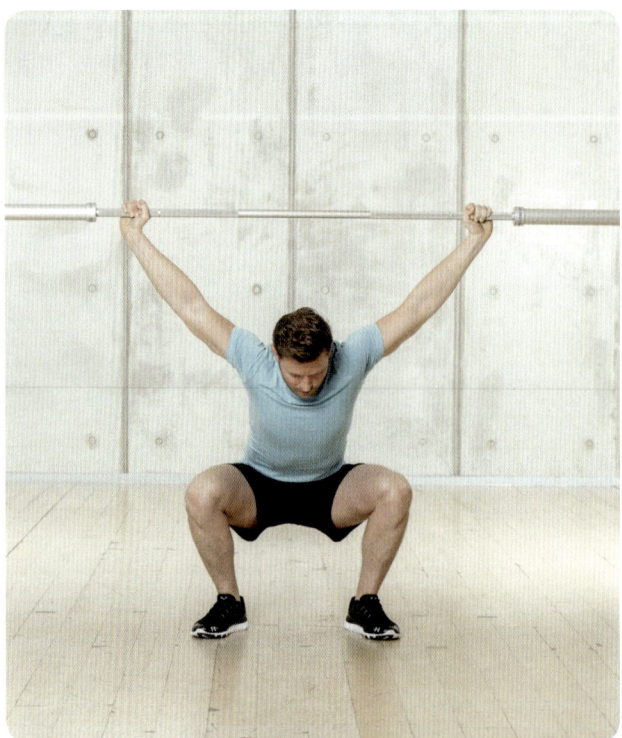
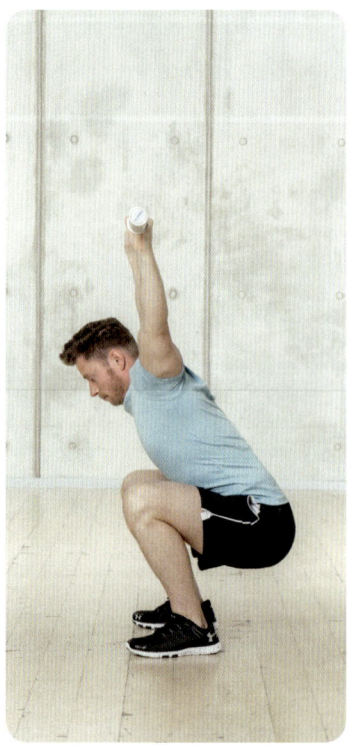

2 Gehen Sie nun wie gewohnt in die Kniebeuge – Knie und Hüfte beugen, um das Gesäß bis unter Knieniveau abzusenken, dabei die Knie auseinander- und nicht nach vorn schieben. Die Arme bleiben immer gestreckt und neigen sich nicht mit Kopf und Oberkörper nach vorn. Vielmehr befindet sich das Gewicht auch in der unteren Position wie immer über dem Mittelfuß. Achten Sie darauf, nicht ins Hohlkreuz zu fallen und die Schultern stets hinten und oben zu halten. Stehen Sie mithilfe des Hip Drives (siehe Seite 83, 87) wieder auf und halten Sie die Wirbelsäule stabil.

Überkopfkniebeuge – die First-Step-Variante

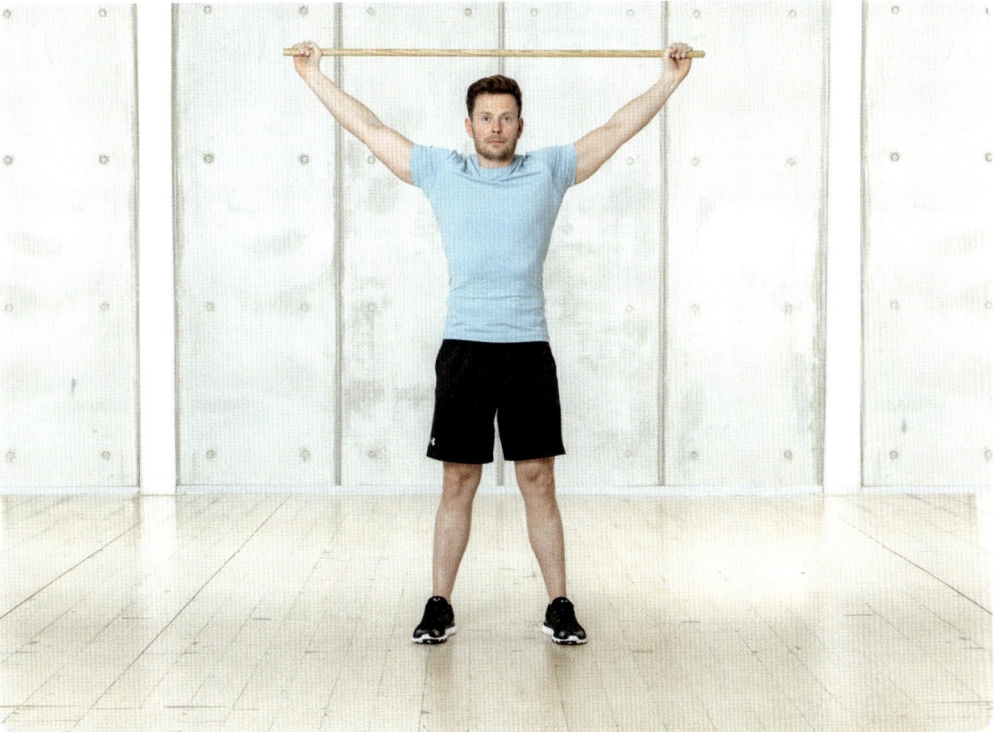

Um den Bewegungsablauf zu verinnerlichen, führen Sie die Überkopfkniebeuge zunächst mit einem sehr leichten Gewicht wie einem Besenstiel aus. Achten Sie dennoch darauf, die Stange fest zu umgreifen – das ist entscheidend, wenn Sie später mit dem echten Gewicht trainieren.

Überkopfkniebeuge – die Profi-Variante

Bei der Überkopfkniebeuge gibt es keine spezielle Steigerungsvariante. Sie bleiben beim Bewegungsablauf des Klassikers, legen aber noch mal ein paar Scheiben drauf. Wenn Sie Ihr Zielgewicht stabil bewältigen können, sind Sie definitiv ein Profi.

MIT DEM AUSFALLSCHRITT DIE GESÄSSMUSKELN ANSPRECHEN

Diese Übung ist vor allem für die Typen wichtig, die kein Gefühl für ihre Beinachse oder Knieposition haben. Wie sich das äußert? Zum Beispiel, wenn die Knie beim Knie-beugen nach innen fallen. Als Cowboy und Hanseat kommen Sie am Ausfallschritt kaum vorbei. Ohne Ihnen zu nahe treten zu wollen, sei gesagt: Sie haben beide kein Gefühl für Ihre Gesäßmuskeln. Kein Wunder, Sie nutzen die ja auch nie. Aber beim Ausfallschritt werden Sie die Kollegen auf jeden Fall bemerken. Einfach spüren, wo es richtig brennt und am Tag darauf Muskelkater gibt – Bingo! Diese Stelle können Sie beim nächsten Training besser ansteuern. Und mit Ihrem neuen Know-how auch saubere Kniebeugen ausführen. Übrigens ist eine fehlende Hantelstange kein Grund, den Ausfallschritt ausfallen zu lassen – auch eine Waage bringt Power. Ermitteln Sie zunächst Ihr aktuelles Gewicht. Dann setzen Sie einen Fuß zurück und nehmen die Ausgangsstellung für die Variante ohne Hantelstange (siehe Seite 154) ein. Jetzt sollte die Waage exakt die Hälfte Ihrer Körperkilos anzeigen. Beim nächsten Training bringen Sie weitere 5 Kilo auf die Waage … bis irgendwann Ihr ganzes Gewicht auf dem vorde-ren Fuß ruht und der hintere nur noch stabilisiert.

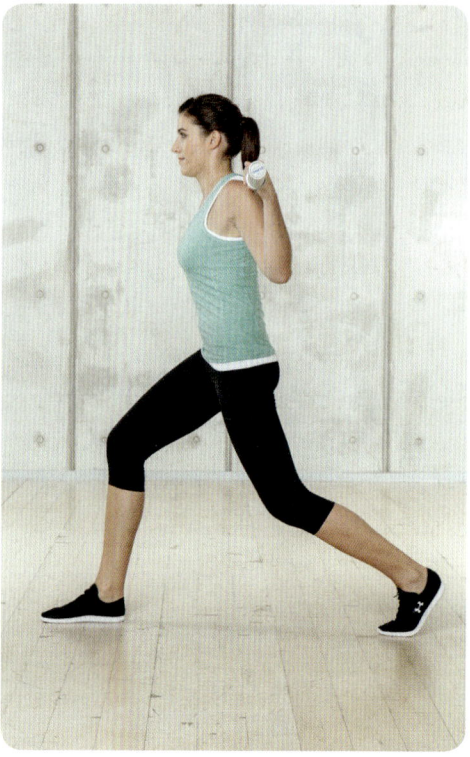

Ausfallschritt – der Klassiker

1 Nehmen Sie die Hantelstange wie bei der Kniebeuge aus dem Rack auf (siehe Seite 84 f.), legen Sie sie auf dem oberen Anteil der zusammengezo-genen Schulterblätter ab und bauen Sie Brace-Spannung auf (siehe Kapitel 6 ab Seite 168 in Ihrem Trainingsplan). Jetzt gehen Sie aus dem hüftbreiten Stand mit dem rechten Fuß einen weiten Schritt nach vorn. Merken Sie sich diesen Punkt, um die folgenden Schritte mög-lichst in derselben Länge auszuführen. Sie können sich dazu beispielsweise an einem Muster im Fußboden orientieren. Heben Sie die hintere Ferse vom Boden ab und beugen Sie beide Knie leicht.

AUSFALLSCHRITT-LEXIKON

Sie glauben gar nicht, in wie vielen Varianten Sie mit dem Ausfallschritt zur Tat schreiten können! Wenn Sie beispielsweise am Anfang bei der Ausführung ins Wanken geraten, testen Sie Folgendes: Starten Sie nicht in der hüftbreiten Standposition, sondern nehmen Sie direkt eine Schrittstellung ein. Dann beschränken Sie sich auf das Beugen und Strecken der Beine, wie es bei der Übungsausführung unten beschrieben wird. Sobald Sie diesen Bewegungsablauf sicher beherrschen (und – wichtig – genug Platz haben), führen Sie den Ausfallschritt auch ruhig einmal laufend aus. Dazu setzen Sie den hinteren Fuß nach dem Hochdrücken direkt weit vor dem vorderen Fuß auf, um in die nächste Schrittstellung überzugehen. Diese Variante funktioniert übrigens auch beim Kinderwagenschieben. Alternativ können Sie das hintere Bein beim Aufrichten gestreckt nach hinten anheben, oder Sie kicken es nach vorn, bevor Sie den Fuß wieder abstellen.

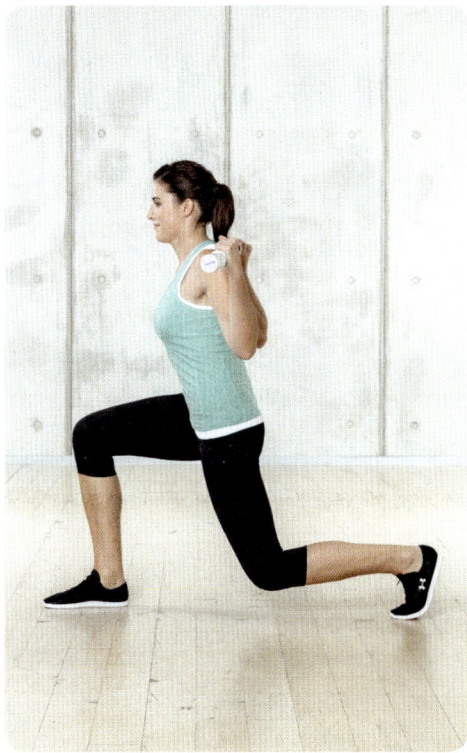

2 Senken Sie nun das linke Knie bis kurz über dem Boden ab. Dazu beugen Sie das rechte und linke Bein stärker. Achten Sie darauf, dass das rechte Knie dabei nicht über die Zehen hinausschiebt. Ihr linkes Knie muss in der unteren Position weiter hinten sein als Ihr Becken. Der Oberkörper ist aufrecht, der Blick geht nach vorn. Bauen Sie nun Druck auf dem rechten Fuß auf, um sich wieder aufzurichten, mit dem linken Fußballen arbeiten Sie weniger, er stabilisiert in erster Linie. Gleichzeitig spannen Sie das Gesäß fest an. Setzen Sie den rechten Fuß einen Schritt zurück in den hüftbreiten Stand und führen Sie die nächste Wiederholung mit Ihrem linken Bein vorn aus.

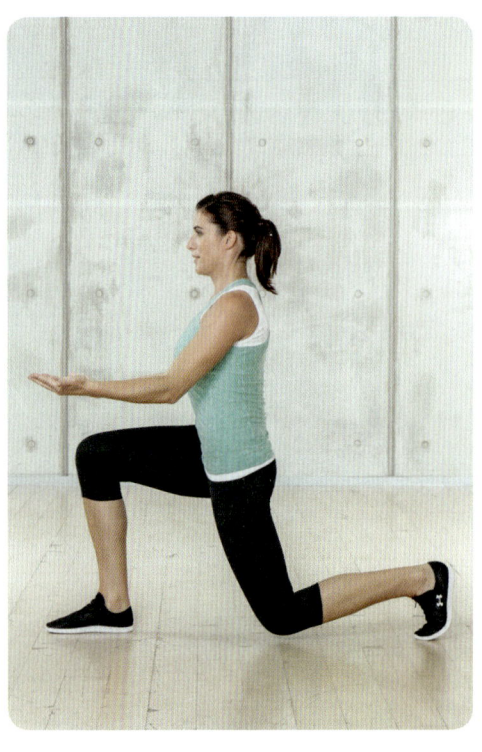

Ausfallschritt – die First-Step-Variante

Einsteiger führen den Ausfallschritt nur mit dem eigenen Körpergewicht aus. Sie können dazu die Arme leicht angewinkelt vor dem Körper halten oder die Hände in den Nacken legen. Bei der zuletzt genannten Variante zeigen die Ellbogen dann nach außen, damit der Oberkörper automatisch gerade bleibt.

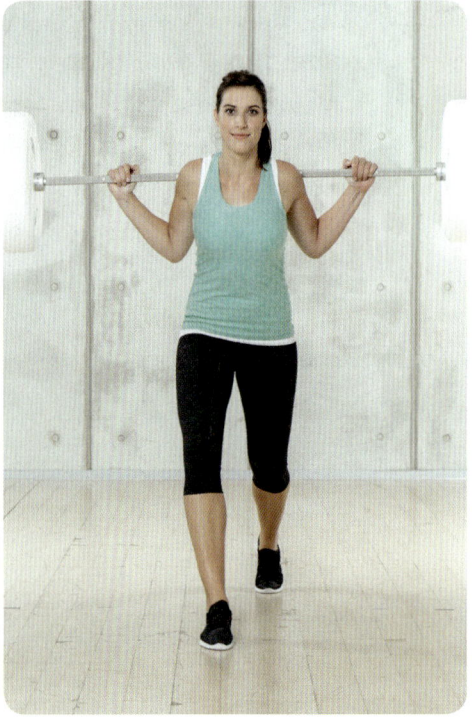

Ausfallschritt – die Profi-Variante

Fortgeschrittene können erst alle Wiederholungen auf einer Seite ausführen oder das Gewicht erhöhen. In einer Trainingseinheit beide Reize gleichzeitig zu setzen, ist allerdings keine gute Idee. Ihre Muskulatur fühlt sich dadurch überfordert und reagiert verspannt, wenn nicht gar verletzt. Achten Sie auch darauf, dass die beladene Stange immer gerade auf Ihren Schultern liegt und nicht zu einer Seite wegkippt. Das große Ziel liegt bei 5 sauber ausgeführten Wiederholungen pro Seite mit 25 Prozent Zusatzgewicht.

IHRE HINTERMÄNNER

Die folgenden Muskeln und Faszien stehen (beziehungsweise liegen) nicht in der ersten Reihe. Einige von ihnen verlaufen von außen nicht sichtbar in den tiefen Schichten der Muskulatur, andere tun sich nicht unbedingt durch ihre Größe hervor … und so spricht man eher selten über sie. Völlig zu Unrecht, denn sie alle leisten einen entscheidenden Beitrag zum reibungslosen Ablauf des großen Ganzen! Grund genug, Ihnen diese wichtigen Macher und Unterstützer einmal im Detail vorzustellen.

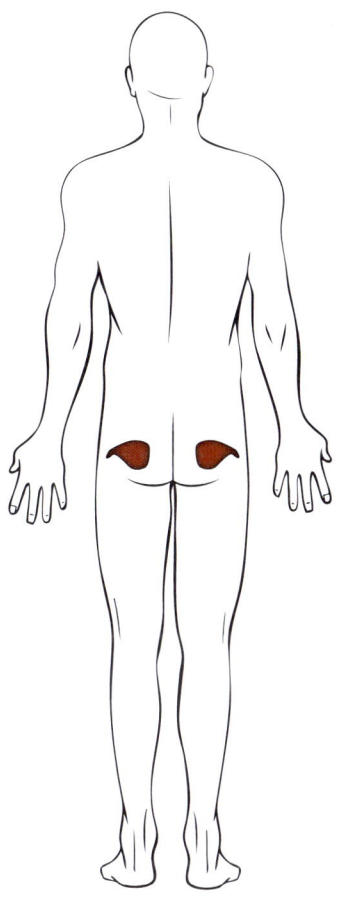

DER BIRNENFÖRMIGE MUSKEL

Kleines Früchtchen → Der birnenförmige Muskel gehört zu den tiefen Hüftmuskeln. Arbeitet er nicht richtig, können Sie Ihren Oberschenkel im Stand schlechter nach außen drehen, zur Seite abspreizen oder nach vorn und hinten führen. Mit der Zeit neigt dieser Muskel jedoch dazu, sich zu verkürzen oder zu verspannen, was durch langes Sitzen, einseitige Belastung, falsches Heben oder Überanstrengung begünstigt wird. Die Folge sind gemeine Schmerzen im Gesäß, die ins Bein ausstrahlen können, da ein verkürzter Muskel in diesem Fall auf den Ischiasnerv drückt. Daher wird das sogenannte Piriformis-Syndrom (sein lateinischer Name lautet *Musculus piriformis*) häufig mit einem Bandscheibenproblem verwechselt.

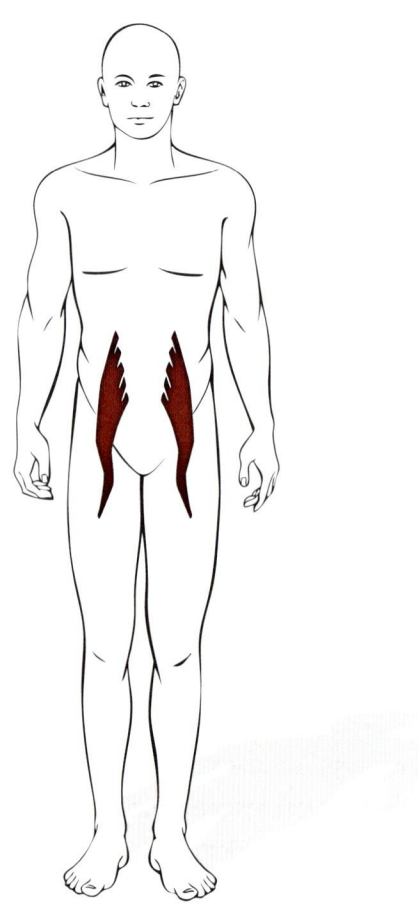

DER GROSSE LENDENMUSKEL

Schon eine Besonderheit → Der große Lendenmuskel ist der einzige Muskel, der die Wirbelsäule mit den Beinen verbindet. Er zählt zu den inneren Hüftmuskeln und ermöglicht Ihnen, die Beine nach vorn anzuheben und aufrecht zu stehen, da er die Wirbelsäule stabilisiert. In Kooperation mit den Rumpfmuskeln dient er als Stütze für die Organe im Unterbauch. Obendrein ist er über Faszien mit dem Zwerchfell verbunden. Durch Stress und innere Anspannung, aber auch durch ständiges Sitzen und zu enge Kleidung kann sich der Muskel verkrampfen. Die Folge sind unter anderem Rücken- und Nackenschmerzen, Verdauungs- und Menstruationsbeschwerden, Knieprobleme oder eine eingeschränkte Bauchatmung.

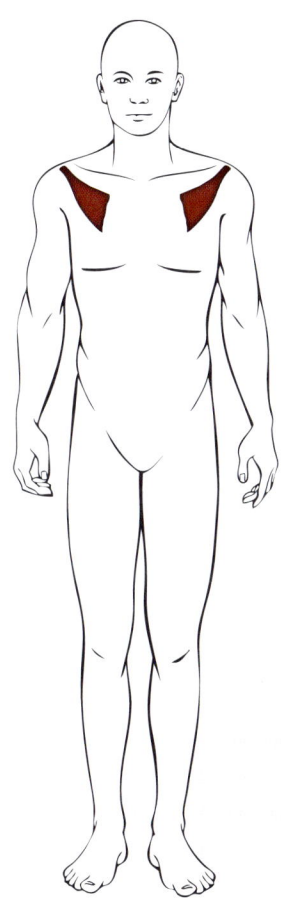

DER KLEINE BRUSTMUSKEL

Zur Brust genommen → Der kleine Brustmuskel liegt direkt unter seinem großen Bruder, dem großen Brustmuskel. Sein Job ist es, die Schulter nach schräg vorn unten zu ziehen, was beispielsweise passiert, wenn Sie Ihre Arme auf Brusthöhe voreinander kreuzen. Aber er ist auch mit an Bord, wenn Sie den Arm – zum Beispiel um in den Mantel zu schlüpfen – hinter den Rücken nehmen. Sobald Sie Ihre Arme aufstützen, hebt der kleine Brustmuskel die dritte bis fünfte Rippe, erweitert so den Brustkorb und verbessert damit Ihre Atmung. Obendrein verhindert er, dass Ihr Schultergürtel zu weit nach oben rutscht. Wenn Sie einem Beruf nachgehen, bei dem Sie viel sitzen, kann es leicht zu einer Verspannung des kleinen Brustmuskels kommen, die zu Schmerzen, Kribbeln und Taubheit in den Armen führt, teils bis in die Finger hineinreichend. Mediziner sprechen hier vom *Pectoralis-minor-Syndrom* – die Bezeichnung leitet sich vom lateinischen Namen dieses Muskels ab. Zudem kann ein verkürzter kleiner Brustmuskel eine steife Schulter verursachen.

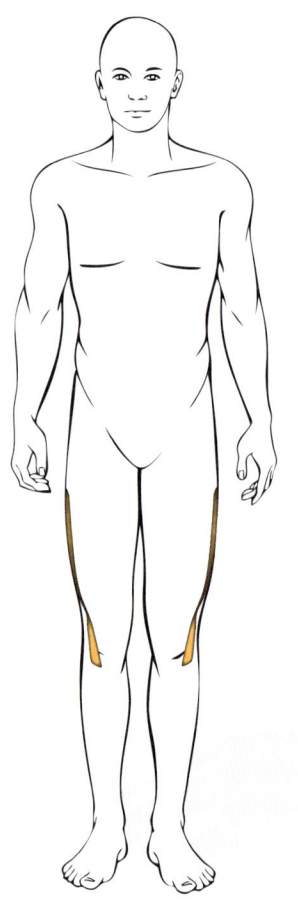

DAS ILIOTIBIALBAND

Fiese Faszie → Beim Iliotibialband, auch kurz *IT-Band* genannt, handelt es sich nicht um einen Muskel, sondern um einen Faszienstreifen, der an der Außenseite des Oberschenkels verläuft. Dieser Streifen stützt die Muskeln dieser Körperregion und bewahrt den Oberschenkelknochen im Stand davor, die Biege zu machen. Im Ernst: Ohne die Faszie würde der Oberschenkelknochen im Stehen einseitig belastet, was langfristig zu einem Bruch führen könnte. Hier erzeugt das Iliotibialband eine Gegenspannung und nimmt so den Zug vom Knochen. Für diese Aufgabe muss das IT-Band – wie alle Faszien – stark und geschmeidig sein und bleiben. Fehlstellungen oder sehr hohe Trainingsumfänge führen zu Überlastungen der Oberschenkelaußenseite und nehmen dem Band seine Geschmeidigkeit. Diese Verklebung bekommen Sie zum Beispiel als das sogenannte Läuferknie zu spüren, mit dem schon das ganz normale Gehen in ruhigem Tempo zur Tortur werden kann.

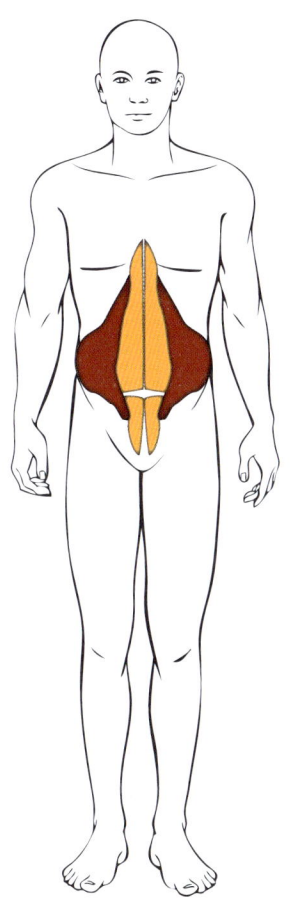

DER QUER VERLAUFENDE BAUCHMUSKEL

Quergekommen → Der quer verlaufende Bauchmuskel hat einen ziemlich geradlinigen Auftrag: Er stabilisiert den Rumpf und entlastet damit Ihre Wirbelsäule. Zudem unterstützt er Sie bei der Ausatmung, zieht den Bauch zusammen und senkt die Rippen. Und dafür hat er sich allemal etwas Zuwendung verdient – die er zum Beispiel bekommt, wenn Sie die Planke oder den Liegestütz ausführen. Zum Dank wird Sie der quere Bauchmuskel dann auch mit einer schmaleren Taille belohnen – ein wirklich netter Nebeneffekt.

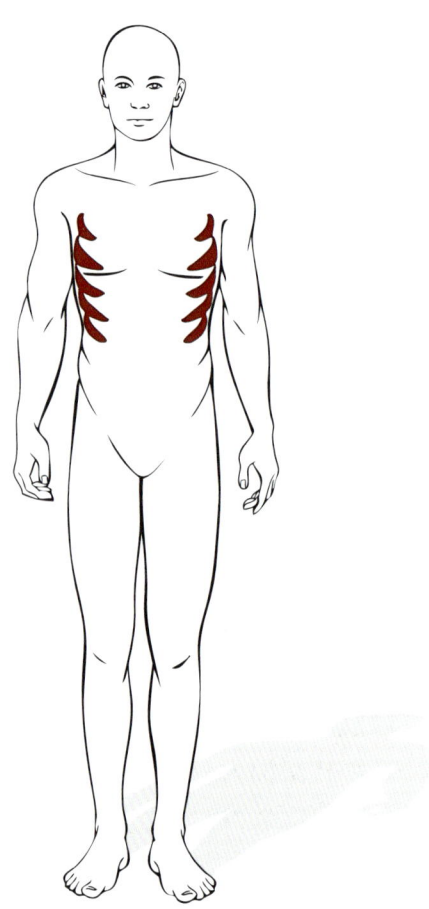

DER VORDERE SÄGEMUSKEL

Echt spitze → Der vordere Sägemuskel verläuft seitlich am Brustkorb und erinnert an Sägezähne. Ohne ihn könnten Sie Ihr Schulterblatt nicht mehr richtig bewegen und Ihre Arme nicht wie gewohnt einsetzen. Ist der Muskel verspannt, bekommen Sie das schmerzhaft an den Rippen, am Schulterblatt oder an den Innenseiten der Arme (zum Beispiel in Form des *Golferellbogens*) zu spüren.

MEMO ANS EGO

Hilfsübungen, die Ihre Muskeln mobilisieren, dehnen und kräftigen, unterstützen Sie dabei, trainingstechnische oder alltagsrelevante Bewegungsdetails besser umsetzen zu können. Teilweise machen die Assist-Übungen diverse Feinheiten erst möglich, da Verkürzungen oder muskuläre Schwächen bestimmte Abläufe bislang nicht zuließen. Jetzt kennen Sie alle Bewegungen, die für Ihren Körpertyp wichtig sind. Im nächsten Kapitel erwartet Sie daher – endlich – Ihr ganz persönlicher Trainingsplan.

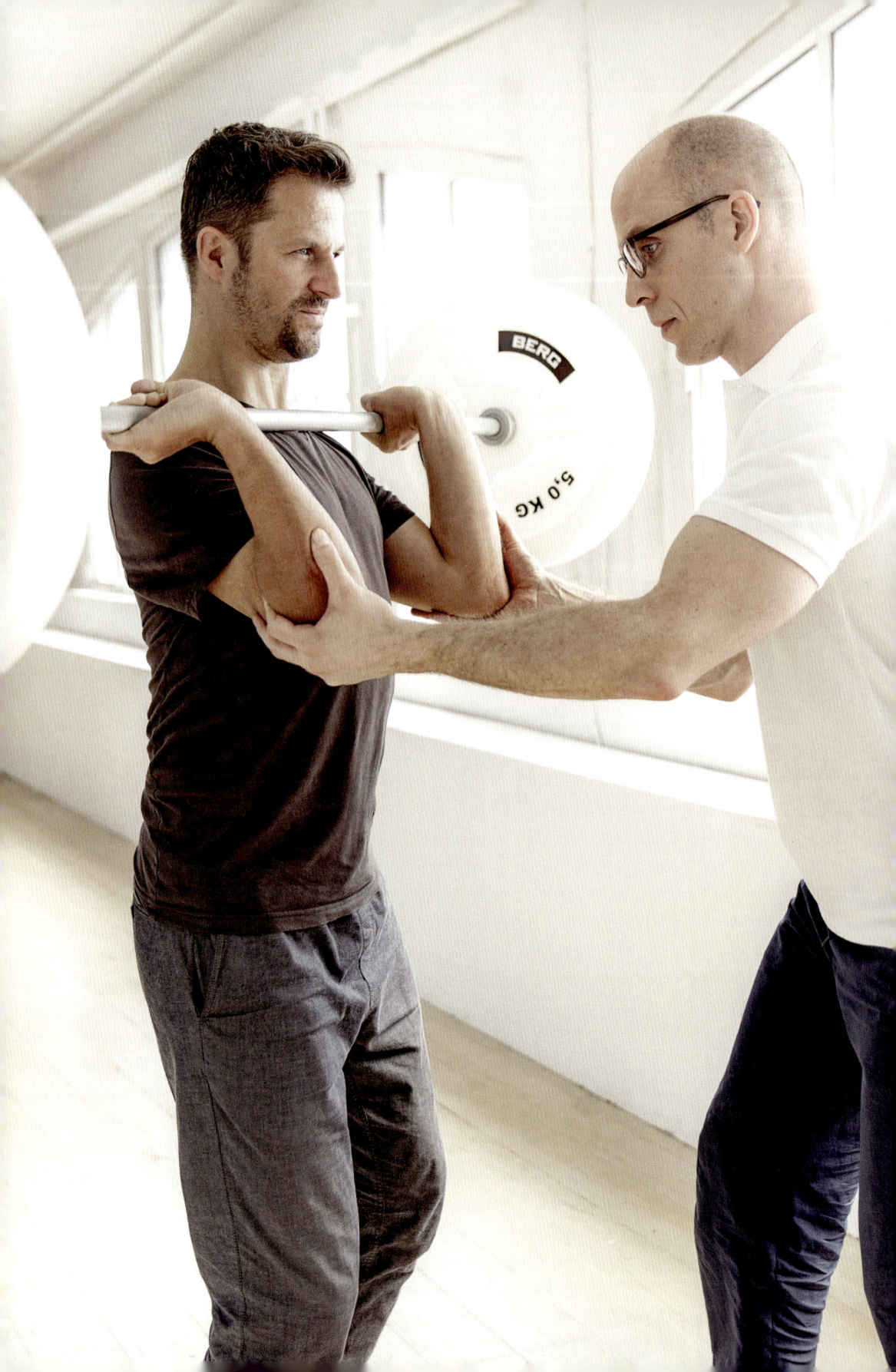

Kapitel 6

DIE TRAININGSPLÄNE

RAN AN DIE BEWEGUNG!

Nachdem Sie nun fit in der Theorie sind, ist es Zeit für die Praxis – Zeit für Ihren typgerechten Trainingsplan. Mit dem Sie folgendes Ziel erreichen: perfekte Koordination gepaart mit vollständiger Mobilität und biomechanischer Effizienz. Klingt sehr hochtrabend, okay, gemeint ist, dass Sie sich richtig bewegen und flexibel und stark genug für Ihren Alltag und Ihren Sport sind.

Ein hochgestecktes Ziel? Stimmt. Aber denken Sie an die Worte des amerikanischen Motivationscoaches Zig Ziglar: „If you aim at nothing, you will hit it every time." Auf gut Deutsch: „Wer sich nichts vornimmt, erreicht natürlich auch nichts". Sicherlich brauchen Sie für das Rundum-sorglos-Paket ein paar Wochen oder Monate, aber erste Erfolge werden sich garantiert überraschend schnell einstellen. Probieren Sie es aus!

DIE STARK MACHENDE STRUKTUR

Die folgenden Trainingspläne sind speziell auf die zehn unterschiedlichen Körpertypen ausgerichtet, aber in ihrer Grundstruktur vergleichbar.

Mobilisation und Dehnung → Für die ersten 14 Tage Ihres Trainings stehen in der Regel nur die Mobilisations- und Dehnübungen aus Kapitel 5 auf dem Programm.

Hauptübungen → In der dritten Woche nehmen Sie auch die vier Hauptübungen aus Kapitel 4 (siehe Seite 74 ff.) in Ihren Trainingsplan auf – da sie die Grundmuster menschlicher Bewegung abdecken, kommt kein Körpertyp an ihnen vorbei. Sobald Sie diese Kraftübungen sicher beherrschen (was das konkret für Ihren Typ bedeutet, erfahren Sie im Trainingsplan), können Sie die Mobilisations- und Dehnübungen über Bord werfen. Nur wer sich falsch bewegt und deshalb überlastet, muss sich dehnen oder mobilisieren. Mit den Hauptübungen packen Sie das Problem an der Wurzel und können sich die Dehn- und Mobilisationsübungen bald ganz sparen.

Wichtig ist, dass Sie die Hauptübungen dreimal (!) pro Woche ausführen – nur so bauen Sie effektiv Kraft auf. Zudem sollten Sie nicht an aufeinanderfolgenden Tagen trainieren, sondern zwischen den Einheiten immer einen Tag pausieren, um der Muskulatur Zeit für die Regeneration zu geben und sich nicht zu überlasten. Und wenn der Pausentag einmal so gar nicht in Ihren Terminplan passt? Dann dürfen Sie ausnahmsweise auch am Mittwoch und gleich am folgenden Donnerstag zur Hantel greifen – vorausgesetzt Sie fühlen sich fit und es bleibt eine Ausnahme.

Hilfsübungen → Sobald Sie die Kraftübungen sicher beherrschen und die Mobilisations- und Dehnübungen von Ihrem Plan streichen können, ist dort wieder Platz – für die ergänzenden kraftbetonten Übungen. Sie gleichen spezielle Schwachpunkte aus, sodass Sie sich auf stete Fortschritte bei den Hauptübungen freuen dürfen.

Brace-Position → Da jeder Körpertyp spezielle Voraussetzungen mitbringt, startet er auch ganz individuell in die Brace-Position. Wie Ihnen das Ihrem Typ entsprechend am besten gelingt, erfahren Sie ebenfalls in Ihrem Trainingsplan.

MUSKELKATER IST KEIN MUSS

Bevor Sie loslegen, möchte ich Ihnen noch eine Sache mit auf den Weg geben: Früher oder später (meistens früher) werden Sie Muskelkater bekommen. Der ist aber – entgegen vielen Meinungen aus der Fitnessszene – kein Gütesiegel für ein gutes Training. Im Gegenteil. Ihr Hauptziel sollte sein, die Katerstimmung zu verhindern.

Da jede neue Bewegung und jede ungewohnte Belastung die Muskeln herausfordert, können sie darauf durchaus tierisch verstimmt reagieren. Kleine Faserrisse in der Muskulatur erinnern Sie dann nach Ihrem Training daran, was Sie getan haben. Aber spätestens nach der dritten Einheit sollte der Muskelkater ausbleiben, sonst machen Sie etwas falsch. Überlegen Sie, ob Sie die Bewegung abgeändert oder die Intensität übermäßig erhöht haben. Beides wird die Muskulatur nicht mit einem Trainingserfolg belohnen.

Behalten Sie bei der Auswahl der Gewichte einfach im Hinterkopf, dass Sie dieselben Übungen am übernächsten Tag mit ein paar Kilo mehr ausführen werden. Sind Sie aktuell bereits voll ausgelastet, werden Sie diese Steigerung niemals schaffen. Achten Sie darauf, dass beim Training keine einzelnen Muskeln brennen, schließlich geht es hier um Ganzkörperübungen. Brennen ALLE Muskeln, stimmt zwar die Technik, aber die gewählte Intensität ist zu hoch.

Um Muskelkater und Verletzungen vorzubeugen, wärmen Sie sich bitte vor jedem Training auf. Bringen Sie also erst den Kreislauf in Schwung, indem Sie zum Beispiel

3 Minuten Treppen steigen, Hampelmann-Bewegungen ausführen oder sich zu Ihrer Lieblingsmusik warmtanzen. Im Anschluss bereiten Sie sich gezielt auf die Kraftübungen vor – und zwar nach folgendem Schema: Starten Sie mit 10 Wiederholungen mit der leeren Stange, anschließend sind 5 Wiederholungen mit der Hälfte Ihres Arbeitsgewichts (also 25 Kilo, wenn 50 Kilo auf dem Plan stehen) dran, und erst dann beginnen Sie mit dem eigentlichen Training unter voller Last.

Nach dem Training gönnen Sie sich ein kurzes Cool-down, um Laktat abzubauen und die Regeneration zu beschleunigen. Im Training haben Sie Ihren Körper absichtlich unter Stress gesetzt. Ohne Cool-down, also das Zeichen für „Ab jetzt wieder entspannt", bleibt der Körper rund zwölf weitere Stunden gestresst, was die Regeneration bis zur nächsten Einheit deutlich und unnötig verkürzt. Steigen Sie daher beispielsweise immer für 5 Minuten auf ein Ergometer oder gehen Sie 10 Minuten gemütlich spazieren.

Genauso wichtig ist es, direkt nach dem Training zu essen. Je proteinreicher die Mahlzeit ausfällt, desto besser. Bei Zeitmangel darf es auch mal ein Proteinshake sein. Zudem sollten Sie trinken, trinken, trinken. Und zwar vor, während und nach der Einheit. Mit einer Ausnahme: Alkohol. Der bleibt an Trainingstagen im Kühlschrank. Achten Sie bei der Wahl der flüssigen und festen Nahrung darauf, so viele Nährstoffe wie möglich zu sich zu nehmen. Diese unterstützen die Regeneration. Wie Sie sich denken können, helfen leere Kalorien wie zum Beispiel aus Fast Food oder Süßigkeiten nicht.

Wenn der Muskelkater Sie doch erwischt hat, ist ruhiges Ausdauertraining in jedem Fall das richtige Gegenmittel. Die Flucht ins Schwimmbad oder aufs Rad ist eine gute Idee, die aber nur funktioniert, wenn Sie in ruhigem Tempo vorgehen. Gönnen Sie sich gutes, also nährstoffreiches Essen, ausreichend Flüssigkeit und Ruhe. Wärme – zum Beispiel per Wärmflasche – auf den verkaterten Stellen hebt die Stimmung schneller. Und trainieren Sie bitte auf keinen Fall mit starkem Muskelkater. Sie können in seiner Begleitung ganz sicher keine gute Technik an den Tag legen, und das Verletzungsrisiko steigt. Setzen Sie lieber noch einen Tag aus, bevor Sie die nächste Einheit in Angriff nehmen.

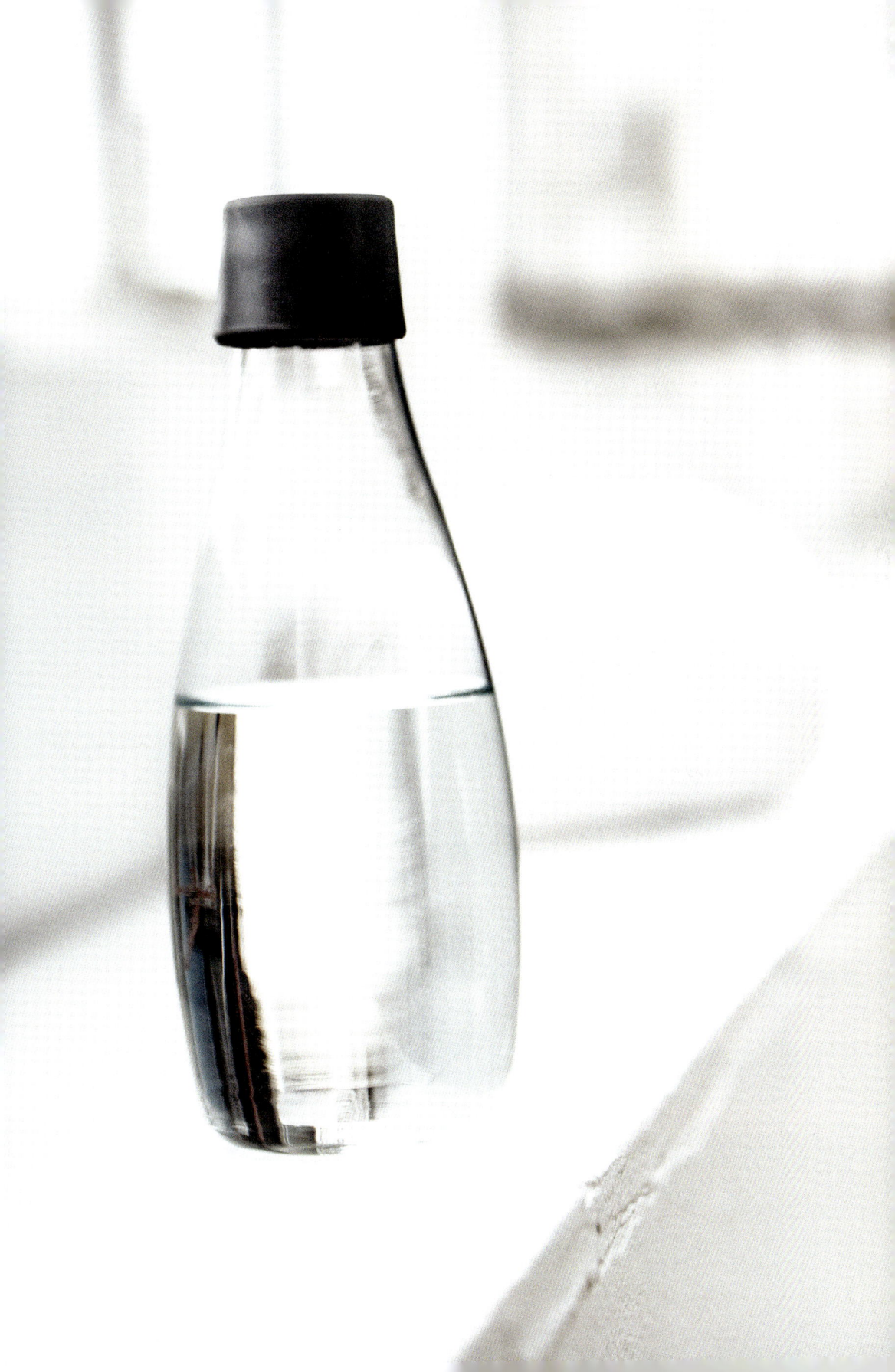

TRAINING FÜR MARILYNS

Schluss mit Ihren Atembeschwerden sowie mit den Schmerzen im unteren Rücken und im Hals-Nacken-Bereich! Mit dem folgenden Trainingsplan geht es Ihnen nicht nur besser, Sie sehen auch besser aus. Schließlich wird Ihr Bauch in Kürze deutlich flacher und das Gesäß straffer sein.

DIE MOBILISATION UND DEHNUNG

Ihr Training beginnt mit den folgenden Mobilisationen und Dehnungen, die Sie zwei Wochen lang täglich ein- bis zweimal ausführen. Nach 14 Tagen kommen dann die Hauptübungen hinzu. Das klingt nach viel Arbeit? Richtig, aber vielleicht motiviert es Sie zu wissen, dass Sie sich nach etwa vier Wochen kaum noch dehnen und mobilisieren müssen? Haben Sie die Hauptübungen einmal korrekt erlernt, erhalten diese Ihre volle Mobilität und bauen gleichzeitig Kraft auf. Heißt in Ihrem Fall: Wenn Sie bei der Kniebeuge, dem Kreuzheben und Drücken nicht mehr ins Hohlkreuz fallen und bei der tiefen Kniebeuge die Knie außen halten können, dann sind Sie mit dem fiesen Drücken und Ziehen ein für alle Mal durch.

MOBILISATION
Kreisel (siehe Seite 124 f.)
Rutsche (siehe Seite 121)
Brustschutz (siehe Seite 119)
Wadenheber (siehe Seite 118)
Frontflexibilität (siehe Seite 116)
Seitenschutz (siehe Seite 117)

DEHNUNG
Durchhänger (siehe Seite 128)
Antrag (siehe Seite 127)

DIE HAUPTÜBUNGEN

Nach den ersten zwei Wochen, in denen Sie sich komplett aufs Mobilisieren und Dehnen konzentrieren, stehen nun auch an drei Tagen in der Woche die Hauptübungen auf Ihrem Programm. Im Training beginnen Sie bei jeder Übung mit 5 Wiederholungen, auf die 2 Minuten Pause und schließlich zwei weitere Sätze à 5 Wiederholungen folgen. Dann gehen Sie zur nächsten Übung über.

HAUPTÜBUNGEN
Kniebeuge (siehe Seite 81ff.)
Drücken (siehe Seite 90 ff.)
Kreuzheben (siehe Seite 96 ff.)
Bankdrücken (siehe Seite 105 ff.)

DIE HILFSÜBUNGEN

Sobald Sie die Mobilisations- und Dehnübungen sicher beherrschen, ergänzen die folgenden Hilfsübungen Ihr Programm. Es reicht, wenn Sie diese einmal pro Woche anschließen. Sie können die Hilfsübungen auch aufteilen, also pro Trainingstag nur eine oder zwei davon zu den Hauptübungen dazunehmen. Pro Übung stehen 5 Wiederholungen an, auf die 2 Minuten Pause folgen. Diesen Ablauf wiederholen Sie zweimal.

HILFSÜBUNGEN
Sit-up (siehe Seite 142 f.)
Kniebeuge mit Gurt (siehe Seite 81ff.)
Planke (siehe Seite 140 f.)
Sind beim Bankdrücken drei Sätze à 5 Wiederholungen mit dem halben Körpergewicht drin, ersetzt der Einsteiger-Liegestütz (siehe Seite 134) die Planke.

DIE BRACE-POSITION

Richten Sie Ihr Becken unter dem Brustkorb aus, sodass sich Brustkorb, Becken und Mittelfuß in einer Achse befinden. So positioniert spannen Sie Ihren Po fest an, um das Becken aufzurichten. Senken Sie beim Ausatmen Ihre Rippen – nicht das Brustbein! – und spannen Sie den Bauch an, ohne ihn einzuziehen oder rauszustrecken.

TRAINING FÜR KATZEN

Ihre Rücken-, Nacken- und Knieprobleme werden mit dem folgenden Training bald der Vergangenheit angehören! Als Typ Katze profitieren Sie schon bald von mehr Kraft und Stabilität, wodurch sich schmerzhafte Blockaden für immer in Luft auflösen.

DIE MOBILISATION

Als Katze können Sie gleich mit dem Training der Hauptübungen anfangen, nehmen aber gleichzeitig die Mobilisation der Brustwirbelsäule dazu. Sobald Sie bei den Hauptübungen nicht mehr ins Hohlkreuz fallen, werden Sie auch keine Blockaden in der Brustwirbelsäule mehr spüren und können den Doppelball beruhigt wieder zur Seite legen.

MOBILISATION
Rutsche (siehe Seite 121)

DIE HAUPTÜBUNGEN

Die Katze kann direkt mit den Hauptübungen einsteigen. Im Training beginnen Sie bei jeder Übung mit 5 Wiederholungen, auf die 2 Minuten Pause und schließlich zwei weitere Sätze à 5 Wiederholungen folgen. Dann gehen Sie zur nächsten Übung über.

HAUPTÜBUNGEN
Kniebeuge (siehe Seite 81 ff.)
Drücken (siehe Seite 90 ff.)
Kreuzheben (siehe Seite 96 ff.)
Bankdrücken (siehe Seite 105 ff.)

DIE HILFSÜBUNGEN

Führen Sie die folgenden Hilfsübungen erst dann aus, wenn die Mobilisationsübung nicht mehr auf Ihrem Trainingsplan steht, Sie die Hauptübungen also sicher beherrschen. Es reicht, die Hilfsübungen einmal pro Woche an die Hauptübungen anzuschließen. Sie können sie auch aufteilen, also pro Trainingstag nur eine oder zwei davon zu den Hauptübungen dazunehmen – Hauptsache, jede Hilfsübung kommt einmal wöchentlich zum Einsatz. Pro Übung stehen 5 Wiederholungen – beim Klimmzug sind es 10 Wiederholungen – an, auf die 2 Minuten Pause folgen. Diesen Ablauf wiederholen Sie zweimal.

HILFSÜBUNGEN
Ausfallschritt (siehe Seite 152 ff.)
Klimmzug (siehe Seite 136 ff.)
Planke (siehe Seite 140 f.)
Wenn Sie beim Kreuzheben 5 Wiederholungen mit Ihrem Körpergewicht schaffen, können Sie auch den Power Clean (siehe Seite 144 ff.) ausführen.

DIE BRACE-POSITION

Katzen brauchen keine besondere Anleitung, um in die Brace-Position zu kommen. Sie können sich an der allgemeinen Beschreibung auf Seite 68 ff. orientieren.

TRAINING FÜR HANSEATEN

Wenn Sie keine Lust mehr auf Ihre Ischiasschmerzen haben und gern auf die Beeinträchtigungen im Brustbeinbereich verzichten würden, sollten Sie sich diesen Trainingsplan für Hanseaten ganz genau anschauen. Und natürlich mit gewohnter Sorgfalt befolgen.

DIE MOBILISATION UND DEHNUNG

Beginnen Sie Ihr Training mit den folgenden Mobilisationen und Dehnungen, die Sie zwei Wochen lang täglich ein- bis zweimal ausführen. Nach 14 Tagen kommen dann die Hauptübungen hinzu. Das klingt nach viel Arbeit? Richtig, aber vielleicht motiviert es Sie zu wissen, dass Sie sich nach etwa vier Wochen wahrscheinlich kaum noch dehnen und mobilisieren müssen? Wenn Sie die Hauptübungen einmal korrekt erlernt haben, erhalten diese Ihre volle Mobilität und bauen gleichzeitig Kraft auf. Heißt für Sie: Wenn Sie in die tiefe Kniebeuge gehen und den Bauch und Rücken in der perfekten Position halten können, ohne den Kopf bei jeder Wiederholung nach hinten zu reißen, dann sind Sie mit dem fiesen Drücken und Ziehen ein für alle Mal durch.

MOBILISATION
Rahmenwerk (siehe Seite 117)
Frontflexibilität (siehe Seite 116)
Seitenschutz (siehe Seite 117)
Rutsche (siehe Seite 121)
Rotator (siehe Seite 120)
Roller (siehe Seite 122 f.)
Birnenmassage (siehe Seite 123)

DEHNUNG
Klapptisch (siehe Seite 129)
Gebetspose (siehe Seite 130)
Haltgeber (siehe Seite 128 f.)
Langstreckenknier (siehe Seite 130 f.)

DIE HAUPTÜBUNGEN

Nach den ersten zwei Wochen, in denen Sie sich komplett aufs Mobilisieren und Dehnen konzentrieren, stehen nun auch an drei Tagen in der Woche die Hauptübungen auf Ihrem Programm. Im Training beginnen Sie bei jeder Übung mit 5 Wiederholungen, auf die 2 Minuten Pause und schließlich zwei weitere Sätze à 5 Wiederholungen folgen. Dann gehen Sie zur nächsten Übung über.

HAUPTÜBUNGEN
Kniebeuge (siehe Seite 81ff.)
Drücken (siehe Seite 90ff.)
Kreuzheben (siehe Seite 96ff.)
Bankdrücken (siehe Seite 105ff.)

DIE HILFSÜBUNGEN

Führen Sie die beiden Hilfsübungen erst dann aus, wenn Sie die Mobilisations- und Dehnübungen von Ihrem Trainingsplan streichen können, also sobald Sie die Hauptübungen sicher beherrschen. Es reicht, die Hilfsübungen einmal pro Woche an die Hauptübungen anzuschließen. Je Übung stehen 5 Wiederholungen – beim Klimmzug sind es 10 Wiederholungen – an, auf die 2 Minuten Pause folgen. Diesen Ablauf wiederholen Sie zweimal.

HILFSÜBUNGEN
Sit-up (siehe Seite 142 f.)
Klimmzug (siehe Seite 136 ff.)

DIE BRACE-POSITION

Schieben Sie Ihr Becken nach hinten und richten Sie es auf, indem Sie Ihren Po anspannen. Achten Sie besonders darauf, dass sich Ihre Schulterposition nicht verändert, wenn Sie beim Ausatmen die Rippen senken. Nun spannen Sie Ihren Bauch fest an – und die Brace-Position ist perfekt.

TRAINING FÜR AUTOREN

Malen Sie sich ruhig schon jetzt aus, wie schön ein Leben ohne Kopfschmerzen, Nackenprobleme und Schmerzen in der Brustwirbelsäule sein wird! Auch von dem Engegefühl, das Sie – in welcher Form auch immer – begleitet, dürfen Sie sich dank dem folgenden Trainingsplan endgültig verabschieden. Wenig bedauerlich.

DIE MOBILISATION UND DEHNUNG

Beginnen Sie Ihr Training mit den folgenden Mobilisationen und Dehnungen, die Sie zwei Wochen lang täglich ein- bis zweimal ausführen. Nach 14 Tagen kommen dann die Hauptübungen hinzu. Das klingt nach viel Arbeit? Richtig, aber vielleicht motiviert es Sie zu wissen, dass Sie sich nach etwa vier Wochen wahrscheinlich kaum noch dehnen und mobilisieren müssen? Wenn Sie die Hauptübungen einmal korrekt erlernt haben, erhalten diese Ihre volle Mobilität und bauen gleichzeitig Kraft auf. Bedeutet für Sie: Wenn Ihre Brustwirbelsäule beim Kreuzheben und Kniebeugen nicht mehr einknickt beziehungsweise rund wird, dann sind Sie mit dem fiesen Drücken und Ziehen ein für alle Mal durch.

MOBILISATION
Frontflexibilität (siehe Seite 116)
Rutsche (siehe Seite 121)
Seitenschutz (siehe Seite 117)
Bauchlandung (siehe Seite 124)
Brustschutz (siehe Seite 119)
Rotator (siehe Seite 120)

DEHNUNG
Durchhänger (siehe Seite 128)
Fallschirmspringer (siehe Seite 131)

DIE HAUPTÜBUNGEN

Nach den ersten zwei Wochen, in denen Sie sich komplett aufs Mobilisieren und Dehnen konzentrieren, stehen nun an drei Tagen in der Woche auch die Hauptübungen auf Ihrem Programm. Im Training beginnen Sie bei jeder Übung mit 5 Wiederholungen, auf die 2 Minuten Pause und schließlich zwei weitere Sätze à 5 Wiederholungen folgen. Dann gehen Sie zur nächsten Übung über.

HAUPTÜBUNGEN
Kniebeuge (siehe Seite 81ff.)
Drücken (siehe Seite 90 ff.)
Kreuzheben (siehe Seite 96 ff.)
Bankdrücken (siehe Seite 105 ff.)

DIE HILFSÜBUNGEN

Führen Sie die Hilfsübungen erst dann aus, wenn die Mobilisations- und Dehnübungen nicht mehr auf Ihrem Trainingsplan stehen, also sobald Sie die Hauptübungen sicher beherrschen. Es reicht, die folgenden Hilfsübungen einmal pro Woche an die Hauptübungen anzuschließen. Sie können sie auch aufteilen, also pro Trainingstag nur eine oder zwei davon zu den Hauptübungen dazunehmen – Hauptsache, jede Hilfsübung kommt einmal wöchentlich zum Einsatz. Pro Übung stehen 5 Wiederholungen – beim Klimmzug sind es 10 Wiederholungen – an, auf die 2 Minuten Pause folgen. Diesen Ablauf wiederholen Sie zweimal.

HILFSÜBUNGEN
Liegestütz (siehe Seite 132 ff.)
Klimmzug (siehe Seite 136 ff.)
Überkopfkniebeuge (siehe Seite 149 ff.)

DIE BRACE-POSITION

Als Autor richten Sie das Becken auf, indem Sie das Gesäß anspannen. Dann heben Sie über die Ausatmung die Brustwirbelsäule und senken die Rippen. Schließlich spannen Sie den Bauch an und nehmen den Kopf sowie die Schultern zurück.

TRAINING FÜR SCHIEFE

Natürlich gibt es die unterschiedlichsten Formen von Verdrehungen. Im Folgenden habe ich Trainingspläne für die vier häufigsten Fälle erstellt: die schiefe Schulter, die schiefe Brustwirbelsäule, die schiefe Hüfte und das verdrehte Bein. Jeder Plan zielt darauf ab, die Bewegungseinschränkungen auszugleichen und die damit verbundenen Schmerzen und Schwellungen zu minimieren beziehungsweise zu beseitigen. Diese Effekte dürften Ihnen doch „gerade" recht kommen, richtig?

DIE MOBILISATION UND DEHNUNG

Beginnen Sie Ihr Training mit den folgenden Mobilisationen und Dehnungen, die Sie zwei Wochen lang täglich ein- bis zweimal ausführen. Nach 14 Tagen kommen dann die Hauptübungen hinzu. Das klingt nach viel Arbeit? Richtig, aber vielleicht motiviert es Sie zu wissen, dass Sie sich nach etwa vier Wochen wahrscheinlich kaum noch dehnen und mobilisieren müssen? Wenn Sie die Hauptübungen einmal korrekt erlernt haben, erhalten diese Ihre volle Mobilität und bauen gleichzeitig Kraft auf. Heißt für Sie: Sobald Sie die Hauptübungen symmetrisch(er) ausführen können, sind Sie mit dem fiesen Drücken und Ziehen ein für alle Mal durch.

Die folgenden Mobilisationen und Dehnungen müssen Sie nur auf der betroffenen Körperseite ausführen, außer ich weise ausdrücklich darauf hin, beide Seiten zu berücksichtigen. Sie werden deutlich spüren, auf welcher Seite die Übung notwendig ist.

Schiefe Schulter

MOBILISATION
Rotator (siehe Seite 120)
Brustschutz (siehe Seite 119)
Rutsche (siehe Seite 121)

DEHNUNG
Fallschirmspringer (siehe Seite 131)

Schiefe Brustwirbelsäule oder Hüfte

MOBILISATION
Bauchlandung (siehe Seite 124)
Roller (siehe Seite 122 f.)
Rutsche (siehe Seite 121)

DEHNUNG
Gebetspose (siehe Seite 130)
Langstreckenknier (siehe Seite 130 f.)
Klapptisch (siehe Seite 129)
Haltgeber (siehe Seite 128 f.)
Durchhänger (siehe Seite 128)

Verdrehtes Bein

MOBILISATION
Rahmenwerk (siehe Seite 117)
Frontflexibilität (siehe Seite 116)
Seitenschutz (siehe Seite 117)
Wadenheber (siehe Seite 118)
Kreisel (beide Seiten) (siehe Seite 124 f.)
Freimachung (siehe Seite 125)

DEHNUNG
Klapptisch (siehe Seite 129)
Gebetspose (siehe Seite 130)
Antrag (siehe Seite 127)
Haltgeber (siehe Seite 128 f.)

DIE HAUPTÜBUNGEN

Nach den ersten zwei Wochen, in denen Sie sich komplett aufs Mobilisieren und Dehnen konzentrieren, stehen nun an drei Tagen in der Woche auch die Hauptübungen auf Ihrem Programm. Im Training beginnen Sie bei jeder Übung mit 5 Wiederholungen, auf die 2 Minuten Pause und schließlich zwei weitere Sätze à 5 Wiederholungen folgen. Dann gehen Sie zur nächsten Übung über.

HAUPTÜBUNGEN
Kniebeuge (siehe Seite 81 ff.)
Drücken (siehe Seite 90 ff.)
Kreuzheben (siehe Seite 96 ff.)
Bankdrücken (siehe Seite 105 ff.)

DIE HILFSÜBUNGEN

Führen Sie die Hilfsübungen erst dann aus, wenn Sie die Mobilisations- und Dehnübungen von Ihrem Trainingsplan streichen können, also sobald Sie die Hauptübungen sicher beherrschen. Es reicht, die folgende(n) Hilfsübung(en) einmal pro Woche an die Hauptübungen anzuschließen. Bei einer schiefen Brustwirbelsäule oder Hüfte können Sie sie auch aufteilen, also pro Trainingstag nur eine oder zwei davon zu den Hauptübungen dazunehmen. Pro Übung stehen 5 Wiederholungen an, auf die 2 Minuten Pause folgen. Diesen Ablauf wiederholen Sie zweimal.

Schiefe Schulter

HILFSÜBUNGEN
Überkopfkniebeuge (siehe Seite 149 ff.)

Schiefe Brustwirbelsäule oder Hüfte

HILFSÜBUNGEN
Planke (siehe Seite 140 f.)
Überkopfkniebeuge (siehe Seite 149 ff.)
Ausfallschritt (siehe Seite 152 ff.)

Verdrehtes Bein

HILFSÜBUNGEN
Ausfallschritt (siehe Seite 152 ff.)

DIE BRACE-POSITION

Wie Schiefe am besten die korrekte Brace-Position einnehmen, hängt natürlich von ihren individuellen Voraussetzungen ab. Als schiefer Körpertyp können Sie sich grundsätzlich an der allgemeinen Beschreibung (siehe Seite 68 ff.) orientieren, sollten dabei aber besonders auf symmetrische Bewegungen achten.

TRAINING FÜR LÄUFER

Lassen Sie sich als Läufer-Typ nicht mehr von Kopf- und Nackenschmerzen ausbremsen. Obendrein werden Probleme mit den Handgelenken und im unteren Rücken beziehungsweise in den Knien oder Füßen keine Stolpersteine mehr sein – wenn Sie sich laufend an den folgenden Trainingsplan halten.

DIE MOBILISATION UND DEHNUNG

Beginnen Sie Ihr Training mit den folgenden Mobilisationen und Dehnungen, die Sie zwei Wochen lang täglich ein- bis zweimal ausführen. Nach 14 Tagen kommen dann die Hauptübungen hinzu. Das klingt nach viel Arbeit? Richtig, aber vielleicht motiviert es Sie zu wissen, dass Sie sich nach etwa vier Wochen wahrscheinlich kaum noch dehnen und mobilisieren müssen? Wenn Sie die Hauptübungen einmal korrekt erlernt haben, erhalten diese Ihre volle Mobilität und bauen gleichzeitig Kraft auf. Heißt für Sie: Sobald Sie problemlos Ihr Becken stabil halten können und Sie Ihr eingefahrenes (falsches) Bewegungsmuster abgelegt haben, sind Sie mit dem fiesen Drücken und Ziehen ein für alle Mal durch.

MOBILISATION
Frontflexibilität (siehe Seite 116)
Seitenschutz (siehe Seite 117)
Wadenheber (siehe Seite 118)
Rutsche (siehe Seite 121)
Kreisel (siehe Seite 124 f.)
Freimachung (siehe Seite 125)
Birnenmassage (siehe Seite 123)
Roller (siehe Seite 122 f.)
Bauchlandung (siehe Seite 124)
Sobald Ihr Becken aufgerichtet ist, können Sie zusätzlich den Brustschutz (siehe Seite 119) ausführen.

DEHNUNG
Antrag (siehe Seite 127)
Haltgeber (siehe Seite 128 f.)
Gebetspose (siehe Seite 130)
Klapptisch (siehe Seite 129)
Durchhänger (siehe Seite 128)
Langstreckenknier (siehe Seite 130 f.)
Sobald Ihr Becken aufgerichtet ist, können Sie auch den Fallschirmspringer (siehe Seite 131) ausführen.

DIE HAUPTÜBUNGEN

Nach den ersten zwei Wochen, in denen Sie sich komplett aufs Mobilisieren und Dehnen konzentrieren, stehen nun an drei Tagen in der Woche auch die Hauptübungen auf Ihrem Programm. Im Training beginnen Sie bei jeder Übung mit 5 Wiederholungen, auf die 2 Minuten Pause und schließlich zwei weitere Sätze à 5 Wiederholungen folgen. Dann gehen Sie zur nächsten Übung über.

HAUPTÜBUNGEN
Kniebeuge (siehe Seite 81 ff.)
Drücken (siehe Seite 90 ff.)
Kreuzheben (siehe Seite 96 ff.)
Bankdrücken (siehe Seite 105 ff.)

DIE HILFSÜBUNGEN

Führen Sie die Hilfsübungen erst dann aus, wenn Sie die Mobilisations- und Dehnübungen von Ihrem Trainingsplan streichen können, also sobald Sie die Hauptübungen sicher beherrschen. Es reicht, die folgenden Hilfsübungen einmal pro Woche an die Hauptübungen anzuschließen. Sie können sie auch aufteilen, also pro Trainingstag nur eine oder zwei davon zu den Hauptübungen dazunehmen – Hauptsache, jede Hilfsübung kommt in jedem Fall einmal wöchentlich zum Einsatz. Pro Übung stehen 5 Wiederholungen – beim Klimmzug sind es 10 Wiederholungen – an, auf die 2 Minuten Pause folgen. Diesen Ablauf wiederholen Sie zweimal.

HILFSÜBUNGEN
Klimmzug (siehe Seite 136 ff.)
Überkopfkniebeuge (siehe Seite 149 ff.)
Liegestütz (siehe Seite 132 ff.)
Sobald Sie das Kreuzheben mit Ihrem kompletten Körpergewicht umsetzen können, sollten Sie zusätzlich den Power Clean (siehe Seite 144 ff.) in Ihren Trainingsplan einbauen.

DIE BRACE-POSITION

Um als Läufer die Ziellinie in der korrekten Brace-Position zu überqueren, bringen Sie das Becken nach vorn und richten Sie es auf. Dann ziehen Sie die Brustwirbelsäule hoch und die Rippen runter. Gleichzeitig nehmen Sie die Schultern und den Kopf zurück – und schon haben Sie es geschafft!

TRAINING FÜR ATHLETEN

Als Athlet treiben Sie wahrscheinlich eher selten Sport – was sich leider irgendwann rächen und Ihre Gesundheit beeinträchtigen wird. Das muss nicht sein! Mit diesem sportlichen Trainingsplan werden Sie garantiert so fit, wie Sie schon aussehen.

DIE HAUPTÜBUNGEN

Als Athlet brauchen Sie keine Übungen zum Mobilisieren und Dehnen, Sie können direkt mit den Hauptübungen einsteigen. Im Training beginnen Sie bei jeder Übung mit 5 Wiederholungen, auf die 2 Minuten Pause und schließlich zwei weitere Sätze à 5 Wiederholungen folgen. Dann gehen Sie zur nächsten Übung über.

HAUPTÜBUNGEN
Kniebeuge (siehe Seite 81 ff.)
Drücken (siehe Seite 90 ff.)
Kreuzheben (siehe Seite 96 ff.)
Bankdrücken (siehe Seite 105 ff.)

DIE HILFSÜBUNGEN

Auch bei den Hilfsübungen müssen Sie als Athlet keine Zeit verstreichen lassen, sondern können diese direkt einmal pro Woche in Ihr Training integrieren. Schließlich brauchen Sie ein hohes Volumen, um sich nicht zu unterfordern. Bei den Hilfsübungen stehen wieder jeweils 5 Wiederholungen – beim Klimmzug sind es 10 Wiederholungen – an, auf die 2 Minuten Pause folgen. Diesen Ablauf wiederholen Sie zweimal.

HILFSÜBUNGEN
Power Clean (siehe Seite 144 ff.), Ausfallschritt (siehe Seite 152 ff.)
Klimmzug (siehe Seite 136 ff.), Liegestütz (siehe Seite 132 ff.)
Sit-up (siehe Seite 142 f.)

DIE BRACE-POSITION

Athleten müssen sich nicht sonderlich anstrengen, um die Brace-Position einzunehmen. Sie bracen schon durch ihre Körperhaltung.

TRAINING FÜR COWBOYS

Mit diesem Trainingsplan können Sie sich als Cowboy bald von Ihrer allzu lässigen Haltung verabschieden. Und das hat treffliche Vorteile: Durch die gewonnene Körperspannung lassen Sie die Schmerzen im unteren Rücken endgültig in Ruhe. Die Muskelverhärtungen und -verkürzungen in den hinteren Oberschenkeln und im Gesäß verschwinden ebenfalls. Dasselbe gilt für eventuell vorhandene Probleme in Ihrem Schulter-Nacken-Bereich.

DIE MOBILISATION UND DEHNUNG

Als Cowboy werden Sie sich wahrscheinlich nicht mobilisieren müssen. Einzige Ausnahme: Sie haben Probleme, in die tiefe Kniebeuge zu kommen. Dann beginnen Sie Ihr Training mit den folgenden Übungen zur Mobilisation und Dehnung, die Sie zwei Wochen lang täglich ein- bis zweimal ausführen. Nach 14 Tagen kommen dann die Hauptübungen hinzu. Das klingt nach Arbeit? Richtig, aber vielleicht motiviert es Sie zu wissen, dass Sie sich nach etwa vier Wochen wahrscheinlich kaum noch dehnen und mobilisieren müssen? Wenn Sie die Hauptübungen einmal korrekt erlernt haben, erhalten diese Ihre volle Mobilität und bauen gleichzeitig Kraft auf. Heißt für Sie: Sobald Sie die tiefe Kniebeuge im Repertoire haben, sind Sie mit dem fiesen Drücken und Ziehen ein für alle Mal durch.

MOBILISATION
Birnenmassage (siehe Seite 123)

DEHNUNG
Gebetspose (siehe Seite 130)
Klapptisch (siehe Seite 129)

DIE HAUPTÜBUNGEN

Wenn Sie Probleme haben, eine tiefe Kniebeuge auszuführen, konzentrieren Sie sich in den ersten zwei Wochen komplett aufs Mobilisieren und Dehnen. In der dritten Woche kommen dann die Hauptübungen dazu, die Sie dreimal wöchentlich trainieren. Wer die tiefe Kniebeuge beherrscht, steigt direkt mit den Hauptübungen ein. Im Training beginnen Sie bei jeder Übung mit 5 Wiederholungen, auf die 2 Minuten Pause und schließlich zwei weitere Sätze à 5 Wiederholungen folgen. Dann gehen Sie zur nächsten Übung über.

HAUPTÜBUNGEN
Kniebeuge (siehe Seite 81 ff.)
Drücken (siehe Seite 90 ff.)
Kreuzheben (siehe Seite 96 ff.)
Bankdrücken (siehe Seite 105 ff.)

DIE HILFSÜBUNGEN

Es reicht, wenn Sie die Hauptübungen einmal pro Woche durch die folgenden Hilfsübungen ergänzen. Starten Sie hier jedoch erst durch, wenn Ihnen die tiefe Kniebeuge keine Schwierigkeiten mehr bereitet. Sie können die Hilfsübungen auch aufteilen, also pro Trainingstag nur eine oder zwei zu den Hauptübungen dazunehmen – Hauptsache, jede Hilfsübung kommt einmal wöchentlich zum Einsatz. Pro Übung stehen auch hier 5 Wiederholungen – beim Klimmzug sind es 10 Wiederholungen – an, auf die 2 Minuten Pause folgen. Diesen Ablauf wiederholen Sie zweimal.

HILFSÜBUNGEN
Ausfallschritt (siehe Seite 152 ff.), Power Clean (siehe Seite 144 ff.)
Überkopfkniebeuge (siehe Seite 149 ff.), Klimmzug (siehe Seite 136 ff.)
Sit-up (siehe Seite 142 f.)

DIE BRACE-POSITION

Als Cowboy nehmen Sie für die korrekte Brace-Position das Becken zurück und spannen das Gesäß maximal an. Dann schieben Sie die Brustwirbelsäule nach vorn und machen den Bauch so fest, als müssten Sie einen Schlag abwehren.

TRAINING FÜR STARKE

Mit dem folgenden Trainingsplan können Sie sich locker machen. Als starker Typ werden Sie von Mal zu Mal beweglicher, was Verspannungen löst und Fehlhaltungen der Arme oder Beine ausgleicht. Wer zusätzlich Pfunde verlieren möchte – starke Typen neigen leider oft zum Zunehmen –, wird diesem Ziel spätestens mit dem Power Clean rasant näherkommen.

DIE MOBILISATION UND DEHNUNG

Beginnen Sie Ihr Training mit den folgenden Mobilisationen und Dehnungen, die Sie zwei Wochen lang täglich ein- bis zweimal ausführen. Nach 14 Tagen kommen dann die Hauptübungen hinzu. Das klingt nach viel Arbeit? Richtig, aber vielleicht motiviert es Sie zu wissen, dass Sie sich nach etwa vier Wochen wahrscheinlich kaum noch dehnen und mobilisieren müssen? Wenn Sie die Hauptübungen einmal korrekt erlernt haben, erhalten diese Ihre volle Mobilität und bauen gleichzeitig Kraft auf. Bedeutet für Sie: Sobald Sie problemlos in die tiefe Kniebeuge kommen, beim Kreuzheben die Startposition mit geradem Rücken einnehmen und beim Drücken die Hantel über den Kopf führen können, sind Sie mit dem fiesen Drücken und Ziehen ein für alle Mal durch.

MOBILISATION
Rahmenwerk (siehe Seite 117)
Frontflexibilität (siehe Seite 116)
Seitenschutz (siehe Seite 117)
Rutsche (siehe Seite 121)

DEHNUNG
Antrag (siehe Seite 127)
Haltgeber (siehe Seite 128 f.)
Gebetspose (siehe Seite 130)

DIE HAUPTÜBUNGEN

Nach den ersten zwei Wochen, in denen Sie sich komplett aufs Mobilisieren und Dehnen konzentrieren, stehen nun auch an drei Tagen in der Woche die Hauptübungen auf Ihrem Programm. Im Training beginnen Sie bei jeder Übung mit 5 Wiederholungen, auf die 2 Minuten Pause und schließlich zwei weitere Sätze à 5 Wiederholungen folgen. Dann gehen Sie zur nächsten Übung über.

HAUPTÜBUNGEN
Kniebeuge (siehe Seite 81ff.)
Drücken (siehe Seite 90ff.)
Kreuzheben (siehe Seite 96ff.)
Bankdrücken (siehe Seite 105ff.)

DIE HILFSÜBUNGEN

Führen Sie die Hilfsübungen erst dann aus, wenn Sie die Mobilisations- und Dehnübungen von Ihrem Trainingsplan streichen können, also sobald Sie die Hauptübungen sicher beherrschen. Es reicht, die folgenden Hilfsübungen einmal pro Woche an die Hauptübungen anzuschließen. Sie können sie auch aufteilen, also pro Trainingstag nur eine oder zwei davon zu den Hauptübungen dazunehmen – Hauptsache, jede Hilfsübung kommt einmal wöchentlich zum Einsatz. Pro Übung stehen 5 Wiederholungen an, auf die 2 Minuten Pause folgen. Diesen Ablauf wiederholen Sie zweimal.

HILFSÜBUNGEN
Überkopfkniebeuge (siehe Seite 149ff.)
Power Clean (siehe Seite 144ff.)

DIE BRACE-POSITION

Schwupp, einmal schnell das Becken aufgerichtet, schon steht der Starke in der korrekten Brace-Position. Echt stark.

TRAINING FÜR COLAFLASCHEN

Als Colaflaschen-Typ profitieren Sie immens von der Haltungskorrektur – dieser Trainingsplan lässt Sie in Ihrer vollen Größe dastehen und sofort schlanker wirken. Zudem werden Sie Ihre Pölsterchen im Po- und Oberschenkelbereich schon bald (wenig schmerzlich) vermissen. Und zuletzt verabschieden sich auch die Hüftprobleme, da Ihre Bauchmuskeln wieder zum Einsatz kommen und so die Hüfte entlasten.

DIE MOBILISATION UND DEHNUNG

Colaflaschen dürfen gleich mit dem Training der Hauptübungen einsteigen, nehmen aber gleichzeitig die beiden Mobilisationen und die Dehnübung dazu. Nach 14 Tagen Training können Sie die drei wahrscheinlich weglassen – wenn Sie gelernt haben, Ihren Rumpf richtig einzusetzen, Sie also die Brace-Position sicher beherrschen.

MOBILISATION
Brustschutz (siehe Seite 119)
Rutsche (siehe Seite 121)

DEHNUNG
Fallschirmspringer (siehe Seite 131)

DIE HAUPTÜBUNGEN

Im Training beginnen Sie bei jeder Hauptübung mit 5 Wiederholungen, auf die 2 Minuten Pause und schließlich zwei weitere Sätze à 5 Wiederholungen folgen. Dann gehen Sie zur nächsten Übung über.

HAUPTÜBUNGEN
Kniebeuge (siehe Seite 81 ff.)
Drücken (siehe Seite 90 ff.)
Kreuzheben (siehe Seite 96 ff.)
Bankdrücken (siehe Seite 105 ff.)

DIE HILFSÜBUNGEN

Führen Sie die Hilfsübungen erst dann aus, wenn die Mobilisationen und die Dehnung nicht mehr auf Ihrem Trainingsplan stehen, also sobald Sie die Hauptübungen sicher beherrschen. Es reicht, die folgenden Hilfsübungen einmal pro Woche an die Haupt-übungen anzuschließen. Sie können sie auch aufteilen, also pro Trainingstag nur eine oder zwei davon zu den Hauptübungen dazunehmen – Hauptsache, jede Hilfsübung kommt einmal wöchentlich zum Einsatz. Pro Übung führen Sie 5 Wiederholungen – beim Klimmzug sind es 10 Wiederholungen – aus, auf die 2 Minuten Pause folgen. Diesen Ablauf wiederholen Sie zweimal.

HILFSÜBUNGEN
Planke (siehe Seite 140 f.)
Klimmzug (siehe Seite 136 ff.)
Überkopfkniebeuge (siehe Seite 149 ff.)

DIE BRACE-POSITION

Generell können Sie als Colaflasche auf dem üblichen Weg (siehe Seite 68 ff.) in die Brace-Position gehen. Allerdings sollten Sie darauf achten, Ihr Becken ein wenig zu kippen, also etwas mehr ins Hohlkreuz zu gehen. So richten Sie es korrekt unter den Rippen aus und können die maximale Bauchspannung aufbauen.

MEMO ANS EGO

Sobald Sie den Alltag wieder in Ihrem optimalen Bewe-gungsmuster meistern, genügt es, die Haupt- und Hilfsübun-gen einmal pro Woche auszuführen. Die Mobilisationen und Dehnungen können Sie im Fall akuter Beschwerden einset-zen. Start frei für ein Leben ohne Bewegungsschmerzen und mit voller Leistungsfähigkeit – egal, ob es sich in den eige-nen vier Wänden oder in sportlichen Wettkämpfen abspielt.

LITERATUREMPFEHLUNGEN

Sie möchten noch tiefer ins Thema einsteigen? Dann empfehle ich Ihnen folgende Werke:

Gottlob, Axel: *Differenziertes Krafttraining mit Schwerpunkt Wirbelsäule*, Urban & Fischer Verlag/Elsevier GmbH, 4. Auflage, 2013

Miller, Jill: *Roll dich fit: Muskel- und Faszienmassage für Schmerzfreiheit, Leistungsfähigkeit und Wohlbefinden*, Riva Verlag, 2015

Myers, Thomas W.: *Anatomy Trains: Myofasziale Leitbahnen (für Manual- und Bewegungstherapeuten)*, Urban & Fischer Verlag/Elsevier GmbH, 3. Auflage, 2015

Nuckols, Greg & Isuf, Omar: *The Art of Lifting*, E-Book, 2015

Rippetoe, Mark: *Starting Strength: Einführung ins Langhanteltraining*, Riva Verlag, 2015

Schleip, Robert & Bayer, Johanna: *Faszien-Fitness: Vital, elastisch, dynamisch in Alltag und Sport*, Riva Verlag, 2014

Starrett, Kelly & Cordoza, Glen: *Werde ein geschmeidiger Leopard: Die sportliche Leistung verbessern, Verletzungen vermeiden und Schmerzen lindern*, Riva Verlag, 2016

Wendler, Jim: *5/3/1: The Simplest and Most Effective Training System for Raw Strength*, Jim Wendler LLC, 2nd Edition, 2011

QUELLEN

[1] www.destatis.de/DE/Publikationen/Thematisch/Gesundheit/Krankenhaeuser/OperationenProzeduren5231401147014.pdf?__blob=publicationFile

[2] www.arthrose.de/arthrose/haeufigkeit.html

[3] www.bkk-dachverband.de/publikationen/bkk-gesundheitsreport/tabellen/artikel/bkk-gesundheitsreport-2015/

[4] La Forgia 2006, www.ncbi.nlm.nih.gov/pubmed/17101527

[5] bjsm.bmj.com/content/early/2013/10/07/bjsports-2013-092538.abstract

[6] Axel Gottlob: Differenziertes Krafttraining mit Schwerpunkt Wirbelsäule, Urban & Fischer Verlag/Elsevier GmbH, 4. Auflage, 2013

DANKE AN

Inken. Ohne dich wäre es niemals zu diesem Buch gekommen.

Martina Steinbach. Du bist die beste Koautorin der Welt.

Diana Sommer. Du hast dem Text viel mehr als nur den letzten Schliff verpasst.

Sabine Kestler. Ohne dich wären wir im Bilderwald verloren gewesen.

Hannes Frisch. Du hast uns sanft, aber bestimmt ans Ziel geleitet.

Sarah Gast. Du hast an meine Idee geglaubt.

Kathrin Willhöft. Ohne dich wüsste niemand, dass ich überhaupt ein Buch geschrieben habe.

Jacqueline Urban. Deine Zeichnungen der Körpertypen sind besser, als ich es mir je vorstellen konnte.

Felix Matthies. Du bist der Hammer! Alle Übungsbilder bringen die Sache auf den Punkt.

Brita Sönnichsen. Deine Körpertypen-Fotos sind wunderschön.

Wendy Verdin-Kohlmeier, Annika Isterling, Mark Wilm, Stefanie Luxat, Philipp Hochmair, Dr. med. Kathi Turnbull, Rike Drust, Martin Grunwald, Kete Link und Melodie Michelsberger für euer Vertrauen! Ihr seid die tollsten Körpertypen-Models, die man sich wünschen kann.

Silke Jellinghaus. Was hätte ich ohne dich getan?

Sophia Röder und Marcus Cyliax. Was soll ich sagen? Super Umsetzung!

Anna-Lucia Pepi für deine Unterstützung – immer.

Hendrik Fedderken. Du hast mir jederzeit den Rücken freigehalten.

Dr. Sassan Yussefi für 25 Jahre Freundschaft und quasi täglichen Austausch über Training.

Vladimir Batinic. Damals wie heute meine Inspiration.

Dr. Dr. Tobias Schmidt. Wann immer ich nicht weiterweiß …

Marek Joschko, Inhaber von pullsh.net, für die Leihgaben der Geräte.

Florian Viole, Inhaber von einrichtung-hamburg.de, für die Ausstattung mit Möbeln.

Under Armour (underarmour.de) für die coolen Klamotten.

lululemon athletica (eu.lululemon.com) für die perfekt sitzende Hose.

IMPRESSUM

1. Auflage 2016

© 2016 by Südwest Verlag, einem Unternehmen der Verlagsgruppe Random House GmbH, Neumarkter Straße 128, 81673 München

Bildnachweis

Fotografie: Felix Matthies, Hamburg
Haare/Make up: Claudia Wegener-Bracht, Hamburg
Fotos Seite 20-48 und Seite 56-60: Brita Sönnichsen
Illustrationen: Jacqueline Urban/Art Act

Für die freundliche Unterstützung der Fotoproduktion danken wir:
pullsh Athletiktraining (www.pullsh.net); BERG Sportgeräte; Gaugler&Lutz oHG (www.gaugler-lutz.de); lululemon athletica; Under Armour, Domain: www.underarmour.de; PUMA SE

Projektleitung

Hannes Frisch

Redaktion

Diana Sommer, Lübeck, www.sommerlektorat.de

Korrektorat

Claudia Fritzsche

Bildredaktion und Organisation der Fotoproduktion:

Sabine Kestler

Covergestaltung

*zeichenpool, München (Coverillustrationen: Andreas Fischer, Covermotive: shutterstock/yoolarts, Apostrophe)

Gestaltung und Satz, DTP

LAYER-CAKE, Jürgen Kiermeier, Glonn, www.layer-cake.de

Litho

Regg Media GmbH, München

Herstellung

Reinhard Soll

Druck und Bindung

Alcione, Lavis
Printed in Italy

ISBN: 978-3-517-09417-5

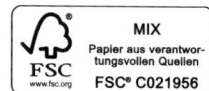

FSC MIX Papier aus verantwortungsvollen Quellen FSC® C021956

Verlagsgruppe Random House
FSC® N001967